AF538123

Deborah Anna Luepnitz
Schopenhauers Stachelschweine

Stimmen zu *Schopenhauers Stachelschweine*:

»Lebendig, ansprechend und bewegend.«
Susie Orbach, Ph.D., Autorin von »Intime Beziehungen, schwierige Gefühle. Was passiert wirklich in der Therapie«

»Dieses Buch ist wunderbar. Wenige Therapeuten sind fähig, so überzeugend über ihre Arbeit zu schreiben wie Deborah Anna Luepnitz. Indem sie die Probleme beschreibt, die ihre Patienten mit ihren Sehnsüchten haben, hilft sie uns dabei, unsere eigenen zu begreifen. *Schopenhauers Stachelschweine* greift auf ein tiefgehendes psychoanalytisches Wissen zurück und zeigt, wie ein solches Wissen das Leben verändern kann.«
Mark Epstein, M.D., Autor von »Gedanken ohne den Denker. Das Wechselspiel von Buddhismus und Psychoanalyse und Psychologie der Befreiung«

»Luepnitz liebt ihre Arbeit, hat einen klaren, verständlichen Schreibstil und legt hier ein fesselndes und informatives Buch für Patienten, Therapeuten und all jene vor, die gut erzählte Geschichten genießen.«
Booklist

»Diese wirklich einzigartige Sammlung lehrt uns grundlegende Elemente mühsam erarbeiteter Intimität, von Hass in der Liebe und der Verbindung zwischen dem Psychischen und dem Sozialen. Die post-freudianische Theorie steigt hier von ihrer Couch hinab auf die Straße. Durch die Fähigkeit der geistreichen, scharfsichtigen Lacanianerin, uns auf Ihrem erkenntnisreichen und von Mitgefühl geprägten Weg mitzunehmen, entfaltet Luepnitz einen unglaublichen Zauber.«
Jean-Michel Rabaté, Ph.D., Autor von »The Future of Theory«

»In einer Zeit, in der schnell ›geheilt‹ wird und kleine Kinder Prozac bekommen, freue ich mich über ein Buch, das ich denjenigen geben kann, die fragen: ›Aber wie kann *Reden* helfen?‹«

Thelma Jean Goodrich, Ph.D., Autorin von »Feministische Familientherapie und Frauen und Macht«

»Deborah Anna Luepnitz fordert uns auf, die Rolle des Gesprächs im therapeutischen Rahmen neu zu überdenken, der sich in letzter Zeit verstärkt auf Medikamente konzentriert hat. In diesen subtil ausgearbeiteten Geschichten erkennt der Leser erstmals – oder scheint auf ein lange vergessenes Wissen darüber zu stoßen –, wie zwei Menschen über das Reden eine neue Richtung einschlagen und somit ihre Welt erweitern können.«

Lauren Slater, Ph.D., Autorin von »Von Menschen und Ratten. Die berühmten Experimente der Psychologie und Als auf Oscars Bauch ein Raumschiff landete«

»Von allen sozialen Mythen, die unser Leben beherrschen, hält sich der der ›wahren Liebe‹ vielleicht am hartnäckigsten. *Schopenhauers Stachelschweine* hilft uns zu verstehen, wie wir in die Fallen der Romantik geraten und wie uns die Gesprächstherapie in tiefster Weise befreien kann. Eine großartige Leistung.«

Nancy Hollander, Ph.D., Psychoanalytikerin und Autorin von »Love in a Time of Hate. Liberation Psychology in Latin America«

»Dies ist eine bemerkenswerte Darstellung dessen, was wirklich in einer Therapie geschieht – wunderbar geschrieben, frei von Fachchinesisch. Luepnitz erzählt nicht nur fesselnde Geschichten aus ihrer beruflichen Vergangenheit, sie entdeckt diese Vergangenheit auf jeder Seite neu. Das Ergebnis – literarisch und psychologisch – ist beeindruckend.«

Andrew Samuels, Autor von »Politics on the Couch. Citizenship and Internal Life«

»edition psychosozial«

Deborah Anna Luepnitz

Schopenhauers Stachelschweine

Psychotherapiegeschichten über die Nähe und ihre Tücken

Aus dem Amerikanischen von Antje Becker

Psychosozial-Verlag

Für Grace

Titel der Originalausgabe: »Schopenhauer's Porcupines.
Intimacy and Its Dilemmas. Five Stories of Psychotherapy«

Bibliografische Information Der Deutschen Nationalbibliothek
Die Deutsche Nationalbibliothek verzeichnet diese Publikation in der Deutschen Nationalbibliografie; detaillierte bibliografische Daten sind im Internet über <http://dnb.ddb.de> abrufbar.

Deutsche Erstveröffentlichung

Goethestr. 29, D-35390 Gießen.
Tel.: 0641/77819; Fax: 0641/77742
E-Mail: info@psychosozial-verlag.de
www.psychosozial-verlag.de

Umschlaggestaltung nach Entwürfen des Ateliers Warminski, Büdingen.
Gesamtherstellung: Majuskel Medienproduktion GmbH, Wetzlar
www.majuskel.de
Printed in Germany
ISBN 978-3-89806-577-1

Inhalt

»In der Liebe gibt es nur einen einzigen Sieg, die Flucht.«
Maxime Napoleons

»Der Gott der Frau ist die Autonomie.«
M'Lissa in Alice Walkers »Sie hüten das Geheimnis des Glücks«
(eigene Übersetzung)

»be of love (a little)
More careful
Than of everything«
E.E. Cummings

In der Liebe den Raum für Hass schaffen

»Er sagte, seine kleinen Statuen und Bildwerke helfen, die verfliegende Idee zu festigen oder vor dem gänzlichen Entschwinden zu bewahren.«
Hilda Doolittle, Huldigung an Freud (1974: S. 190)

London, an einem klaren, ungewöhnlich schönen Novembermorgen; ich bin auf dem Weg nach Maresfield Gardens Nummer 20. Ich habe das »Freud House« viele Male besucht, aber heute wird es anders sein: Die Museumsdirektorin hat mir angeboten, hinter die Besucherabsperrungen zu treten.

Es ist vermutlich ein weit verbreiteter Traum, alleine durch die großen Kunstsammlungen der Welt zu schlendern. Die Objekte in diesen speziellen Räumen prägten Freuds Betrachtungen zum Unbewussten, was den Besuch für Leute wie mich, eine psychoanalytische Psychotherapeutin, besonders ergreifend macht.

Erica Davies ist Waliserin mit kornblumenblauen Augen und einem detailliertem Wissen über die ungefähr 2.000 Objekte im Museum. Sie datiert einige Stücke für mich: griechisch, etruskisch, koptisch, römisch. Wo, frage ich, ist das Standbild der Athena, das die amerikanische Schriftstellerin Hilda Doolittle in den überschwänglichen Erinnerungen an ihre Analyse bei Freud erwähnt?

»Sie ist *hier*.«

Erica tippt die kleine Skulptur mit vertrautem, fast beiläufigem Respekt an. Die Götter sind an sie gewöhnt.

»Und was können Sie mir über dieses Stachelschwein erzählen?« Ich deute auf die Bronzefigur, die in der Mitte des Tisches kauert, den Göttern der Antike den Rücken zugekehrt.

Meine Museumsführerin lächelt. Über altägyptische Ushebtis[1] weiß man mehr! Das Stachelschwein war ein Geschenk des Psychologen G. Stanley

Hall an Freud anlässlich seines einzigen Aufenthalts in Amerika 1909. Einem Bericht zufolge behauptete Freud, nach Amerika zu gehen, um ein wildes Stachelschwein zu Gesicht zu bekommen *und* einige Vorträge zu halten (Jones 1962: S. 79–80)[2]. Diese verschmitzte Bemerkung hatte offensichtlich von der Angst vor den Vorträgen ablenken sollen. Aber warum ein Stachelschwein? Wir wissen nur, dass der Begründer der Psychoanalyse das kleine Geschöpf ganz offen auf seinen Schreibtisch stellte.

Ich frage, ob die Skulptur auf die Stachelschweine in Arthur Schopenhauers bekannter Fabel[3] verweisen könne, eine Geschichte, die Freud so gut gefiel, dass er sie in seinem Buch über Gruppenpsychologie zitierte (Freud 1921: S. 110). Erica scheint entzückt von meiner Frage. Als wir beim Tee zusammensitzen, formuliere ich die Fabel so:

> »Eine Horde Stachelschweine läuft an einem kalten Wintertag umher. Damit sie nicht erfrieren, rücken sie näher zusammen. Wenn sie sich jedoch so nah sind, dass sie sich aneinanderschmiegen können, pieksen sie sich gegenseitig mit ihren Stacheln. Um dem Schmerz zu entkommen, gehen sie auseinander, fangen aber wieder an zu frieren. Also kommen sie sich wieder näher und der Kreislauf beginnt von vorne, in ihrem Kampf um einen erträglichen Platz zwischen Nestwärme und Erfrieren.«

Diese Geschichte sprach Freud als ein Lehrstück über Abgrenzung an (es »verträgt keiner eine allzu intime Annäherung des anderen«). Sie sprach auch seine Überzeugung an, dass die Liebe immer und überall eine heikle Angelegenheit ist. Er schrieb: »Nach dem Zeugnis der Psychoanalyse enthält fast jedes intime Gefühlsverhältnis zwischen zwei Personen von längerer Dauer – Ehebeziehung, Freundschaft, Eltern- und Kindschaft – einen Bodensatz von ablehnenden, feindseligen Gefühlen, der nur infolge von Verdrängung der Wahrnehmung entgeht« (Freud 1921: S. 110). Freud glaubte, die einzige Ausnahme hierbei sei die Liebe einer Mutter zu ihrem Sohn, die auf Narzissmus beruhe – was lediglich beweist, dass er, neben vielen anderen Dingen, ein »Altweltpatriarch« war.

In den 40er und 50er Jahren des 20. Jahrhunderts führte der britische Kinderarzt und Psychoanalytiker Donald Winnicott das Thema der Liebes-/Hassbeziehungen zwischen Eltern und Kindern näher aus (Winnicott 1975). In einem der Klassiker unter seinen Schriften listete er ungefähr 18 Gründe auf, warum die normale, liebevolle Mutter ihr Baby hassen kann – ob Tochter *oder* Sohn (z.B.: das Baby gefährdet während der Schwangerschaft und der Geburt ihre körperliche Gesundheit; es ist vielleicht den ganzen Morgen gereizt und lässt sich nicht beruhigen, lächelt dann aber einen Fremden an). Winnicott behauptete, Mütter, die die unbehagliche Tatsache anerkennen konnten, dass die Liebe – auch die zu Babys – zwiespältig ist, neigten weniger dazu, dem Kind zu schaden, als Mütter, die dies nicht wahrhaben wollten. Ich denke, Winnicott hätte die Beobachtung der Romanautorin Fay Weldon gefallen: »Der größte Vorteil von Kinderlosigkeit muss es sein, dass man weiter glauben kann, man sei ein netter Mensch. Sobald man Kinder hat, versteht man, wie Kriege anfangen« (Parker 1995: S. 5)[4].

In allen Beziehungen, nicht nur den familiären, ist es notwendig, dass wir widersprüchliche Gefühle gegenüber einem Menschen zulassen. Wie die Dichterin Molly Peacock beobachtete: »In der Liebe muss es Raum für Hass geben.«[5]

Natürlich variieren die Definitionen von Liebe, Aggression, Intimität und Privatsphäre enorm – durch die Kultur, den geschichtlichen Zeitpunkt und die gesellschaftliche Klasse. Ohne allgemeingültige Ansprüche zu erheben, können wir davon ausgehen, dass die Menschen der heutigen westlichen Gesellschaft – in Klöstern lebende Nonnen vielleicht ausgenommen – ein vom Stachelschwein-Dilemma geplagtes Leben führen. Das heißt, wir kämpfen jeden Tag darum, zwischen Privatsphäre und Gemeinschaft, der Sorge um uns und um andere, sexueller Vereinigung und einem Raum für uns allein die Waage zu halten.

Ein Jahr nach dem ich den bisherigen Text geschrieben hatte, wurde eine junge Frau zur psychologischen Beurteilung an mich überwiesen, die Kandidatin eines abgeschiedenen Nonnenordens war. Sie schien ernsthaft asketisch und kontemplativ zu sein, und ich schrieb dies in meinem Bericht. Ihr geistiger Berater war darüber nicht so erfreut, wie ich erwartet hatte. Diese jungen Frauen, sagte sie, würden den Rest ihres Lebens ausschließlich unter sich verbringen und benötigten daher außerordentliche soziale Fähigkeiten. Ein Karmeliterkloster, so erfuhr ich, ist kein Platz für Einzelgänger. Wir alle sind Stachelschweine.

Obwohl wir wissen, dass diese Schwierigkeiten weit verbreitet sind, erleben wir sie nicht immer als solche. Ein Beispiel: Eine 35-jährige, umgängliche, geschiedene Rechtsanwältin, die bei liebevollen Adoptiveltern aufgewachsen war, bat wegen Depressionen um meine Hilfe. Sie mochte ihre Arbeit und ihre Freunde, war aber in ihren intimen Beziehungen chronisch unglücklich. Darüber hinaus empfand sie – wie viele Frauen Mitte 30 – Einsamkeit als ein persönliches Versagen und nicht als einen vielmehr völlig menschlichen Zustand.

»Vielleicht stimmt mit mir etwas ganz und gar nicht«, sagte sie in einem Ton, als würde sie aus Spaß Waisenhäuser überfallen. »Wenn ich keinen Mann in meinem Leben habe, fühle ich mich leer und nicht liebenswert und ich empfinde an kaum etwas Freude. Wenn ich einem Mann nahe bin, fühle ich mich unter ihm begraben und von ihm verwöhnt, irgendwie prall vor Liebe. Ich sehne mich danach, Zeit zum Denken zu haben, lange zu arbeiten, Grenzen zu spüren, einfach zu *sein*. Ist das nicht krank?« Mir gingen einige Dinge durch den Kopf, die mit ihren frühesten Bindungen zu tun hatten; ihre Kindheitsfantasien über Adoption und ihre tatsächlichen Erfahrungen mit Männern. Aus irgendeinem Grund – vielleicht, weil sie so sehr bemüht war, sich selbst schlecht zu machen – entschied ich mich, ihr die Geschichte von den Stachelschweinen zu erzählen. Ich werde nie ihre Antwort vergessen:

»Das ist *beruhigend*.«

Andere haben das gleiche gesagt. Die Fabel normalisiert ein Problem, das viele von uns für nicht weniger als einen exzentrischen Charakterfehler halten.

Es gibt eine bekanntere Geschichte über Liebe und Beziehung, die Freud ebenfalls nebenbei zitiert hat. Sie stammt aus Platos berühmtem *Symposion*. In diesem Gespräch treffen sich Sokrates und seine Freunde zum gemeinsamen Essen und diskutieren die Frage: »Was ist Liebe?« Die Antwort, an die sich die meisten Leser erinnern, ist nicht die von Sokrates, sondern die von Aristophanes. Aristophanes erklärt, dass die Menschen zu Beginn der Zeit nicht als einzelne Wesen existierten, so wie wir heute, sondern als Paare, die an der Schulter miteinander verbunden waren. Es gab drei Paarvarianten: männlich-weiblich, männlich-männlich und weiblich-weiblich. Diese zwillingsähnlichen Kreaturen purzelten den ganzen Tag sorglos umher und waren, natürlich, nie einsam. Eines Tages taten sie etwas, das Zeus erzürnte, der sie zur Strafe zweiteilte. Danach liefen sie auf der endlosen Suche nach ihrer anderen Hälfte in der Tat einsam umher. Und so ist es bis heute, trug Aristophanes vor, dass die Menschen durchs Leben gehen, ständig auf der Suche nach der Person, die sie ganz macht, denn in unserem wahren und ursprünglichen Wesen sind wir nicht eins, sondern zwei.

Ob wir das *Symposion* gelesen oder die Geschichte woanders gehört haben oder nicht – den meisten von uns wurde die Vorstellung von dem, was wir aristophanische Liebe nennen könnten, mit der Muttermilch eingeflößt. Die moderne Kultur und sogar ganze Industriezweige sind davon abhängig, dass sich die Menschen, in Erwartung des idealen Partners, wie besessen perfektionieren. Während der Momente in unserem Leben, in denen wir diese Art von Liebe spüren – sollte dies jemals der Fall sein –, gefallen uns Geschichten über das »aus zwei mach eins« ganz besonders. Wenn wir aber alleine oder mit jemandem zusammen sind, mit dem wir uns nicht vollständig fühlen, sorgen die romantischen Märchen unserer Kultur haufenweise für Vorwürfe.

Überdies ist – in Anbetracht der Indizien um uns herum, dass das perfekte Gegenstück nicht existiert – die Verlockung romantischer Verschmelzung ungebrochen, während uns die Aussicht auf Einsamkeit in Schrecken versetzt. Für viele Alleinstehende in der westlichen Welt ist dies das gefürchtete, todernste Gegenstück des Glücks. Diejenigen, die die Einsamkeit genießen, plagen Gewissensbisse. Wieder andere wünschen sich sehnlichst diesen Zustand, der aufgrund der Anforderungen durch Arbeit und Familie unerreichbar ist. Dies könnte zum Teil das Interesse abendländischer Menschen an verschiedenen östlichen Philosophien erklären. Auf der Suche nach Seelenfrieden haben zahllose Amerikaner es mit Buddhismus versucht, sich mit Yoga befasst oder die Meditation erlernt.

Arthur Schopenhauer (1788–1860) glaubte, etwas Wichtiges über das menschliche Verlangen und seine Schwierigkeiten erkannt zu haben. Er betrachtete die Traurigkeit als unabdingbaren Teil unseres Wesens. Das, was er den »Willen« nannte, war eine ständige Quelle des Unbehagens; damit ist gemeint, dass es schlicht kein Leben ohne Leiden gibt. Schopenhauer verstand den Willen nicht als persönliche Aktivität – als etwas, »was ich will« –, sondern geradezu als das Gegenteil: einen blinden Drang, der alles Lebendige kennzeichnet. Dieser, sagte er, drücke sich beim Menschen am stärksten durch die Sexualität aus. Als Gegner des Mythos vom »vernunftbegabten Menschen« aus dem 18. Jahrhundert argumentierte Schopenhauer, dass der Verstand in immerwährendem Widerspruch zum Willen steht und dass letzterer uns viel stärker beherrscht, als die meisten von uns zugeben. Für Schopenhauer lag daher unsere einzige echte Chance auf Zufriedenheit darin, den Willen auszulöschen oder zu transzendieren. Heilige und Genies könnten ihr Leben diesem Ziel widmen. Der Rest von uns könne dem Drang der Begierde von Zeit zu Zeit durch schöngeistige Erlebnisse entkommen. Wenn wir uns in Kunst, Literatur oder Musik vertiefen, sagte er, befreien wir uns aus dem Gefängnis des Willens.

Die Auffassung vom »Leben als Leiden« klingt verdächtig hinduistisch, und sie ist es. Schopenhauer war der erste westliche Philosoph, der die vedischen und buddhistischen Texte studierte. Ihr Einfluss zeigt sich in seinem (anfangs unbeachteten) Werk *Die Welt als Wille und Vorstellung* und ebenso in seinen späteren populären Essays und Aphorismen.

Die *Upanischaden* halfen ihm auch in seinem persönlichen Leben. Nach allem, was bekannt ist, war Schopenhauer ein abscheulicher Mensch, der die Gesellschaft von Hunden der von Menschen vorzog. Er war übellaunig und stieß einmal einen Nachbarn die Treppe hinunter, weil dieser ihn gestört hatte. Er lebte relativ abgeschieden und wärmte sich an den Feuern der Philosophie und den Freuden der Kunst. Genehmigen wir uns eine kurze psychologische Erklärung, so könnten wir vermuten, dass seine gebildeten und wohlhabenden Eltern seinen Pessimismus auf ihre Art schulten. Der Vater, ein besorgter, anspruchsvoller Mann, beging Selbstmord, als sein Sohn 17 Jahre alt war. Und Arthur stritt sich mit seiner Mutter, die ihn hinauswarf und zum letzten Mal sah, als er 26 war. Es ist schwer zu sagen, ob seine Beziehung zu ihr der Grund oder die Folge seiner Frauenfeindlichkeit war. Wir wissen dagegen, dass er zu Depressionen neigte und dass er immer eine ängstliche Besorgnis verspürte, die ihn Gefahren sehen und nach ihnen suchen ließ, wo es keine gab; von den heiligen Hindu-Texten sprach er als den Tröstungen meines Lebens (vgl. Schopenhauer 1851, Schopenhauer 1966–1975 und Janaway 1994: S. 15).

Schopenhauer interessiert mich wegen seiner Rolle in der Geschichte der Psychoanalyse. Er war es, der (als Vorläufer Freuds) mit der Sichtweise der Aufklärung vom Selbst als von der Vernunft geleitet und als Einheit brach. Er nahm nicht nur Freuds Unbewusstes und seine Faszination von Sexualität vorweg, sondern auch den Stellenwert von Versprechern und Traumdeutungen[6].

Der entscheidende Unterschied zwischen Schopenhauer und Freud ist, dass letzterer eine klinische Methode erfand – die Psychoanalyse –, um das aus unserem gespaltenen Wesen entstandene Leiden zu behandeln. Seitdem die als »Anna O.« bekannt gewordene Patientin den Begriff »Redekur« prägte[7], haben sich weltweit zahllose Frauen und Männer in psychoanalytische Behandlung begeben oder in eine der aus ihr hervorgegangenen Therapieformen wie die Gestalt-, Paar-, Gruppen- und Familientherapie.

Die Auswirkungen der Psychoanalyse auf den westlichen Geist kann schwerlich überschätzt werden. Freud hinterließ seine Spuren in der Philosophie, Religion, Erziehung, Gesetzgebung, Kunst, Literatur, dem Filmemachen und sogar im Jazz. Benjamin Spock, dessen *Säuglings- und Kinderpflege* mit über 50 Millionen verkauften Exemplaren das meistverkaufte Buch in der Geschichte ist – die Bibel ausgenommen –, erkannte die freudsche Psychoanalyse als die seinem Werk zu Grunde liegende Psychologie an (Spock 1946). Wystan Hugh Auden konnte 1939 ohne Übertreibung behaupten, dass Freuds Name nicht länger für eine Person stand, sondern für ein ganzes Meinungsklima (Auden 1939: S. 44–45).

Amerikas Verhältnis zur »Redekur« bleiben trotz allem zwiespältig. Viele Menschen, die im Mittelpunkt des öffentlichen Interesses stehen, geben offen zu, Psychotherapiepatienten zu sein, um die Stigmatisierung aufzuheben. Sogar schon 1956 zierte das Komiker-Urgestein Sid Caesar die Titelseite des Magazins *Look*, und er beschrieb im Innenteil seine eigenen heilsamen Jahre auf der Couch (Caesar 1956: S. 48–51). In jüngerer Zeit haben Aktivisten, Intellektuelle und populäre Künstler – darunter Gloria Steinem, bell hooks, Cybill Shepherd und Carlos Santana – öffentlich über ihre Erfahrungen mit der Gesprächstherapie gesprochen. Es gibt jedoch keinen Zweifel, dass das soziale Stigma weiter besteht. Ein gewählter Volksvertreter kann die Öffentlichkeit belügen und dies überstehen, doch es würde seinen politischen Tod bedeuten, sich bei einem Analytiker auf die Couch zu legen. Dieses Tabu spiegelt die amerikanische Eigenständigkeitsmoral wider. Sie wird von unserer Verliebtheit in die Schulmedizin und dem dazugehörigen Glauben an die Zauberkünste von Pillen angetrieben. Ungefähr einer von zehn Amerikanern hat Prozac oder ein anderes Antidepressivum aus der Kategorie der SSRI[8] eingenommen (vgl. Glenmullen 2000: S. 15 und Breggin 2001). Trotz beunruhigender Zahlen bei der Langzeitanwendung haben Ärzte diese Medikamente einer halben Million Kinder verschrieben.

Wie lässt sich dieser offensichtliche Sieg von Pharmazeutika über das Gespräch erklären? Lücken im öffentlichen Bewusstsein tragen vielleicht eine größere Verantwortung als finanzielle Belange. Pharmaunternehmen geben Milliarden dafür aus, den Verbraucher über den potenziellen Nutzen ihrer Produkte zu informieren (und fehlzuinformieren). Die meisten Amerikaner jedoch haben ihr Wissen über Therapien aus Fernsehsendungen und Filmen, die Therapeuten als gutmütige Stümper, sexgierige Räuber oder aber kompetente Menschen zeigen, die es einfach nicht ablehnen können, Gangstern zu helfen. Einige dieser Darstellungen sind urkomisch (wie Woody Allens *Harry außer sich*) und gut geschrieben (wie die Fernsehserie *Die Sopranos*). Andere sind schlicht banal (*Herr der Gezeiten*, *Good Will Hunting*). Es ist seltsam, aber wahr, dass immer noch Menschen eine Therapie beginnen, ohne zu wissen, was sie erwartet, und die gleiche Frage stellen: »Wie kann Reden helfen?« Diese Frage habe ich als junge Frau selbst gestellt, als ich zum ersten Mal zu einer Therapiesitzung ging.

Viele Fachleute glauben, dass die Gesprächstherapien eine »korrigierende emotionale Erfahrung« darstellen. Sie behaupten, solche Therapien böten einem missbrauchten oder vernachlässigten Menschen die Erfahrung von Respekt und Anerkennung – eine neue psychische Realität. Einige Forscher argumentierten in jüngerer Zeit, dass Psychotherapie das chemische Gleichgewicht in unserem Gehirn in ähnlicher Weise verändert wie serotoninerhöhende Medikamente[9]. Aber welche Vorteile auch immer sie haben, Theorien allein können nicht die Verbindung zwischen »Reden« und »Kur« beschreiben. Dies können Fallgeschichten am besten – geschrieben von Therapeuten oder Patienten.

Das erste dieser für ein allgemeines Publikum geschriebenen Bücher Robert Lindners, *The Fifty-Minute Hour* von 1954, ist bis heute eines der besten. Im Klappentext der Taschenbuchausgabe steht: »Ich bin Psychoanalytiker. Ich treffe und arbeite mit Mördern, Sadisten, sexuell Perversen; Menschen an der Grenze zur Gewalt – und einigen, die diese Grenze überschritten haben. Dies sind ihre Geschichten, wie sie sie mir erzählten – suchend, enthüllend und vielleicht schockierend.«

Lindners Ausdrucksweise ist übertrieben und seine therapeutische Persona ein bisschen heldenhaft, doch die Behandlung, die er beschreibt, ist klug und wirkungsvoll. Er hat hart daran gearbeitet, mit der (immer noch weit verbreiteten) Ansicht aufzuräumen, die psychoanalytische Therapie sei nur etwas für reiche Neurotiker. Durch sein Engagement für den Patienten und seine mitfühlende Art zerstörte er auch den Mythos des hochmütigen, leicht ablenkbaren Analytikers, der dazu neigt, in den Sitzungen einzunicken.

Unter den Büchern mit psychoanalytischen Fallgeschichten, die in den nachfolgenden Jahrzehnten veröffentlicht wurden, ist Susie Orbachs *Intime Beziehungen, schwierige Gefühle. Was passiert wirklich in der Therapie?* vielleicht das beste. Orbach schreibt aus der Perspektive der feministischen relationalen Psychoanalyse und untersucht die Anwendung der Gegenübertragung – die psychologischen und sogar physischen Reaktionen des Analytikers auf den Patienten[10] – mit außergewöhnlicher Strenge (Orbach 2001). Wie die von vielen anderen Therapeuten-Autoren sind Orbachs Fälle fiktiv. Indem sie »Patienten auf dem Papier« erschuf, löste sie die Probleme von Anonymisierung und Vertraulichkeit, doch sah sich mit anderen Schwierigkeiten konfrontiert. Bestimmte Leser können offensichtlich nicht anders und wenden ein: »Diese Therapie scheint faszinierend, aber wenn Sie sagen, Sie haben die Fälle erfunden, wie kann ich sicher sein, dass sie wirklich hilft?«

Es gibt nicht die vollkommene Lösung für das Problem, über Therapiepatienten zu schreiben[11]. Dies aber nicht zu tun, erscheint mir als die riskanteste Möglichkeit – zu einem Zeitpunkt, an dem in unserer Kultur das Recht, Krankheitsbegriffe wie Wahnsinn, Simulation und Selbstmordgefährdung zu definieren, Krankenkassenfunktionären übertragen wird.

Meine unvollkommene Lösung ist, über echte (aber sorgfältig anonymisierte) Patienten zu schreiben, die mir großartigerweise ihre Erlaubnis hierzu erteilt haben. Ich habe versucht, die Inhalte der klinischen Arbeit originalgetreu darzustellen, jedoch die Informationen abzuändern, die den eigentlichen Menschen erkennbar machen könnten. Auch habe ich den Patienten die Möglichkeit geboten, sich ihre eigene Verfremdung inklusive des Pseudonyms auszusuchen.

Es ist meine Absicht, zum Vermächtnis von Lindner, Orbach und anderen beizutragen, die dem Laien die Möglichkeit geboten haben zu erfahren, was im Behandlungsraum geschieht – nicht mehr und nicht weniger. Es gibt hier keine »Mörder und Perverse«, niemand mit skurrilen neurologischen Störungen – niemand, der seine Frau mit einem Hut verwechselt (Sacks 1985)[12]. Die Patienten, die ich beschreibe, sind Menschen, die gewöhnliche Eheprobleme, sexuelle Misslichkeiten, medizinische Notsituationen und Kreativitätsblockaden durchleben. Sie sind weiß, schwarz, farbig, hetero- und homosexuell. Einer war reich, einer arm, die anderen stammten aus der Arbeiter- und Mittelschicht.

Während der Behandlungen, deren Dauer zwischen ein paar Monaten und 14 Jahren variierte, wussten weder sie noch ich, dass ich eines Tages über sie schreiben würde. Diese Frage stellt man am besten nach Abschluss der Behandlung, damit diese nicht zu sehr davon beeinflusst wird.

Im Verlauf von 25 Jahren hatte ich Patienten, die nicht mit dem zufrieden waren, was ich bieten konnte, und die – wie ich sagen würde – »verfrüht« gingen. (In ihren Augen war es vielleicht »keine Sekunde zu früh«.) Diese Menschen sind hier nicht vertreten. Patienten, die mit ihren Therapeuten nicht glücklich sind, werden die Erlaubnis hierzu vermutlich nicht erteilen.

Der Leser könnte fragen, ob die Falldarstellungen durch die Änderung der persönlichen Angaben nicht zu fiktiven Geschichten werden. In Philip Roths *Mein Leben als Mann* macht Peter Tarnapol, Romanautor und Jude, seinem Analytiker Dr. Otto Spielvogel Vorwürfe, weil dieser ihn in einem Fachartikel als italienischstämmigen amerikanischen Dichter verfremdete (Roth 1990: S. 255). Tarnapol beschreibt die Annahme, die Ethnizität sei austauschbar, als »ignorant«. Hinsichtlich der Änderung des Berufs wettert er: »Und wenn wir schon dabei sind, Dr. Spielvogel, ein Lyriker und ein Romancier haben ungefähr so viel miteinander gemein wie ein Jockey und ein Lastwagenfahrer.«

Ich stimme diesem Argument zu und sehe es nur ungern, biografische Gegebenheiten aus Vertraulichkeitsgründen ändern zu müssen. (Wie soll man verschleiern, was ein Patient erlebt hat, der vom Blitz getroffen wurde?) Gleichzeitig wissen wir, dass Krankheiten Unterschiede im Wo und im Wie ungeachtet lassen. Die Depressionen eines Romanautoren, eines Lyrikers und eines Lastwagenfahrers können bedrückend ähnlich sein.

Mein Projekt ist jedenfalls nicht biografisch. Der Hauptdarsteller dieser Geschichten ist nicht der Patient, sondern der Prozess – die Redekur. Ich habe versucht, die sich von Woche zu Woche entwickelnde Therapie zu beschreiben – das Festlegen der Honorare und das Deuten von Träumen, die aufregende Detektivarbeit und der unvermeidliche Alltag, die falsch eingeschlagenen Pfade und der gelegentliche Nervenkitzel einer Punktlandung. Es war wichtiger, diese Facetten der Therapie zu übermitteln, als die eigentlichen demografischen Daten, Ereignisse und Äußerlichkeiten.

Die hier dargestellten Fälle sind keine Beispiele klassischer Psychoanalyse. Der erste Fall beschreibt die Behandlung eines verheirateten Paares, der zweite eine Familie. Die Patienten lagen nicht vier oder fünf Mal die Woche auf der Couch, sondern saßen ein oder zwei Mal wöchentlich aufrecht. Was eine Psychotherapie psychoanalytisch macht (verglichen mit der Verhaltens- oder Kognitionstherapie) ist die Aufmerksamkeit, die unbewussten Prozessen und besonders der *Gegenübertragung* sowie dem *Widerstand* zukommt. Freud schrieb: »Jede Forschungsrichtung, welche diese beiden Tatsachen [Übertragung und Widerstand] anerkennt und sie zum Ausgangspunkt ihrer Arbeit nimmt, darf sich Psychoanalyse heißen, auch wenn sie zu anderen Ergebnissen als den meinigen gelangt« (Freud 1914: S. 54). Das Konzept des Widerstands baut auf der Tatsache auf, dass wir andere Menschen weniger treffen, als dass wir sie – basierend auf früheren, bis in die Kindheit zurückgehenden Erfahrungen – konstruieren. Freud beobachtete, dass wir besonders dazu neigen, den Analytiker oder Therapeuten nach dem Bild unserer Eltern zu konstruieren. Der gleiche Therapeut wird von einem Patienten als strafender Vater und von einem anderen als mitfühlende Mutter empfunden. Betrachten Sie das Beispiel einer angehenden Patientin, die mir nach drei Probesitzungen in einem Brief schrieb, dass sie sich dazu entschieden habe, eine Therapie bei mir zu machen. Der Brief, der meine Wärme und Einsicht lobte, war einen Monat unterwegs, bis er bei mir eintraf, weil die Patientin eine Postleitzahl aus Kalifornien verwendet hatte, keine aus Pennsylvania. Darüber hinaus war es nicht irgendeine kalifornische Postleitzahl, sondern die ihrer Mutter – einer Frau, die sie als kritisch und kalt beschrieben hatte. Die Übertragungsbeziehung hatte bereits begonnen[13]. Das bedeutet: Während die Patientin ernsthaft glaubte, ich sei anders als ihre Mutter, hatte ihr Unbewusstes uns miteinander verschmolzen. Als sie den Fehler bemerkte, sagte die Patientin, sie habe tatsächlich Bedenken gehabt, ich würde sie anders behandeln, kritischer, nachdem sie offiziell meine Patientin geworden sei und somit mein »unfreiwilliges Publikum«.

Menschen können ihr ganzes Leben lang die Welt als die grausamen (oder vorenthaltenden oder nachsichtigen) Eltern ihrer Kindheit erleben. Die Psychotherapie eröffnet die Möglichkeit, diese Annahmen zu erkennen und sie infrage zu stellen. Die Übertragung beinhaltet alle Gefühle, Gedanken, Fantasien und Handlungen, die im Patienten durch den Kontakt mit dem Therapeuten geweckt werden.

Freud glaubte, die Gegenübertragung sei ein Problem – vielleicht ein Zeichen dafür, dass der Analytiker weitere Analyse benötigte. Ein bedeutender Beitrag der Britischen Schule war die Neufassung der Gegenübertragung als etwas, das sowohl unausrottbar als auch nützlich für die Behandlung ist – eine Informationsquelle über den therapeutischen Prozess selbst. Wenn mir auffällt, dass ich mich vom Patienten abgeschottet fühle (oder gelangweilt oder Schutzgefühle ihm gegenüber entwickle), frage ich mich, warum ich an diesem Punkt der Behandlung so empfinde. Solche Gefühle dürfen nie ausgelebt und dem Patienten nur selten mitgeteilt werden. Bemerkt sie der Therapeut jedoch nicht, kann die Behandlung aus dem Ruder laufen.

Das Beispiel mit der falschen Postleitzahl greift ebenso das Thema des Widerstands auf, der manchmal als Errichten von Behandlungsbarrieren definiert wird. Widerstand ist nichts Negatives; er sollte nicht unterdrückt, sondern respektiert und verstanden werden. So sehr wir auch auf Veränderung hoffen, wenn wir eine Therapie beginnen, so sehr wollen wir auch wir selbst bleiben. Unsere neurotischen Symptome – so schmerzvoll und ärgerlich sie sein mögen – sind uns vertraut. Sie sprechen auch dann für uns, wenn wir keine Worte finden können. Die Patientin verwendete vielleicht die falsche Postleitzahl, weil sie sich nicht zu sagen traute: »Ich weiß, worauf Sie hinauswollen!« Als Ergebnis verlangsamte der Fehler die Angelegenheit für diese junge Frau, die die Aussicht auf den Therapiebeginn in der Tat nervös machte.

Psychoanalytische Therapeuten unterscheiden sich enorm in ihrem Stil, der von Patient zu Patient wiederum variiert. Bei einigen Menschen bin ich redselig, bei anderen zurückhaltender. Der 1994 verstorbene französische Analytiker Serge Leclaire drückte es besonders treffend aus als er sagte, dass die Psychoanalyse für jeden Patienten neu erfunden werden muss.

Viele wegweisende Kliniker und Theoretiker haben meine Arbeit beeinflusst. Ich werde Freud das gesamte Buch hindurch zitieren, ebenso Winnicott, Lacan und eine Reihe psychoanalytischer Feministinnen. Donald Winnicott ist besonders für sein Konzept des »Übergangsobjekts« bekannt, das als die pauschale Geborgenheit unserer Kindheit erstmals in unserem Leben auftritt und später die Musik, die Kunst und alle Arten künstlerischen Strebens mit einschließt. Wenn Freud das Ziel der Analyse darin sah, es den Menschen zu ermöglichen, zu lieben und zu arbeiten, so hat Winnicott scheinbar ein drittes wesentliches Element hinzugefügt: lieben, arbeiten und *spielen*[14]. Von ihm habe ich gelernt, wie wichtig es ist, für den Patienten eine haltend-stützende Umgebung zu schaffen – eine Atmosphäre der Sicherheit und des Vertrauens, wie sie Mütter ihren Babys bieten. Nur in einer solchen Umgebung können Patienten es riskieren, mehr als nur das falsche oder unterwürfige Selbst zu enthüllen.

Es war ebenfalls Winnicott, der den kontroversen Begriff der »ausreichend guten Mutter« prägte[15]. Dieser wurde freilich von seinen Anhängern dahingehend missbraucht, dass alles, was in einem Menschenleben schieflaufen kann, mit der Mutter in Zusammenhang gebracht wird. Winnicotts Definition der ausreichend guten Mutter war jedoch frei von Gefühlsduselei. Sie sei jemand, der fähig ist, zu ihrem Säugling eine Beziehung offener Hassliebe zu haben.

Jacques Lacan, der ikonoklastische französische Analytiker und Philosoph, ist dem englischsprachigen Publikum sicher weniger geläufig. Im Gegensatz zu Winnicott schrieb Lacan in einem Stil, der sogar für andere Analytiker äußerst schwer verständlich ist. In seiner gesamten Laufbahn blieb Lacan kritisch gegenüber dem, was er als die Bemühungen der anderen Analytiker ansah, die Patienten den bürgerlichen Gesellschaftsnormen anzupassen. Er glaubte zum Beispiel, dass die Betonung der Liebe einer Mutter zu ihrem Baby in den Arbeiten britischer Analytiker die Aufmerksamkeit gegenüber der Sexualität Erwachsener und der Erotik im Allgemeinen in den Schatten stellte. Wenn Winnicotts Schlüsselbegriff »Bemutterung« war, so war Lacans Begriff der des »Begehrens«. Für Lacan ist es das Begehren, was uns als menschliche Wesen definiert und uns gleichzeitig davon abhält, uns jemals ganz oder vollständig zu fühlen. Etwas zu begehren heißt schließlich, etwas nicht zu haben. Während Winnicotts Metaphorik zum Organischen tendierte – er sprach von »Wachstum«, »Entwicklung« und »Reife« – so war Lacans Symbolik weitaus nüchterner. (Typisch lacanianisch ist die Verschlüsselung seiner Todesvorsehung (vgl. Lacan 1949.) Für Winnicott war das Selbst nur bei Krankheit gespalten, während die menschliche Subjektivität für Lacan durch die Existenz des Unbewussten notwendigerweise gespalten war. Egal, wie erfolgreich wir werden, wie sehr wir geliebt werden, wir werden immer anfällig sein für irrationale Ängste und fähig zu den selbstzerstörerischsten Handlungen. Wie Freud sagte: Wir können nie der Herr in unserem eigenen Haus sein.

Die Familie war für Lacan wichtig, aber sein Konzept ihres Einflusses ging weit über die Kernfamilie hinaus. Jahrzehnte bevor Familientherapeuten über die »intergenerative Übertragung von Psychopathologien« sprachen, bestand Lacan darauf, dass Analytiker über drei (nicht nur zwei) Generationen Bescheid wissen müssen, um die Symptomatik einer Einzelperson zu verstehen[16].

Eine von Lacans berühmtesten Lehren drückt sich in seiner rätselhaften Aussage aus, es gebe keine sexuelle Beziehung[17]. Lacan meinte nicht, dass sich die Menschen nicht verlieben und sexuellem Vergnügen hingeben. Er meinte, dass die sexuelle Beziehung, nach der sich die meisten von uns sehnen – die ideale, aristophanische, in der die geteilten Menschen eins werden –, nicht existiert[18]. Aus lacanianischer Perspektive können wir sagen, dass die romantische Geschichte des *Symposion* der winnicottschen Weltsicht entspricht, die mit einer glückseligen Einheit von Mutter und Baby beginnt. Für Lacan gab es nie die perfekte Einheit mit der Mutter, also kann das romantische »Wiederfinden« von ihr (für beide Geschlechter) nur mangelhaft befriedigend sein. Nur die, die sich als *mangelhaft* verstehen, sind überhaupt zur Liebe fähig, so Lacan.

Es wäre unmöglich, Winnicott und Lacan in einer übergeordneten Theorie zu verbinden. Ihre Arbeiten sind gegenläufig und in mancher Hinsicht unvereinbar. Lacan zum Beispiel beharrte darauf, dass die Ziele der Analyse nicht »therapeutisch« seien[19]. Für ihn gehört es zur Analyse, den Gegenstand des Unbewussten sprechen zu lassen. Als Ergebnis fühlen sich die Patienten häufig besser und lebendiger, aber der Analytiker muss darauf achten, die Grenzen seiner Position nicht zu überschreiten, indem er den Patienten belehrt oder tröstet. Winnicott empfand keine Verachtung für die Therapie[20]. Er praktizierte sowohl die Psychotherapie als auch die Psychoanalyse je nach den Bedürfnissen des Patienten, und stand dem Trösten des Patienten nicht ablehnend gegenüber. Er hoffte, »ein lebendiges Erleben« zu fördern, das die Fähigkeit des Patienten zum Lieben und Kommunizieren in intimen Beziehungen unterstützt. Lacan war weniger daran interessiert, die Kommunikation zu fördern, als den Menschen zu helfen, auf die in westlichen Gesellschaften am meisten unterdrückte Tatsache gefasst zu sein – die Tatsache unserer Sterblichkeit.

Anhänger der britischen und französischen Traditionen sind bekannt dafür, gegenseitig mit dem Finger auf den anderen zu zeigen und im Grunde genommen zu behaupten: »Was *wir* machen, ist Psychoanalyse, und was *ihr* macht, nicht.«

Ich habe viel sowohl von Winnicott als auch von Lacan gelernt und begreife sie mittlerweile als jeweilige Vertreter der komischen bzw. tragischen Werte im bunten Bild des psychoanalytischen Denkens. Komödien enden mit einer Hochzeit, Tragödien mit dem Tod. (Denken Sie nur an Shakespeares Dramen, zum Beispiel.) Bei Winnicott finden wir eine liebevolle Weltsicht und Verbesserung – den Glauben, dass gesunde und glückliche Familien möglich sind und dass sich die Menschheit zum Besseren wenden kann. Bei Lacan treffen wir wahrscheinlicher auf einen freudianischen Pessimismus – ein Gefühl, dass in der menschlichen Existenz etwas auf grundlegende Weise nicht zu Beherrschendes steckt, das Worte wie »Gesundheit« höchst suspekt werden lässt. Wenn es aussichtslos ist, diese beiden Sichtweisen zusammenzulegen, so erscheint es fast phobisch, die eine oder die andere zu ignorieren.

Der praktizierende Therapeut des 21. Jahrhunderts tut vermutlich besser daran, innerhalb der gewaltigen und aufregenden Gegensätze dieser Theorien zu arbeiten. Ich werden die Fallbeispiele für den Erfolg und den Misserfolg meiner eigenen Bemühungen, dies zu tun, sprechen lassen.

Um zu meiner Ausgangsfrage zurückzukehren: Wie kann Reden helfen?

Ein 25-jähriger Musiklehrer suchte Hilfe wegen seiner Panikattacken, die ihn derart lähmten, dass er keiner dauerhaften Arbeit nachgehen und keine Beziehung aufrechterhalten konnte. Er zögerte, Hilfe zu suchen, denn er glaubte, ein Therapeut würde seine »normalen, hart arbeitenden Eltern« für sein Leiden verantwortlich machen. Er besuchte seine Familie selten und bezahlte dafür mit tagelangen Panikattacken nach einem solchen Besuch.

Als Kind hatte er ein enges Verhältnis zu seiner Schwester, aber jetzt fand er ihre Gesellschaft abstoßend. Sie hatten unterschiedliche politische und religiöse Ansichten und knallten meist nach kurzem Wortwechsel den Telefonhörer auf die Gabel. Mein Patient drängte mich, keine große Sache daraus zu machen. Alle seine Freunde sagten das Gleiche über Familien: Man meidet sie wie die Pest, bis einen eine Mischung aus Schuld und Abhängigkeit nach Hause treibt. »Kommen Sie«, sagte er, genervt von meinen Fragen. »Das waren keine gewalttätigen, geisteskranken Kinderschänder. Es waren hart arbeitende Eltern, die ihr Bestes gegeben haben.«

Ein Jahr des Redens komplizierte dieses einfache Bild. Mein Patient hätte seinen Vater nie als »gewalttätig« bezeichnet, weil er, wie er sagte, die Kinder niemals geschlagen hatte und seine Mutter nur drei Mal, soweit er sich erinnern konnte. Obwohl seine Mutter depressiv war, bezeichnete er sie nie als »krank«. Ihre Angewohnheit, betrunken Auto zu fahren, während die Kinder schrieen, sie solle anhalten, konnte erklärt werden. Sie fühlte sich von ihrem Mann vernachlässigt, und das war ihre einzige Möglichkeit, seine Aufmerksamkeit zu bekommen. Im Alter von zehn Jahren erhielt mein Patient von einem Verwandten Geld für sexuelle Gefälligkeiten. Natürlich hätte er das keinem der beiden Elternteile erzählen können, denn »es war wichtig für mich, meine Eltern nicht aufzuregen«.

Hatten nicht alle Familien Probleme, fragte er. Machen sich nicht alle Kinder über diese Dinge Gedanken?

Viel zu viele Kinder nennen einen emotional und physisch schädlichen Ort ihr Zuhause, aber das macht dieses Zuhause nicht normal im Sinne von liebevoll. Im Gegensatz zur erwähnten Rechtsanwältin, deren Probleme mit Intimität ziemlich typisch waren, die sie aber als sonderbar und beschämend empfand, hatte dieser junge Mann gelernt, das Pathologische zu »normalisieren«.

Die Gesprächstherapie hilft uns dabei, die speziellen Katastrophen unserer Familie und unserer sozialen Umstände von den allgemeinen Katastrophen des menschlichen Daseins zu trennen und damit von der Betroffenheit durch das Altern, den Tod und die Tücken der Nähe, wie in Schopenhauers Fabel karikiert.

Als Ergebnis seiner Gespräche zunächst mit mir und dann mit seiner Schwester änderte sich das Leben des Lehrers. Die beiden hörten auf, gegeneinander zu kämpfen, und beweinten schließlich gemeinsam ihre ersten Lebensjahre. Gemeinsam wandten sie sich wegen des Kinderschänders, der jetzt für die jüngere Generation babysittete, an ihre älteren Verwandten. Letztendlich waren die Mitglieder seiner Familie in der Lage, eine viel offenere Hassliebe zueinander zu entwickeln. Die Panikattacken des jungen Mannes hörten innerhalb eines Jahres auf, und er begann die erste leidenschaftliche sexuelle Beziehung seines Lebens.

Bei dieser Art von Arbeit steht astronomisch viel auf dem Spiel. Die Art, wie wir die uns vertrauten Menschen lieben oder missbrauchen – die Art, wie wir zulassen, dass wir selbst geliebt und missbraucht werden –, wird unbewusst weitergegeben. Mit einer Familie oder sogar einer einzelnen Person zu arbeiten, kann einen quälenden Teufelskreis für Generationen stoppen oder zumindest seine Stärke abschwächen.

Die Psychotherapie kann uns nicht ganz machen, aber sie kann uns ermöglichen, das Leiden in Sprache umzusetzen und am Ende zu lernen, mit dem Begehren zu leben. Wie diese Fälle zeigen, kann sie dabei helfen, ungeheures neurotisches Elend in alltägliche Stachelschwein-Probleme zu verwandeln[21].

1 Geteiltes Bett, getrennte Träume

In ihrem Klassiker *The Future of Marriage* (1972) schrieb die Soziologin Jessie Bernard, dass jede Ehe eigentlich zwei Ehen sind: die des Ehemanns und die der Ehefrau.

Ein chinesisches Sprichwort drückt es anders aus: »Im gleichen Bett liegen, verschieden träumen.«[1]

Die Nachricht auf meinem Anrufbeantworter machte mich traurig. Sie war von einem verheirateten Paar, dass ich vor drei Jahren behandelt hatte; ein Mann und eine Frau, denen es gut zu gehen schien, als wir uns verabschiedeten. Ich erkannte den leichten griechischen Akzent als Daphnes:

»Karl und ich stecken mitten in einer Krise. Freitagnacht haben wir in der Notaufnahme verbracht. Ich halte das nicht aus. Ich will die Scheidung. Bitte rufen Sie an …«

Als ich zurückrief, waren sie nicht da. Ich hinterließ eine Nachricht und setzte mich, um über sie nachzudenken.

Die Notaufnahme?

Sie hatten keine gewalttätige Vorgeschichte. Keiner von beiden hatte jemals Selbstmord erwähnt. Ihre ursprüngliche Anfrage bezog sich eigentlich auf eine Familientherapie und schloss Melina ein, Daphnes damals 30-jährige Schwester, die bei ihnen lebte.

Ich erinnerte mich daran, als ich sie das erste Mal im Wartezimmer des Ausbildungskrankenhauses begrüßte, in dem ich zu dieser Zeit arbeitete. Eine Sprechstundenhilfe flüsterte zur anderen: »Der Neue da drüben sieht aus wie Fabio.«

Ihre Kollegin antwortete: »Die Frau könnte Cher sein.« Ich hatte keine Mühe, sie auszumachen. Karl Loeb, ein 40 Jahre alter Bauarbeiter, hatte einen blonden Pferdeschwanz, tiefschwarze Augen und eine lange, schmale

Nase. Er war eine muskulöse Erscheinung von der Art, dass man glaubt, Stühle seien zu klein für ihn. Karls kräftige Hand umschloss das Handgelenk von Daphne, einer geschmeidigen 36-Jährigen mit glühenden braunen Augen und langem Haar, kontrastiert von Strassohrringen. Man hätte von einer so reizvollen Person eine eher laszive Gestik erwarten können, aber Daphne war nervös und angespannt. In diesem Moment ordnete sie ihrer Schwester mit schnellen, vogelähnlichen Bewegungen die Haare. Melina, eine hübsche Rothaarige, widersetzte sich der ungebetenen Frisiererei mit einer Hand, während sie mit der anderen ihre Brille aufsetzte. Sie war die erste, die mich ansah.

Dieses Bild von ihnen blieb mir wie ein Schnappschuss ihrer Familienstruktur im Gedächtnis. Karl konnte seiner Frau nicht nahe genug sein, die nur Augen für Melina hatte, die wiederum ganz genau im Bilde war, aber Daphne aus ihren Haaren heraushaben wollte.

Ich erinnere mich, dass ich mich zufrieden und selbstbewusst fühlte, als ich zu ihnen hinüberging. Mit 32 und fünf Jahren Praxiserfahrung hatte ich noch viel zu lernen, aber immer weniger neue Patienten musterten mich und fragten: »Wie lange machen Sie das schon, meine Liebe?« Ich stellte mich vor und bat sie nach hinten in mein Büro.

Das Problem, das diese kleine Familie zu mir brachte, war, dass sie es sich gegenseitig schwer machten. Nachdem Melinas Mann sie und ihre dreijährige Tochter Lily verlassen hatte, hatte sie gefragt, ob sie »nur für ein paar Monate« bei ihrer Schwester und ihrem Schwager wohnen könne. Aus ein paar Monaten waren vier Jahre geworden, während Melina versuchte, ihr Leben auf die Reihe zu bekommen. Dann starb ihre Mutter, was die Schwestern noch enger zusammenrücken ließ.

Daphne war tatkräftig, gut organisiert und ordentlich. Melina war ein gelassener Mensch, der Chaos ertragen konnte. Daphne tyrannisierte sie täglich damit, ein bisschen mehr Antrieb zu zeigen. Melina schoss dann zurück, Daphne gehe ihr »auf den Wecker«, aber sie forderte auch zur Einmischung auf, indem sie regelmäßig kein Benzin mehr hatte, kein Geld, keinen Babysitter. Karl hatte lange geschlichtet, aber er war es leid. Der Krieg hatte seinen aktuellen Höhepunkt vor drei Wochen erreicht, als Daphne erfuhr, dass sie schwanger war. Sie hatte spät geheiratet und war überglücklich, endlich ein eigenes Kind zu bekommen. Sie wollte, dass alles geregelt ist, bevor das Baby geboren wurde.

So schnell diese ersten Sitzungen auch in ein gegenseitiges Anschreien ausarten konnten, war es deutlich, dass ihr Haushalt sehr liebevoll geprägt war und dass die Streitereien unter den Schwestern eine große Loyalität maskierten. Obwohl sie darauf beharrten, dass das Zusammenleben unerträglich geworden sei, brachen beide Frauen sogar bei meinen zaghaftesten Fragen über einen Auszug Melinas in Tränen aus.

Mit der Zeit wurde allen dreien klar, wie sie die derzeitige Situation unbewusst arrangiert hatten, um sich von dem Schmerz über den Tod ihrer an Brustkrebs verstorbenen Mutter abzulenken. Melina hatte in vier Jahren zwei schwere Verluste erlitten und verhielt sich wie ein Kind, um das gefürchtete Alleinsein abzuwehren. Und so sehr Daphne ihren Raum für sich zurückhaben wollte, gefiel es ihr, ihre Nichte um sich zu haben. Die siebenjährige Lily bereitete jeden Tag Freude, was dabei half, die Erinnerung an die schmerzhafte Krankheit und den qualvollen Tod der Mutter zu lindern. Daphne betrauerte, dass ihre Mutter das Kind, das sie unter dem Herzen trug, nie kennenlernen würde. Mutter zu sein war das, wodurch sie in den Augen ihrer Eltern, die nun beide tot waren, etwas erreicht hätte.

Die Schwestern erkannten, dass sie ein Drama der vorhergehenden Generation wiederholten, da ihre Mutter und deren Schwester wie durch »Superkleber« eng miteinander verbunden geblieben waren. Daphnes Metapher dafür war: »Sie hingen aneinander wie mit dem Zeug, dass dir die Haut herunterreißt, wenn du nicht aufpasst.«

Das, was von einer Generation an die andere weitergegeben worden war, war eine Form der Liebe, die einige Therapeuten »Verstrickung« nennen. Die Trauer gab die beiden frei und machte sie für Veränderungen bereit. Während der fünf Monate unserer Sitzungen entwickelten die drei Erwachsenen, und besonders die Schwestern, die Art echter Nähe, die nur durch Eigenständigkeit möglich ist.

War es ihr Ziel, weiterhin als Familie zu leben? Das war es nicht. Melina bekam eine gute Stelle und zog aus. Sie brachte ihren Ex-Mann wegen des Unterhalts für das Kind vor Gericht.

Wenn Melina zu ihrem wöchentlichen Besuch vorbeikam, freuten sich die Schwestern, sich zu sehen. Am meisten beeindruckte mich, dass Daphne zu Melina »ich vermisse dich« hatte sagen können und später »ich liebe dich«. Ironischerweise sind Menschen, die mit dem Leben des jeweils anderen verstrickt sind, nicht in der Lage, so etwas zu sagen. Für sie gibt es zwischen dem »ich« und dem »du« nicht genügend Raum dafür, dass »lieben« hineinpassen würde.

Nachdem Melina und Lily ausgezogen waren, war Daphne plötzlich unglücklich mit Karl. Trotz der Zänkereien der beiden Schwestern war Melina eine gute, emotional viel präsentere Gesellschaft als Karl. Wenn Daphne wegen einer Entscheidung über den Urlaub oder einer Auseinandersetzung mit dem Nachbarn reden musste, war Melina da und jederzeit verfügbar. Karl war kein Mann vieler Worte; seine Vorstellung von Unterstützung war, ihr den Nacken zu kraulen, während er irgendein Spiel sah, das gerade auf dem Sportkanal lief. Wenn Daphne etwas in der Zeitung las, das sie in Rage versetzte, sagte Karl ihr, sie solle sich entspannen: Sie könne nichts für den Hunger in der Welt. Was die Hausarbeit anging, so war es einfacher, seinen Teil zu erledigen, statt sich sein Murren anzuhören, wenn sie ihn daran erinnerte. Sie hatte das Gefühl, mit einem pubertierenden Jungen zusammenzuleben, und sie sehnte sich nach der Gesellschaft eines Erwachsenen.

Jetzt, wo sie nur noch zu zweit im Haus waren und das Baby in wenigen Monaten da sein würde, bat Daphne Karl, in Therapie zu bleiben, damit sie an ihrer Beziehung arbeiten konnten.

Karl sagte, das wäre okay für ihn, aber er sah ihre Ehe als »fast perfekt« an. Daphne, auf der anderen Seite, hatte das Gefühl, dass ihre Beschwerdeliste wuchs. *Er* empfand ihre gegensätzlichen Temperamente, als ergänzten sie sich. Sie fühlte sich überarbeitet und zu wenig geliebt. Sie waren ein typisches Beispiel für Jessie Bernards Spruch: »Jede Ehe sind eigentlich zwei Ehen.« Daphnes Ehe war unglücklich, Karls war gut – Daphnes Unzufriedenheit ausgenommen.

Die Probleme, die die beiden nur einen Monat nach Melinas Auszug hatten, waren nicht sehr anders als die der beiden Schwestern. Daphne empfand Karl als faul. Die Arbeit auf dem Bau war Saisonarbeit, und jetzt, wo sie ein Baby erwarteten, hätte er alles tun sollen, um andere Jobs an Land zu ziehen. Daphne störte auch die Tatsache, dass sein Hauptinteresse dem Wrestling galt. Sie wollte am Wochenende in die Philharmonie oder ins Ballet gehen. Die Tatsache, dass er sich – in ihren Worten – nicht »besserstellen« wollte, verdutzte sie. Beide stammten aus Einwandererfamilien der Arbeiterschicht, und beide hatten bis ins Erwachsenenalter zu Hause gelebt. Sie hatte es geschafft, zwei Jahre das College zu besuchen, während sie Überstunden machte und genügsam lebte, um für ein Haus zu sparen. Er hatte mit Anfang 20 zu Spielen angefangen, und Glücksspiele wurden für einen Zeitraum von zehn Jahren, die er als »grauenvoll« beschrieb, zu seinem Leben. Es war so weit gekommen, dass er bei Kredithaien Geld leihen musste, um seine Spielschulden zurückzuzahlen. Er lieh deshalb mehr Geld, um Wetten zu platzieren. Er war das jüngste von fünf Kindern, wurde von einem aufbrausenden deutschen Vater toleriert und von einer mitgenommenen polnischen Mutter über alles geliebt. Manchmal lieh sie ihm Geld zum Spielen.

Als Karl Daphne zum ersten Mal traf, war er von ihrem Aussehen überwältigt. Er hörte mit, wie sie einem Kollegen die Meinung sagte und fand, sie sei »teils griechische Göttin, teils Straßenkämpferin«. Die Kombination gefiel ihm.

Daphne liebte seine Liebenswürdigkeit und seinen Sinn für Humor; das mit dem Spielen wusste sie nicht.

»Das entspricht nicht dem gängigen Klischee, oder – ein blonder Bauarbeiter, der spielt? Aber es gibt alle möglichen Arten von Spielern«, sagte er. »Es gibt auch ein paar Frauen.« Daphne sagte, Karls hübsches Gesicht habe sie angezogen. Sie schien nur zögernd zu bestätigen, dass ihre extrem befriedigende sexuelle Beziehung für sie einer der Hauptgründe gewesen war, ihn zu heiraten. Sie fragte mich sogar, ob es furchtbar klingen würde, das zu sagen.

Die Frage überraschte mich, und ich platzte heraus: »Warum? Guter Sex ist wichtig – besonders, um eine Ehe am Laufen zu halten.«

Daphne sah mich an, als hätte ich ihr gerade das Geheimnis der Atomspaltung offenbart. Sie wiederholte meine Worte leise und mit offensichtlicher Erleichterung. Eine erfahrenere Therapeutin wäre diesem Bereich nachgegangen: Warum hatte sie das Gefühl, es sei furchtbar, das zu sagen? Mit wem brachte sie diese Vorstellung in Verbindung? Zum Glück konnte sie mit meiner plumpen Bemerkung etwas anfangen.

Der Sex war der einzige unumstrittene Bereich in ihrer Beziehung geblieben. Zu diesem Zeitpunkt war alles andere – anfallende Arbeiten, Freizeit, Arbeit und englische Grammatik – Zündstoff.

Karl and Daphne hatten das Gute, was sie einander getan hatten, nicht völlig aus den Augen verloren. Als Vertreter zweier Extreme wussten sie, dass sie sich gegenseitig mehr in eine emotionale Mitte gezogen hatten. Daphne war weniger zwanghaft, Karl statt liederlich heute verantwortungsbewusst.

Als Bedingung für eine Heirat hatte Daphne darauf bestanden, dass er wegen des Spielens Hilfe suchte. Sie hatte recherchiert und herausgefunden, dass die Anonymen Glücksspieler (GA) ein Zwölf-Schritte-Programm in Anlehnung an das der Anonymen Alkoholiker (AA) verfolgten. Er willigte ein, zu den Treffen zu gehen, und beschloss, die zwölf Schritte zu befolgen. Dies bedeutete, sich von jeglicher Art Glücksspiel fernzuhalten. Die GA empfahlen auch, dass der Spieler eine zeitlang keine Kreditkarten bei sich und nie mehr als zehn Dollar in der Tasche haben darf. Bei verheirateten Mitgliedern sah der Plan vor, dass die Ehepartner die Geldgeschäfte des Paares erledigten: Rechnungen, Steuern, Einkäufe und so weiter. Es war eine drastische Veränderung, aber Karl war bereit, durchzuhalten.

Daphne übernahm diese Verantwortung nur zu gern, da dies sicherstellte, dass das Geld der Familie gut verwaltet würde. Und so kam es, dass sich Daphne seit fast zehn Jahren – den Kauf eines Hauses und mehrere Autos sowie vier Jahren Unterstützung dabei, ihre Nichte großzuziehen, eingeschlossen – um die Finanzen kümmerte, die Kreditkarten hatte und Karl sein »Taschengeld« gab.

Wie alle Strategien, mit denen wir unsere Beziehungen am Laufen halten, funktionierte diese so lange, bis sie es nicht mehr tat. Daphne begann sich zu beschweren, dass es mühsam geworden sei, die Finanzen alleine zu bewältigen. In Geldangelegenheiten hatte sie das Gefühl, sie sei die Mutter und er ihr Sohn.

Das Reden half. Sie sagten, in diesen zusätzlichen sechs Wochen Therapie hätten sie sich mehr zugehört, als in ihrer gesamten bisherigen Ehe. Als wir aufhörten, gab es drei Neuerungen:

1. Karl erklärte, dass er wieder bereit sei, mit Geld umzugehen, und übernahm das Bezahlen der Rechnungen und die Steuererklärung.
2. Daphne schwor, dass sie aufhören werde, ihn in der Öffentlichkeit zu verbessern.
3. Sie vereinbarten, im Wechsel abends auszugehen und zu Hause fernzusehen.

Nach vier Monaten beendete das Paar die Therapie, weil sie das Gefühl hatten, dass sie bereit seien, »es zu packen«. Das Baby konnte jeden Tag kommen und sie würden alle Hände voll zu tun haben. Zwei Wochen später schickten sie mir eine Geburtsanzeige mit dem Foto eines hinreißenden Babys namens Rose – geboren acht Monate, nachdem sie in meine Praxis gekommen waren.

Als ich an diesem Samstagnachmittag drei Jahre später dasaß und darauf wartete, dass sie mich zurückriefen, fragte ich mich, ob ich der Beendigung ihrer Therapie voreilig zugestimmt hatte. Hatte Karl ihre Rentenversicherung verspielt? Hatte Daphne ihn aus schierer Verzweiflung angezählt?

Und was war mit der Entscheidung, dass Melina und ihre Tochter ausziehen? Ein Kollege von mir arbeitete einmal mit einem Paar, dessen Eltern sich auf unangenehme Weise übermäßig einmischten. Sie hatten die Frischverheirateten sogar auf ihrer Hochzeitsreise begleitet. Nach zwei Jahren Ehe und mit dem Segen ihres Therapeuten, kündigte die Frau an, dass sie Urlaub machen würden – allein. In dieser Nacht hatte ihre Mutter einen Herzinfarkt und starb. Je länger ich über die Möglichkeiten nachdachte, umso schlechter fühlte ich mich.

Gegen Abend erhielt ich einen Anruf vom Arzt der Notaufnahme. Daphne war die Patientin, um die es ging. Ihre Symptome waren Schmerzen in der Brust, Herzrasen, Übelkeit und das Gefühl, sterben zu müssen. Die Diagnose: eine schwere Panikattacke.

Ich habe nie Panikattacken gehabt, aber ich habe viele Menschen behandelt, die unter diesen furchtbaren Angstausbrüchen leiden. Einige glauben, sie sterben an Herversagen, und Herzprobleme müssen auch medizinisch ausgeschlossen werden. Andere erzählen von einem überwältigenden Gefühl der Angst, dass etwas Schreckliches passiert ist oder passieren wird. Es wird gefährlich, sich von den Gedanken abzulenken, selbst wenn man das kann, denn man wird sich im nächsten Moment daran erinnern und die Welle der Angst überrollt einen erneut. Eine junge Frau verglich das körperliche Gefühl damit, »durch ein Nadelöhr zu atmen«.

Als Daphne mich an diesem Abend anrief, ging es ihr bereits besser. Da ich immer noch über die Möglichkeiten nachdachte, ging es mir schlechter.

Diese Art des Austauschs von Emotionen – eine Person fühlt sich besser, während sich eine andere schlechter fühlt – ist ein subtiles Beispiel »projektiver Identifikation«, einer Konstruktion, die sich in solchen Fällen häufig ergibt[2]. Dabei spaltet eine Person ihre schmerzhaften Gefühle ab und »lagert« sie sozusagen bei einer anderen Person ab, die auf irgendeine Weise zustimmt, sie aufzunehmen. Das ist keine bewusste Strategie, um einen Anderen sich schlecht fühlen zu lassen, sondern vielmehr ein unbewusstes Mittel, unerträgliche Informationen zu übertragen. Man könnte sagen, dass sie es hinausgezögert hatten, mich zurückzurufen, weil es für sie nötig war, dass ich ihre Erlebnisse verstehe, dass ich eine unerklärliche oder wenigstens unklare Angst empfand.

Daphne hatte keine Ahnung, was ihre Panikattacke vom Vorabend ausgelöst hatte, aber sie sagte, dass vor zwei Monaten eine seltsame Angst über sie gekommen sei. Sie käme einmal am Tag, und sie müsse sich hinlegen, bis es vorbei sei. Aber gestern sei es am schlimmsten gewesen, denn sie habe ganz sicher geglaubt, dass es ihr Herz sei. Als die medizinischen Tests negativ waren und der Arzt der Notaufnahme eine angstlindernde Medikation vorschlug, wurde Daphne wütend. Sie sagte, sie habe eine Therapeutin und wolle sofort mit ihr sprechen. Sie unterzeichnete eine Schweigepflichtsbefreiung, so dass der Arzt sich mit mir austauschen konnte.

Daphne war nie zuvor offiziell eine »Patientin« gewesen. Sie hatte sich damit gerühmt, nie einen Fuß in ein Krankenhaus gesetzt zu haben, bevor ihr Baby geboren wurde. Während unserer Familiensitzungen hatte sie Melina als die Patientin angegeben, die sich oft entsprechend benahm. Gleichsam hatte sie in der dann folgenden Paartherapie darauf bestanden, dass Karl die »entgleiste« Person sei.

Für Daphne war es etwas völlig Neues, eine Krise zu haben. In der Sitzung am nächsten Morgen erzählte sie davon, wie schwierig es gewesen war, Karl davon zu überzeugen, dass sie Probleme hatte.

»Er dachte, ich übertreibe«, sagte sie.

»Das hoffte ich«, erklärte Karl. »Sie ist der Fels in der Brandung, auf den sich alle stützen.«

Daphne hatte sich während unserer früheren Arbeit nie über Ängste beschwert. Sie war eine geschäftige Person. Wenn sie, wie sie es nannte, »nervöse Energie« hatte, putzte sie das Bad oder schliff den Boden ab. Ich fragte, ob sie sich daran erinnern könne, wann der erste Anfall kam. Sie habe sich seit dem Frühherbst aufgewühlt gefühlt, erzählte sie, seit ihre Schwiegermutter einen leichten Schlaganfall erlitten hatte. Obwohl sie traurig und ängstlich gewesen sei, habe sie keine Panik empfunden. Die erste Attacke habe sie vor gerade einmal zwei Monaten gehabt, nach der Party zu Rosies drittem Geburtstag. Sie hatte Rosies alte Babysachen für eine schwangere Nachbarin zusammengepackt. Plötzlich wurde ihr bewusst, dass ihre Tochter – obwohl weit davon entfernt, erwachsen zu sein – kein Baby mehr war. Sie redete wie ein großes Mädchen und war erstaunlich unabhängig. Genau dann überkam Daphne eine Welle der Übelkeit.

»An diesem Abend dachte ich daran, wie sie erwachsen werden und ausziehen würde, und ich regte mich so auf, ich musste mich hinlegen.«

Also wusste sie etwas über die Bedeutung ihrer Angstanfälle?

»Ja, das ist richtig. Ich weiß, dass er mir die einzige Erfüllung in meinem Leben nehmen will. Und ich habe mich entschieden, dass er das nicht wird. Ich *werde* ein weiteres Kind bekommen.«

Das war das Erste, was ich über ihr Interesse an weiteren Kindern hörte. »Bestehen auf« wäre passender. Und Karl, so entnahm ich dem, bestand im gleichen Maße darauf, es bei einem zu belassen. Ich fragte ihn nach seiner Sichtweise.

»Nennen Sie mich unreif oder faul oder was auch immer«, sagte er. »Ich war mir nie sicher, ob ich damit umgehen könnte, ein eigenes Kind zu haben. Ich dachte nicht, dass ich dafür gemacht bin. Ich habe mich in eine Frau verliebt, die eins wollte, also habe ich Rosie natürlich gewollt, und sie ist das Beste, was mir je passiert ist. Es war für mich auch okay, dabei zu helfen, meine Nichte großzuziehen. Aber jetzt bin ich 44 und sie ist 40. Ich möchte, dass Rosie studiert. Meine Mutter ist krank, und sie ist finanziell von uns abhängig. Ich weiß nicht, wie wir da noch mehr Kinder haben sollen. Ich habe ihr das gesagt, und dann ist sie explodiert.«

Für meine Ohren klang er warm, empfindsam und verantwortungsvoll – so, wie sie ihn haben wollte. Ich fragte Daphne, was sie in diesem Moment dachte.

»Dass ich mir wünsche, jemand anderen geheiratet zu haben, das denke ich! Warum redet er vom Studieren, wenn sie drei ist? Sie muss ja nicht nach Harvard gehen. Was bist du jetzt, ein Yuppie? Ist Geld alles, woran du denkst? Was ist mit dem Glück, neues Leben auf die Welt zu bringen? Ich bin mit diesem Teil meines Lebens noch nicht fertig, und niemand schreibt mir vor, dass ich es sein soll!«

Ich spürte unwillkürlich, dass ich Karls Sichtweise zustimmte. In der Vergangenheit hatte ich beide gleich gut verstehen können.

Am Ende der Sitzung hatten wir absolut nichts erreicht, aber sie wollten in der nächsten Woche wiederkommen.

Daphne eröffnete die Sitzung mit den Worten: »Seit Wochen bin ich besessen von der Idee, noch ein Baby zu bekommen. Keine Minute vergeht, ohne dass ich daran denke. Ich muss; es ist fast egal, wie. Heute fühle ich mich ein *bisschen* weniger besessen. Aber ich bin immer noch entschlossen, wieder schwanger zu werden.«

Es hatte sich etwas verändert. Daphne konnte nun ruhig ansprechen, dass Karl einem weiteren Kind zustimmen musste – oder sie würde ihn verlassen.

Ich war erleichtert, dass sie das Wort »besessen« benutzte. Es ließ vermuten, sie wusste, dass etwas Maßloses in ihrer Forderung lag. Fast jeder war einmal von dem Verlangen nach einer Sache oder einer Person besessen. Das von zwanghaften Gedanken verursachte Leid hat schon viele zur Therapie gebracht. Die Sitzungen ersetzen vorübergehend den Zwang. Der Therapeut und der Patient arbeiten gemeinsam daran, die sich wiederholenden Gedanken zu analysieren, um die es geht, denn Zwänge beziehen sich selten auf ihr vordergründiges Objekt. Von Bakterien oder vom Essen besessen zu sein, hat normalerweise nichts mit Gesundheitsaspekten zu tun, sondern ist letztendlich der Wunsch nach Kontrolle und die Angst vor Kontrollverlust. Ein Mann, der davon besessen ist, dass sich seine Frau zu einem anderen Mann hingezogen fühlt, interessiert sich eigentlich viel eher für seinen Rivalen, als für seine Frau. Eine verliebte, von einem egozentrischen Künstler nach dem anderen besessene Frau ist an sich vom kreativen Prozess selbst verzaubert, nicht selten ihrem eigenen. Daphne musste klar sein, dass an dem Beharren darauf, ihr Mann solle sie *jetzt* schwängern oder ihr nicht länger im Weg stehen, etwas Verdächtiges, etwas zutiefst Unmütterliches war. Wenn die Besessenheit für etwas anderes stand, was könnte das sein?

Sie hatte mehrere Hinweise geliefert – genau genommen zu viele, um ihnen in kurzer Zeit nachgehen zu können. Die zwanghaften Gedanken hatten zum Beispiel kurz nach dem Schlaganfall ihrer Schwiegermutter angefangen. Hatte dieses Ereignis den Schmerz über den Tod ihrer Mutter wieder aufleben lassen? Wurde Daphne von Andeutungen ihrer eigenen Sterblichkeit überschwemmt? Wenn ja, dann wäre die Besessenheit von einem weiteren Baby ein Weg, die Angst vor ihrer eigenen körperlichen Verletzlichkeit und abnehmenden Fruchtbarkeit, ihrem Älterwerden und Tod abzuwehren. Eine meiner anderen Patientinnen hatte einmal offen darüber gesprochen, durch die Erkenntnis, dass das Kind, das sie bereits hatte, sterben könnte, ein zweites Baby als »Ersatzkind« haben zu wollen.

Wenn Zwänge nicht das sind, was sie zu sein scheinen, muss die Entschlüsselung dem Tempo des Patienten folgen, nicht dem des Therapeuten. Daphne machte deutlich, dass sie nicht wollte, dass mit ihrer Besessenheit momentan gespielt oder sie analysiert würde. Sie wollte sie als Tatsache hingenommen sehen.

Während dieser zweiten Sitzung war Karl gestresster als zuvor. Er zupfte am Saum seiner Jeans herum und schluckte, als er sagte, es gebe einfach keine Möglichkeit, dass er mehr Kindern zustimmen könne.

»Ich kann nicht. Das ist nicht, als ob man ein neues Sofa kauft, Daphne. Du redest da über eine ziemlich ernste Sache.«

»Mit oder ohne dich, Karl, ich werde es tun. Glaubst du, es wäre schwer für mich, einen Mann zu finden, der mit mir schläft?«

»Was bin ich – *nichts*? Muss ich hier sitzen und mir diesen Mist anhören, dass du irgendeinen Idioten auftreibst, der mit dir rummacht?«

»Du bist nicht ›nichts‹. Du bist der einzige Mann, den ich liebe und mit dem ich je zusammen war. Du machst dich *selbst* zu einem Nichts.«

»Sie sagt, sie kann in dieser Sache nicht nachgeben«, tobte Karl und sah mich an. »Also, wissen Sie was? Ich auch nicht!«

In dem Gefühl, dass wir in einer Sackgasse gelandet waren, fragte ich sie nach anderen Aspekten in ihrem Leben. Abgesehen von der Babyfrage lief alles gut. In den dreieinhalb Jahren seitdem wir uns verabschiedet hatten, war Karl weiterhin für das Geld zuständig und zeigte Verantwortungsbewusstsein. Daphne wiederum hatte es geschafft, Kontrolle abzugeben, und ihr gefiel die neue Konstellation. Sie sparten Geld, und sie konnte zu Hause bei Rosie bleiben, was ihr viel bedeutete. Als Daphne Kind war, hatte ihre Mutter in einem griechischen Restaurant gekellnert und war immer erschöpft nach Hause gekommen. Daphne liebe es, Mutter zu sein. Es war etwas, das sie gut konnte. Sie war noch nicht fertig damit, Kinder zu bekommen, und niemand würde ihr vorschreiben, dass sie es ist.

Ich erinnere mich daran, dass sie sagte, es sei während des Zusammenpackens der Babykleidung für eine schwangere Nachbarin gewesen, als die erste Panikattacke kam. Hatte es etwas mit der Nachbarin zu tun? Weckte die Situation eine besonders scharfe Geschwisterkonkurrenz? Melina, ihre sieben Jahre jüngere Schwester, war lange vor Daphne schwanger gewesen. In der ersten Therapie waren wir auf ihre gegenseitige Eifersucht gestoßen. Daphne sagte, diese scheine für das, was sie jetzt empfand, nicht besonders relevant zu sein.

Daphne konnte sehr genau die schmerzhaft zustoßende Leere beschreiben, die sie seit Monaten überkam. Ein Gedanke kehrte immer wieder: Wenn sie kein Baby hätte, wäre ihr Leben vorbei. Das Ende der Schwangerschaft und die Geburt stellten einen Verlust dar, der so furchtbar war, dass sie sich ihm nicht stellen konnte – »als gäbe man einen Arm oder ein Bein auf«. In wenigen Jahren, bemerkte sie, würde Rosie in die Schule gehen, und jedes Jahr würde ihre Tochter sie weniger brauchen. Was würde sie sein, wenn nicht eine Mutter?

Karl griff diese Frage auf. Er sagte, er liebe es, Vater zu sein, aber er genieße es auch, jeden Tag rauszukommen. Die meiste Zeit machte ihm die körperliche Arbeit nichts aus, und seine Kollegen waren prima Kerle. Es bereitete ihm Freude, an einem fertigen Gebäude vorbeizugehen und zu sagen: »Das ist von mir.« Er sah Daphne als sehr intelligent an und hatte das Gefühl, dass sie die Babybesessenheit vielleicht aufgeben würde, wenn sie sich auf eine Arbeit konzentrierte.

Ich konnte sehen, wie Daphne sich verkrampfte, während sie sprach. Sie erwiderte meinen Blick nicht, sah stattdessen nach unten und schob ihre Nagelhaut zurück, an einem Finger nach dem anderen, als sie die schrecklichen Jobs aufzählte, die sie in ihrem Leben gehabt hatte. »Mitarbeiterin in einem Hundezwinger. Ich wurde in der ersten Woche zwei Mal gebissen. Sekretärin. Dir wurde vorgeschrieben, wann du pinkeln gehen durftest. Köchin in einem Schnellrestaurant. Der 80-jährige Inhaber grabschte mir an die Oberschenkel, als ich heißes Fett ausgoss … Versteht ihr beide, was ich sagen will? Könnt ihr nicht verstehen, dass es ein Segen war, mit dem Arbeiten aufzuhören und sich erst um meine Mutter und jetzt um meine Tochter zu kümmern?«

Das konnte ich sicherlich.

Ich erinnerte mich an ihren Spruch, »sich besserzustellen«, und fragte, ob sie daran Interesse habe, sich weiter fortzubilden.

Karls Augen leuchteten auf, als er meine Frage hörte. Wir waren am Ende der Stunde angelangt, und ich fragte Daphne, ob sie etwas sagen wolle, bevor wir aufhörten. Sie sah nachdenklich aus und sagte langsam, immer noch mit abgewandtem Blick: »Ja, ich glaube, das ist natürlich eine Option. Bildung.«

Zwei Tage später erhielt ich eine Nachricht von Daphne. Sie habe beschlossen, mit der Therapie aufzuhören, da ich offensichtlich auf Karls Seite stehe. Sie wolle weder Job noch Studium. Sie wolle noch ein Kind. Sie habe gehofft, dass ich als Therapeutin und als Frau das verstehen würde. Sie sei nicht bereit, jemanden dafür zu bezahlen, dass er ihr eine Stunde lang riet, wieder zur Schule zu gehen.

Ich war perplex. Später an diesem Tag telefonierten wir miteinander, und ich entschuldigte mich für meine Unsensibilität. Ich brauchte eine ganze Weile, um sie zu überzeugen, dass ich nicht versuchte, sie in einen furchtbaren Job zu drängen, in dem sie ausgebeutet werden würde. Ich hatte ihr dabei helfen wollen, ihre Sehnsucht, etwas zu bewirken und zu erschaffen, so umfassend wie möglich zu interpretieren. Ich hatte damit nicht andeuten wollen, dass sie nicht noch einmal Mutter werden solle. Daphne nahm meine Entschuldigung an, aber damit war es noch nicht gut. Mitte der Woche rief sie wieder an und sagte, nach dem, was ich gesagt hätte, könne sie mit der Therapie einfach nicht weitermachen. Wieder ließ ich sie ausreden und ermutigte sie, zur Sitzung zu kommen und all ihre Wut und Enttäuschung mitzubringen. Daphne war jemand, der oft auf ihre Eltern wütend gewesen war, aber sie hatte es nie zeigen können. Dass sie es mir am Telefon »geben« konnte, war ein Zeichen, dass sie mir vertraute.

Daphne und Karl kamen zu ihrem Termin. Beide sahen erschöpft aus, und tatsächlich hatten sie wegen ihres Streits in dieser Woche wenig geschlafen. Das Problem hatte sich jetzt ausgeweitet.

»Vorher war es nur die Babyfrage. Jetzt macht sie einen Aufstand, wenn irgendetwas nicht ausgeschaltet ist oder noch ein Teller in der Spüle steht. Wir sind beide heiser vom Schreien. Vielleicht hat sie recht und wir sollten uns trennen. Die Spannungen werden uns beide noch umbringen.«

Daphne blickte ernst und abgeschlagen drein. »Ja«, sagte sie. »Vielleicht sollten wir das.«

Karl fügte hinzu, dass sie sich schon um die Hochzeit herum gestritten hätten; sie seien beide heißblütig. Genau genommen, schloss er an, führten viele ihrer Streits so manches Mal zu ihren schönsten intimen Erlebnissen. Darüber hatten sie oft Witze gemacht. Aber das war etwas anderes, dieses Schreien und die gegenseitigen Anschuldigungen. Es führte nicht zu erotischer Versöhnung. Seit fünf Wochen hatten sie nicht miteinander geschlafen – eine Ewigkeit für sie.

Rosie hatte sie einmal streiten hören und in ihrem Zimmer zu weinen angefangen. Eines Abends kletterte sie aus ihrem Bett, stolperte nach unten und schluchzte: »Nicht streiten, Mama und Papa!« Sie waren gedemütigt. Karl holte zum Schlag gegen Daphne aus. »Es ist keine Hilfe, dass du sie anbrüllst, wenn sie in die Windel gemacht hat! Sie ist schon verunsichert! Lass sie in Ruhe!«

»Sie in Ruhe lassen? Wenn ich es ihr nicht beibringe, wird sie noch in der Schule in die Hose machen – wie du!«

»Daphne, du bist krank. Ich rede davon, dass unser Baby abends total ausflippt, und alles, was du tust, ist, das auf *mir* abzuladen. Kümmert dich deine Tochter jetzt gerade einen Scheißdreck?«

»Wie kannst du es wagen, meine Liebe zu meinem Kind anzuzweifeln! Ich bin der bessere Elternteil von uns beiden und eine bessere Mutter als eine deiner Schwestern. Wie zum Teufel kommst du dazu, meine Liebe zu Rosie infrage zu stellen?«

»Ich habe nicht deine Liebe infrage gestellt. Mir geht es darum, eins nach dem anderen zu machen. Warum zielst du immer darauf ab, mich in die Ecke zu drängen? Ich habe diesen Mist satt! Ich habe es satt, Daphne. Verstehst du mich?«

»Du hast es satt? *Du*? Wer ist derjenige, der uns zur Therapie gebracht hat? Du hattest eine perfekte Ehe, richtig?«

»Schrei hier drin nicht rum, verdammt noch mal!«

»Ich schreie nicht!!! Wir müssen das Problem lösen, was Rosie diese Woche gemacht hat. Wolltest du das unter den Teppich kehren?«

Sie hatten es immer geschafft, ihr Kind aus ihren Streitereien herauszuhalten, was nur wenigen zerstrittenen Paaren gelingt. Auch hier hatte sich etwas verändert.

Ich unterbrach das Geschrei und fragte, worauf sie sich bezogen. Mit dreieinhalb ging Rosie trotz wiederholter, intensiver Bemühungen noch immer nicht aufs Töpfchen. Mich beunruhigte die Neuigkeit, dass das Kind in der vergangenen Woche nach dem Stuhlgang in seine Windel gegriffen hatte, um den Kot an die Wände zu schmieren.

Dieses Zeichen, dass ihre Tochter litt, war ernüchternd und reichte aus, die Situation zu entwaffnen. Sie liebten Rosie über alles und wollten ihr helfen.

Sie schrieen eine weitere Viertelstunde – größtenteils darüber, wer für das Schreien verantwortlich sei. Meine Ohren dröhnten. Ich sagte, ich hätte einen Vorschlag.

»Schlagen Sie mir nicht vor, ich soll mir die Eierstöcke durchtrennen lassen!«

»Nein, das wollte ich ganz sicher nicht –«

»Schlagen Sie mir nicht vor, ich soll auf irgendeine Weise verhüten!«

Mein Vorschlag war einfach der: dass die Frage, ob weitere Kinder Ja oder Nein, für eine Weile zur Seite geschoben werden sollte. Es gab einiges, an dem wir arbeiten mussten, bevor wir uns dieser Frage wieder widmen konnten. Wenn ihre Tochter mit Fäkalien herumschmierte, lief etwas falsch. Vielleicht wollte sie selbst herumstänkern, um die Streitereien zu beenden. Ein neues Baby würde in eine ungünstige Situation hineingeboren werden, wenn die Familie in Aufruhr war. Sie sollten in der Therapie und zu Hause nicht über das Thema sprechen. Kurz gesagt, es sollte ein Moratorium zum »B-Wort« geben.

Daphne sagte: »Das ist von meiner Seite aus in Ordnung. Ehrlich gesagt ertrage ich diese Streitereien nicht mehr länger. Ich brauche ein bisschen Normalität und er auch, oder?«

»Ja, ein Moratorio, oder wie auch immer. Ich kriege noch ein Magengeschwür.«

Gegen Ende der Stunde frage Daphne kleinlaut, ob ich böse auf sie sei, weil sie mich Mitte der Woche angerufen und mir abgesagt habe. Ich antwortete, indem ich sie an unsere Diskussionen erinnerte, die wir vor drei Jahren über das Verbot in ihrer griechischen Familie, Gefühle zu zeigen, geführt hatten. In Daphnes Worten damals: »Unsere Mutter vermittelte uns das Gefühl: ›Seid froh, dass ich da bin – macht keinen Aufruhr.‹« Die Therapie ist für den Aufruhr gemacht.

»Ich habe nicht Ihre Gefühle verletzt?« Sie wich nicht aus, bis ich es ihr versichert hatte.

»Sie hat auf glühenden Kohlen gesessen«, sagte Karl. »Sie sagte: ›Jetzt sieh dir an, was ich getan habe. Ich habe den einzigen Menschen auf dieser Welt vor den Kopf gestoßen, der mich wirklich verstanden hat.‹ Ich sagte: ›Ach, danke, Daph. Warum machst du dir keine Gedanken, *mich* vor den Kopf zu stoßen?‹«

»Wenn du dir ein Zehntel so viel Mühe gibst wie Deborah, dann mache ich mir Gedanken«, hatte sie geantwortet. Daphne war erleichtert, dass sie unserer Beziehung nicht geschadet hatte. Wir leisteten hier wichtige Übertragungsarbeit. Auf einer bewussten Ebene wollte Daphne unbedingt auf meine Fähigkeit vertrauen, ihrer Wut standzuhalten, ohne dass meine Gefühle verletzt würden. Trotzdem war ihr Vertrauen insofern wackelig, als dass sie das Bild ihrer Mutter auf mich übertrug. Anscheinend wählte ich einen recht guten Augeblick, um eine Deutung in dieser Richtung zu machen, denn Daphne zeigte danach weniger Angst, mich zu verlieren. Offenbar schrieb sie mir großes Verständnis- und Mitgefühlsvermögen zu. Das war nicht schlecht, aber ich hoffte, sie würde Karl zeigen, wie er sie zehn Mal besser verstehen könnte.

Auf jeden Fall war es eine sehr seltsame Sitzung. Seltsam für *mich*, meine ich. Ein Moratorium zu dem Wort »Baby«? Das war merkwürdig, wenn man berücksichtigt, dass nach der Grundregel der Psychoanalyse alles gesagt werden soll, was einem in den Sinn kommt, egal, wie angenehm oder unangenehm es ist. War ich etwa nicht in der Lage, den im Raum aufbrausenden Emotionen standzuhalten? Vielleicht *brauchten* sie es, noch ein bisschen zu schreien. Ich musste über meine Gegenübertragung nachdenken. Obwohl ich noch keine erfahrene Therapeutin war, überreizten mich Patientenstreitereien nicht so leicht. Ich war nicht Miles, der selbsternannte »Super-WASP«[3] in unserer Ausbildungsgruppe. Miles hatte seine Eltern nie streiten gehört, und weil er nicht viel fernsehen durfte, hatte er bis zur Universität Erwachsene nie wirklich ihre Stimmen erheben hören. Als Therapeut kam er mit versoffenen Vorstädtern gut zurecht, die heimliche Affären unterhielten, aber herumschreiende Männer und Frauen bereiteten ihm ein flaues Gefühl im Magen. Ich musste immer denken, dass ihn zwei Wochen in meiner Familie geheilt hätten. Ich bin im Trubel aufgewachsen. Gleichzeitiges Reden, offener Ärger, Erwachsenenangelegenheiten: Das Fernsehen konnte unsere täglichen Familiendramen nicht überbieten. Zu viel passive Aggression hielten meine Nerven nicht aus, aber Streitereien waren etwas, womit ich normalerweise leicht umgehen konnte. Warum also sagte ich diesen beiden Menschen, das zu unterbinden?

Auf bewusster Ebene empfand ich es als richtig, einen Raum für Reflektionen zu schaffen. Das Denken, sogar das Zuhören waren wegen der Fülle von Emotionen und der schieren Lautstärke schwierig geworden. Und Rosie brauchte unsere Aufmerksamkeit.

Auf unbewusster Ebene: Was stand für mich auf dem Spiel? Als ich dieses Moratorium ausrief, wollte ich damit meine eigenen Eltern beruhigen, oder handelte ich nach der verbreiteten Kinderfantasie, die Ankunft eines Geschwisterchens zu verhindern? Vielleicht. Daphne hatte gehofft, dass ich »als Therapeutin und als Frau« ihre Sehnsucht nach einem weiteren Kind verstehen würde. Natürlich, zwei Kinder kamen mir nicht übertrieben vor. Meine eigene Großmutter hatte zwölf gehabt und meine Tante dreizehn. Ich wusste etwas von dem Preis, den sie dafür gezahlt hatten, und deshalb war mir als junge Frau nichts wichtiger als Ausbildung und die Möglichkeit, wählen zu können. Hielten mich meine persönlichen Prioritäten davon ab, die Hoffnungen meiner Patientin anzuerkennen? Das sind Fragen, die sich jeder Therapeut immer stellen sollte, und auch ich nahm sie mit in meine eigene Analyse und klinische Supervision. Der eigentliche Wert der Intervention – des »Moratoriums« – würde erst später, unter Berücksichtigung der Ergebnisse gemessen werden können.

Nur sieben Tage später sahen Karl und Daphne viel gelöster aus. Sie hatten während der Woche miteinander geredet und erkannt, dass sie überarbeitet waren und ein bisschen Zeit zu zweit brauchten. Seit Jahren hatten sie keinen Urlaub gemacht. In dieser Woche informierten sie sich über günstige Reiseangebote nach Florida und buchten eines für das Frühjahr, in einigen Monaten. Etwas zu haben, worauf sie sich freuen konnten, hob ihre Stimmung, und sie sprachen in der Sitzung über Rosie. Diese Woche hatte sie nichts vollgeschmiert, aber sie war extrem anhänglich und weigerte sich, von Mami auch nur für eine Sekunde alleine gelassen zu werden. Ein Freund hatte Daphne gegenüber erwähnt, dass es für Kinder gut sei, ein paar Stunden pro Woche in den Kindergarten zu gehen. Das würde dem Einzelkind Rosie die Gelegenheit geben, Freunde zu finden. Daphne gefiel die Idee und Karl auch.

In dieser Art verliefen mehrere Sitzungen, in denen die beiden Probleme lösten. Sie arbeiteten an dem Freundschaftsaspekt ihrer Ehe, und sie hatten eindeutig Freude aneinander.

Das Moratorium bestand seit einem Monat, als sich gegen Ende einer Sitzung erneut ein missmutiger Schatten über Daphnes Gesicht legte. Sie steckte sich die Haare hoch und zog ihre Weste aus, als ob sie sich auf einen Kampf vorbereiten würde.

»Karl und ich haben gestern Abend darüber gesprochen, dass unsere Sitzungen ruhig und angenehm sind, und das stimmt. Aber irgendwie muss ich sagen: ›Ja und?‹ Wir wissen, dass wir miteinander zurechtkommen, wenn wir die Sache vermeiden, die uns trennt. Das Thema wird nicht verschwinden. Was ist der Sinn darin, andere Probleme zu lösen, wenn wir mit dem Kernproblem nicht weiterkommen?«

»Sie glaubt, wir würden sie hinhalten.«

»Ich werde noch ein Kind bekommen, mit oder ohne ihn. Und ich habe eben nicht ewig Zeit. Ich bin schon 40. Wie sollen wir wissen, wann wir bereit sind, wieder darüber zu reden? Wie wird sich das zeigen?«

»Sie benutzt das ›C-Wort‹ anstatt des ›B-Wortes‹.«

Er konnte sie immer zum Lachen bringen.

»Wirklich, Deborah. Wie sollen wir das erkennen? Ich kann es eine zeitlang hinausschieben, daran zu denken. Aber ich kann es nicht zu lange hinausschieben; die biologische Uhr tickt. Ich möchte mich nicht die ganze Zeit mit dir streiten, aber ich denke, wir müssen das ansprechen.«

»Apropos biologische Uhr«, sagte Karl, »unsere Zeit ist für heute vorbei. Jetzt gilt wieder das Mora-TAR-ium, oder?«

»Das wird *Mora-TOR-ium* ausgesprochen. Und ja, ich bin bereit, es für eine weitere Woche nicht anzusprechen. Aber ich finde, wir sollten beim nächsten Mal darüber reden, wie wir erkennen können, wann wir bereit sind, wieder darüber zu sprechen. Karl, was denkst du?«

»Ja. Ich hasse es, das zu sagen, aber ja, wir müssen diese Suppe auslöffeln.«

Dieser Vorschlag verschaffte mir Zeit. In diesem Moment war ich mir nicht sicher, wie ich das Ende des Moratoriums gestalten sollte. Es war jedoch beiden klar, dass sie vorwärtskommen wollten. Die Woche flog nur so vorbei, und mir schien, als wäre überhaupt keine Zeit vergangen, bis mich die Sprechstundenhilfe anrief und sagte: »Die Loebs sind hier, Dr. Luepnitz.«

In dem Moment, als ich mich ihnen gegenüber hinsetzte, wurde mir etwas bewusst. Ich hatte in der Nacht zuvor von ihnen geträumt. Ich konnte mich an nichts Genaues erinnern, nur, dass sie darin vorgekommen waren. Der Gedanke brachte mich zum Lächeln. Sie waren eindeutig in meinen Gedanken. Einer meiner früheren Therapielehrer, Carl Whitaker, berichtete seinen Patienten gelegentlich von seinen eigenen Träumen, um die Patienten aus eingefahrenen emotionalen Situationen herauszulocken. Es ist jedoch nicht meine Art, Patienten meine Träume mitzuteilen. Das kann die Grenze zwischen Therapie und Freundschaft verwischen. Ich sagte nichts.

Daphne eröffnete die Sitzung mit dem Kommentar, dass sie, obwohl sie sich davor scheute, wieder zum Hauptthema zurückzukehren, »deswegen hergekommen seien«.

Karl sagte: »Ich habe die ganze Woche gehofft, einer von uns würde die Grippe bekommen, damit wir die Sitzung absagen können. Aber wenn wir nicht über das wirkliche Problem reden, verschwenden wir Zeit und Geld.«

Ich fasste zusammen: »Einerseits kochen die Emotionen hoch und Sie landen in einer Sackgasse, wenn Sie über ein zweites Kind sprechen. Andererseits fühlt sich alles andere ein bisschen irrelevant an. Und obwohl das Moratorium etwas Erleichterung verschafft hat, steht die Frage im Raum, wann es beendet werden soll, wann es wieder zurück in dieses beängstigende Dilemma geht. Das ist die Frage.«

Sie nickten. Einige Minuten gingen vorbei.

Ich hatte keine Lösung. Ich entschloss mich, diese schwierige Frage einfach anders zu formulieren, um die Dinge klarzustellen – oder vielleicht, um einfach nur Zeit zu gewinnen. Ich fuhr fort:

»Wie ist es möglich, etwas zu diskutieren, über das nicht gesprochen werden kann?«

»Wie einen Freistoß verwandeln, ohne dass wir uns beide die Lunge aus dem Hals schreien?«, sagte Karl und drückte die Fingerknöchel in den Nacken.

Ich hatte keine Ahnung, wo das hinführen würde.

»Ich vermute, Sie sagen, dass wir nie wirklich aufhören, darüber nachzudenken«, sagte Karl weiter. »Wir haben das immer im Hinterkopf, es spukt immer in unserem Unbewussten herum, richtig?«

»Ich hoffe, das stimmt«, klinkte sich Daphne ein. »So dass wir sogar dann daran arbeiten, wenn es uns nicht bewusst ist. Ist das die Theorie hinter dem Moratorium? Mann, ich würde zu gern wissen, was Sie jetzt denken!« Daphne drehte sich zu mir.

Nach einem stillen Moment sprach ich, ohne genau zu wissen, was ich sagen würde.

»Ich habe an Träume gedacht. Ich stimme Ihnen beiden zu; wichtige Fragen wie diese lassen uns nie völlig los. Ich denke, es ist Zeit, sehr genau auf Träume zu achten.«

Es gibt viele Theorien über die Herkunft und Bedeutung von Träumen. Ich schließe mich der freudianischen Sichtweise an, dass ein Traum die Erfüllung eines Wunsches ist. Der Traum stellt den Wunsch verschleiert dar. Normalerweise arbeiten Therapeuten zu dem Zeitpunkt der Therapie mit einem Traum, wenn er geschieht; das Träumen ist keine Aufgabe. Trotzdem schien mir in dieser Situation, dass wir von beiden Perspektiven profitieren könnten, wenn wir auf die Träume schauten. Wir konnten uns so daran machen, uns der schwierigen Frage zu stellen, die sie zur Therapie gebracht hatte, anstatt sie zu vermeiden; das würde weniger streitbelastet sein als die Schlacht der vergangenen Monate.

Daphne richtete sich in ihrem Stuhl auf.

»Sie können auf mich zählen. Ich finde es toll, über meine Träume nachzudenken. Ich weiß nur nicht, wie es ihm geht. Du träumst nicht wirklich, oder?«

»Sogar im Schlaf muss sie noch besser sein als ich.«

Ich erwähnte, dass, wenn man sich ein bisschen bemüht – das heißt, indem man versucht, sich morgens an seine Träume zu erinnern oder sie aufzuschreiben – praktisch jeder in der Lage ist, diese Aufgabe zu erfüllen.

Bei unserer nächsten Sitzung sagte Karl, er habe in einer Nacht zwei Träume gehabt, aber er konnte sich morgens nicht an sie erinnern. Trotzdem war er glücklich, mitten in der Nacht aufgewacht zu sein und zu wissen, dass er geträumt hatte. Das war ein Anfang.

Daphne erzählte ihren Traum:

Ich bin beim Zahnarzt und erfahre, dass ich zwei Wurzelbehandlungen brauche. Ich habe gerade ein Sandwich gegessen. Der Zahnarzt sagt: »Es ist gut, dass es hier passiert ist, ansonsten hätten Sie die Füllung verschluckt.« Sie holten sie aus meinem Mund heraus, und ich wunderte mich.

Sie fragte, ob es in Ordnung sei, mir ihre Interpretation mitzuteilen. »Es gibt eine Lücke in meinem Leben, und ich will, dass sie gefüllt wird. Ich bin froh, hier in Ihrer Praxis zu sein.«

Ich hatte selbst viele Fragen und Deutungen zu Daphnes Traum, zog es aber vor, sie nicht auszusprechen. Die Traumarbeit in Paar- und Familientherapien entspricht nicht immer der von Einzeltherapien. Mit mehreren Patienten und Träumen zu arbeiten, habe ich nicht aus Büchern oder in Seminaren gelernt, sondern von einer Familie, die vor Jahren in einer Krise steckte. Ich betreute die Familie des 15-jährigen Leroy Johnson, der nach zahlreichen Jugenddelikten unserem psychiatrischen Krankenhaus überstellt worden war (ausführlich in Luepnitz 1988: S. 280–316). Nach großen Fortschritten wurde Leroy rückfällig, was die Eltern zornig und hoffnungslos machte. Wir saßen schweigend in der Sitzung, keiner wollte den Anfang machen. Ich selbst hatte alles mit ihnen versucht und – ohne zu wissen, was ich noch tun sollte – begann zu glauben, dass die Therapie sinnlos war. Leroy brach das lange Schweigen und sagte, er habe letzte Nacht einen Traum gehabt. Ich ermutigte ihn, den Traum zu erzählen, und er und seine Eltern verbrachten die gesamte Stunde damit, ihn zu deuten. Es war wenig überraschend, dass der Traum den Kern der Dinge traf: Leroys streng abgeschirmte Sehnsucht nach seinem biologischen Vater, der ihn und seine Mutter geschlagen hatte. Der Traum bot uns einen indirekten, weniger unberechenbaren Weg, um über Verlust, Trauer und Gewalt zu sprechen. Er schaffte Raum zum Denken.

Diese Sitzung hatte Mitte der 80er Jahre stattgefunden, und seither arbeitete ich bei Paaren und Familien mit Träumen. Würde Daphne eine Einzeltherapie machen, hätte ich sie nach ihren Assoziationen zu jedem Element des Traums gefragt. Ich hätte zum Beispiel gesagt: »Erzählen Sie mir etwas über die Zahnarztpraxis, über Wurzelbehandlungen, über *zwei* Wurzelbehandlungen, über den Zahnarzt, über das Sandwich« und so weiter. Das hätte uns in alle möglichen Richtungen führen können, die sich alle auf Daphne als Individuum bezogen und auf die Art ihrer Übertragung auf mich. Ich hätte vielleicht darauf hingewiesen, dass der Zahnarzt/Therapeut im Traum eine Mutterfigur sein könnte, denn die »Lücke«, die die Panik auslöste, entstand just nach dem Schlaganfall ihrer Schwiegermutter. Das ließ die Trauer über den Tod ihrer eigenen Mutter sicher wieder aufleben. Vielleicht wollte Daphne bemuttern. Sich um Babys zu kümmern, stand unter Umständen stellvertretend für das Vergnügen, bemuttert zu werden. In einer Paartherapie liegt der Fokus etwas anders. Ich frage beide Partner nach ihren Assoziationen, entscheidend ist aber ihre Interaktion unter Berücksichtigung des Traums. Wichtiger als eine »vollständige« Deutung ist es, sicherzugehen, dass sich das Paar daran gewöhnt, »Traumvorstellungen« auszutauschen und diese dazu benutzt, ihr Miteinander-Reden zu verbessern.

Nachdem Daphne ihren Traum erzählt hatte, beendete sie das Thema schnell und wollte weitermachen. Ihr Plan für diesen Abend war voll. Sie wollten mir berichten, dass sie sich die ganze Woche in den Haaren gelegen hatten. Karl hatte sie eine »Diktatorin« genannt. Sie sagte ihm so oft, was er essen sollte und wie man das isst, was er sagen sollte und wie man es ausspricht, dass er es nicht ertragen konnte, ihr zuzustimmen, selbst wenn sie recht hatte. Rosies Sauberkeitserziehung, zum Beispiel.

Daphne bat mich um Rat in dieser Angelegenheit, denn er trieb sie in den

Wahnsinn. Sie hatten gemeinsam entschieden, dass es das Beste für Rosie wäre, wenn sie einige Stunden die Woche in eine Spielgruppe ginge. Bedingung des Kindergartens war jedoch, dass die Kinder aufs Töpfchen gehen.

Karl sagte, er wolle, dass Rosie keine Windeln mehr brauche, aber dass es eine »Qual« für sie sei, die Toilette zu benutzen. Typischerweise lief es bei ihnen zu Hause so ab: Daphne setzte Rosie auf das Töpfchen und las ihr etwas vor. Sie redete ihr gut zu und ermutigte sie, und manchmal ging sie für ein paar Minuten aus dem Bad hinaus, denn das führte oft zum gewünschten Resultat. Wenn Karl aber in der Nähe war, fing Rosie an zu weinen, und er rannte zu ihr und nahm sie vom Töpfchen herunter. »Er bringt ihr bei, dass sie ihren Willen bekommt, wenn sie schreit«, wandte Daphne ein.

Karl antwortete: »Ich bin dann der Gute. Aber ich glaube, es ist falsch, dass Daphne sie weinen lässt.«

Daphne erzählte mir von sich aus, dass Karl erst im Alter von fünf Jahren auf die Toilette ging.

»Das ist wahr. Ich erinnere mich daran. Mein Vater schrie wegen ›dem dreckigen kleinen Scheißer‹ herum, und meine Mutter verteidigte mich und sagte, ich sei doch noch ein Baby. Bevor ich in die Vorschule ging, stellte sie sicher, dass ich keine Windeln mehr brauchte.«

»Karl war ihr Jüngster. Sie erdrückte ihn. Das war schon fast krank.«

»Meine Mutter hat vielleicht keine Erziehungsratgeber gelesen, aber ich bin schließlich normal geworden. Während Daphne hier von Geburt an auf die Toilette ging. Sie ist also die Sauberfrau, und sie erinnert jeden daran. Wer ist also krank, frage ich Sie?«

Fachleute für Essstörungen am Frauentherapiezentrum haben ein Sprichwort: »Niemand isst jemals alleine« (vgl. Bloom 1994). Jeder, der mit Magersucht vertraut ist, weiß genau, wie überlaufen eine kleine Küche mit den Phantomen von Müttern, Vätern, Ex-Geliebten und Ärzten sein kann, die sich über Essen, Vergnügen, Gesundheit, Sexualität und Selbstkontrolle auslassen.

Wenn ein Elternteil ein Kind an das Töpfchengehen gewöhnen will, sind auf ähnliche Weise immer mindestens zwei andere Eltern mit im Raum, die Erinnerungen an und Erwartungen über Schmutz und Hygiene, Eigenständigkeit und Abhängigkeit, Folgsamkeit und Ungehorsam wecken. Karl und Daphne schwiegen für eine Weile. Ich fragte sie nach ihren Gedanken.

Karl sagte sehr ernst: »Ich wollte ihr helfen. Ich hätte mehr tun sollen.«

Ich fragte, ob er Daphne oder ihre Tochter meine.

»Nein, ich rede von meiner Mutter. Vielleicht hat sie mich zu sehr geliebt, aber sie hat mich wirklich beschützt. Ich hatte Angst vor diesem Mann. Wenn er sagte: ›Ich habe dich in die Welt gesetzt, und ich kann dich aus ihr entfernen!‹, glaubte man ihm das. Jahrelang hat sie mich beschützt, und als ich erwachsen war, habe ich sie beschützt. Ich wünschte, ich hätte mehr für sie getan.«

Ich war von diesem Themenwechsel überrascht, Daphne jedoch nicht. Ihr Blick, am Anfang voller Verachtung, war milder.

»Meine Schwiegermutter ist im Grunde eine gute Frau. Das ist sie. Ich mag sie sehr, und ich will nicht einmal daran denken, sie zu verlieren.«

Karls Vater war vor fünf Jahren gestorben, so dass seine Mutter das letzte lebende Großelternteil war. Sie sprachen von ihrer gutmütigen, albernen Art, ihren perfekten Piroggen, ihrer Liebe zu Rosie. Sie in der Nähe zu haben, erleichterte Daphne ein bisschen den Verlust ihrer eigenen Mutter. Manchmal jedoch machte es das auch schwieriger. Manchmal vermisste sie deswegen ihre Mutter noch mehr.

Daphnes Mutter war streng, aber verlässlich, und sie liebte Melinas Tochter Lily, ihre einzige Enkelin, abgöttisch. Daphne konnte sich nicht vorstellen, dass sie ihre Mutter in Babydingen nicht um Rat fragen konnte: über Ausschlag, Fieber, Schnuller. Sie und ihre Mutter hatten gerade angefangen, sanfter und behutsamer miteinander umzugehen, als der Brustkrebs bei ihr diagnostiziert wurde. Jeder hatte Daphne gesagt, sie solle während der Schwangerschaft positiv denken und Traurigkeit beiseite schieben. Ihre Mutter hätte das sicher so gewollt. Aber die Trauer über den Verlust ihrer Mutter und die Erinnerung an das Dahinsiechen dieser lebhaften Frau waren immer noch präsent, jederzeit bereit, aus ihr herauszubrechen.

»Zwei Heulsusen!«, rief sie. »Ich dachte, wir reden über Sauberkeitserziehung!«

Dieser kleine Abstecher war kein Zufall. Es war sehr wichtig, wegen solcher Dinge aufgebracht zu sein. Diese Trauer zu bearbeiten, würde ihnen vermutlich dabei helfen, klarer über Elternschaft nachzudenken. Wir könnten sicherlich mehr Zeit darauf verwenden, über den Tod von Daphnes Mutter zu reden und darüber, wie man sich am besten um Karls Mutter kümmern konnte. Und was Rosie anging: War es an der Zeit, etwas Neues auszuprobieren?

Es war an der Zeit, stimmten sie überein. Daphne hatte das Gefühl, dass sie gemeinsam mit Rosie reden müssten und dass Karl deutlich machen sollte, wie sehr auch er will, dass sie das Töpfchen statt der Windeln benutzt. Sie würden als Belohnung eine zusätzliche Gute-Nacht-Geschichte bieten.

Das führte sofort zu Veränderungen. Rosie begann zu verstehen, worum es ging, und die Stunden des Geschreis hörten auf. Karl hatte etwas losgelassen, einen Teil seiner Kindheit vielleicht, und seine Tochter hielt nicht länger um seinetwillen an ihrem babyhaften Verhalten fest. Daphne – die weniger panisch die Lücke füllen musste – war in der Lage, konstruktiver über das Bemuttern nachzudenken.

Karl träumte:

Ich hatte einen Walkman gekauft.

Ich fragte ihn nach seinen Gedanken und Assoziationen, und er konnte mir nur sagen, dass er beim Einkaufen einen gesehen hatte und ihn für sein Training im Fitnessstudio kaufen wollte. Wieder hatte ich einige Gedanken, die ich vorzog, nicht zu äußern; ich fragte mich, ob er vorwärtskommen wollte (»*Walk*, man!«).

Ich fragte Daphne, ob ihr etwas zu seinem ersten Traum einfiel. *Nein*. In ihrem Lächeln lag ein Hauch von Herablassung, aber sie kritisierte ihn nicht. Sie fragte, ob sie ihren eigenen Traum erzählen könne:

Ich hatte etwas aufgeschrieben, aber niemand konnte es lesen. Ich weiß nicht einmal, ob ich es lesen konnte.

Ich bat sie um irgendwelche Gedanken und Assoziationen zum Traum. Sie hatte keine. Ich schlug vor, dass sie ein paar Minuten nachdachte. Sie sagte, dass sie passen müsse, was ungewöhnlich für sie war.

»Niemand konnte es lesen«, wiederholte ich. »Vielleicht nicht einmal *Sie*. Fällt Ihnen nichts ein?«

Sie blieb still und nachdenklich. »Nein«, sagte sie.

Mein erster Gedanke war, dass der Traum den Wunsch ausdrückte, geheimnisvoll zu bleiben – nicht zu schnell durchschaut zu werden. Vielleicht fühlte sie sich mir oder anderen ausgeliefert oder missverstanden.

Karl sagte, das erinnere ihn an etwas, was sie neulich zu ihm gesagt habe. »Du sagtest: ›Du denkst nicht an das, was ich dir sage. Ich sollte alles für dich aufschreiben.‹ Daphne mag außerdem Autoren. Wir haben einen Nachbarn, der ist pensionierter Journalist. Vielleicht galt der Traum Walter. Vielleicht könntet ihr zwo das Geschriebene entziffern.«

Daphne lachte vor Freude. Sie sagte: »Er hat mit beidem recht! Das habe ich gestern zu ihm gesagt. Und es stimmt, dass ich Autoren bewundere. Für mich ist jemand, der die Dinge in Worte fassen kann ... Das wirkt so mächtig. Ich, ich liebe es, neue Wörter zu lernen, und es nervt mich, wenn Karl ›net‹ und ›zwo‹ sagt. Ihm ist das gerade egal. Der Nachbar ist ein älterer Mann, aber ich muss gestehen, wenn ich mit ihm rede, denke ich: Wäre es nicht schön, mit jemandem verheiratet zu sein, der so intellektuell ist? Er könnte einen, na ja, positiv mitziehen.«

»Nicht dich in die Gosse schleifen wie ich!«

Sie waren beide guter Laune und konnten ungehindert über etwas reden, das schon lange ein wunder Punkt war. Daphne war von sich selbst zutiefst enttäuscht, nicht einen Mann geheiratet zu haben, der gebildeter war als sie – jemand, der sie »mitziehen« konnte – und der auch vorzeigbarer war. Karl, sagte sie, war ein Mann, der über nichts anderes reden konnte als über Wrestling. Von allen Sportarten ausgerechnet diese! Zum Football gehörte wenigstens Strategie, und viele Basketballspieler konnten sich gut ausdrücken. Wrestler aber waren brutale Kerle und jeder wusste, dass ihre Kämpfe abgesprochen waren. Daphne, die so hart versucht hatte, ihren Wortschatz zu verbessern und auf dem Laufenden zu sein, saß mit diesem fernsehsüchtigen, Salzstangen knabbernden Schludri fest.

Diese Form verletzten Selbstwertgefühls ist das Thema von Richard Sennetts und Jonathan Cobbs Klassiker *The Hidden Injuries of Class* (Sennett/Cobb 1972). Der Status einer Gesellschaftsschicht, ein von Psychologen unterschätztes Thema, beeinflusst die Selbstdefinition von jedem. Karl, der wusste, dass seine Frau ihn als lebende Schande betrachtete, gab sich gelegentlich die größte Mühe, wie ein Banause zu erscheinen. Wenn an einem Abend mit Freunden das Thema auf die Nachrichten kam, zog Karl eine Flunsch und fragte, ob er den Fernseher anschalten könne. Eines Abends luden Freunde sie ein, einen Film anzusehen, der zufällig untertitelt war. Er beschwerte sich den ganzen Film hindurch, so dass niemand diesen genießen konnte. Wir sprachen darüber, bessere Möglichkeiten zu finden, für sich selbst einzutreten. Wir sprachen darüber, warum Daphne einen Ehemann brauchte, der gebildeter war als sie selbst. Warum hatte sie das College nicht abgeschlossen?

Daphne schob die Schuld auf ihre Eltern. Seit ihrer frühesten Kindheit hatten sie darauf bestanden, dass nur Jungs auf die Universität gehen sollten, denn Mädchen heirateten einfach nur und bekamen Kinder. Die Wut über diese Ungerechtigkeit brodelte leise in ihr weiter, während ihre Brüder ihre Studienabschlüsse machten und sie in einem Büro arbeitete. Als sie genug gespart hatte, um zwei Jahre auf die Abendschule zu gehen, zeigte niemand in der Familie Interesse. In ihrem Kopf hätte all das geradegebogen werden können, hätte sie einen intellektuellen Mann gefunden.

Diese Unterhaltung und Daphnes Traum darüber, etwas zu schreiben, das niemand verstehen konnte, nicht einmal sie, bewegten mich. Im Gegensatz zu meiner anfänglichen Überlegung, schien es etwas damit zu tun zu haben, sich einen Namen machen zu wollen, selbst wenn sie noch nicht wusste, worin. Sie hatte sich selbst oft als zu emotional bezeichnet, als »gefühlsversunken«. Manche würden sagen, sie träume in der Welt der Sprache und des Symbolischen von einer neuen Beziehung. Es hätte nicht überrascht, wenn sie mit einem Traum über Babys angekommen wäre. Daphne hatte vom Schreiben geträumt.

Der Traum und die folgenden Gespräche führten uns zur Frage der Ausbildung zurück. Die Familienplanung außer Acht gelassen, wollte sie irgendwann wieder zurück aufs College gehen? Nein, sagte Daphne, es habe ihr dort nie wirklich gefallen. Sie fuhr fort:

»Und das ist der Grund, warum ich die Lücke nicht mit Arbeit schließen kann. Ich meine, natürlich würde ich mein Leben sehr gerne mit einem wichtigen Job wie Ihrem ausfüllen. Wenn ich Ärztin oder Anwältin oder so etwas sein könnte, würde ich das sofort machen. Aber wenn es jemand nicht in einem Klassenzimmer aushält und sich weigert, niedere Arbeiten anzunehmen ... Na ja, das habe ich ja alles schon gesagt.«

Sie erwähnte, dass sie einmal auf eine Lernschwäche hin untersucht worden war. Das war es nicht. Mit 20 hätte sie sich dazu bringen können zu studieren. Dieser Moment war vorbei.

Daphne und Karl kamen freudestrahlend zu ihrer nächsten Sitzung. Sie hatten gute Neuigkeiten: Karl hatte einen »großen Traum« gehabt.

»Kein Kinderkram mehr«, sagte er.

Ich war im Haus meiner Eltern. Im ersten Stock ist eine Toilette. Ich habe Sex mit einem Mädchen von der Arbeit. Es ist Gail, die mit meinem Chef verheiratet ist. Ich habe Angst, dass jemand hereinkommt.

Er fügte hinzu, dass Gail und ihr Mann bald die Gegend verlassen würden. Ich bat ihn, mir alles zum Traum zu erzählen, was ihm einfiel. Er sagte, dass Gail eine hübsche Blondine sei, auf völlig andere Weise attraktiv als Daphne. Sein ganzes Leben habe er gewollt, dass schöne Frauen ihn verfolgen. Daphne, schön wie ein Filmstar, sei die einzige gewesen.

Er frage sich, ob er für den Rest seines Lebens nur mit dieser einen Person schlafen würde. Der Traum sei nur das, sagte er: die Vorstellung, mit jemand anderem zu schlafen. Er schloss an:

»Ich glaube nicht, dass es unpassend ist, das zu sagen. Daphne und ich, wir sind glücklich im Bett. Zumindest waren wir das. Ich bin sicher, sie sieht das genauso, oder?«

»Ich habe kein Problem damit, dass du das sagst«, antwortete sie. »Ich muss zugeben, auch ich denke darüber nach, wie es wäre ... Ich werde nicht losziehen und es ausprobieren. Aber man fragt sich das.«

Ich fragte ihn, welche Rolle die Toilette in seinem Traum spiele. Er sagte, das mache die ganze Sache geheimnisvoll und aufregend, aber auch frustrierend.

Warum die Frau des Chefs? Er wusste es nicht. Daphne auch nicht. Ein Chef und seine Frau konnten leicht für ein Elternpaar stehen, was es zu einem ödipalen Traum machen würde. Wie hatte Karl in seiner Familie Sexualität erlebt?

»Der Traum hätte überall spielen können«, sagte ich. »Aber im Traum sind Sie im Haus Ihrer Eltern. Warum das, Karl?«

Karl sagte, seine Eltern hätten ihm nie etwas über Sex erzählt. Sein Vater war groß gewachsen und Karl ein Spätzünder, so dass der Vater keine Gelegenheit ausließ, ihn als »Zwerg« zu bezeichnen. Damit, dachten wir, drückte er seine Eifersucht gegenüber Karl aus, der Liebling der Mutter zu sein.

Daphne sagte, sie sähe Karls Vater als den »kastrierenden« Typ Mann. Er schien zu wollen, dass sich sein Sohn wie ein Nichts fühlte.

»Manchmal«, meinte sie, »sagt Karl, ich würde mich wie sein Vater benehmen, ihn in Stücke reißen. Er hat auch recht, und ich habe wirklich ein schlechtes Gewissen deswegen.«

Das war etwas, an dem wir früher in der Therapie gearbeitet hatten, und es ist ein Bereich, in dem ich Lacans Ansätze hilfreich finde. »Kastration« ist ein sehr wichtiger lacanianischer Begriff – anders, als Daphne ihn verwendet hatte, aber auch verwandt. Als Lacan darauf verwies, wie wichtig es ist, dass sowohl Männer als auch Frauen unsere »Kastration« akzeptieren, bezog er sich auf die Tatsache, dass niemand von uns psychologisch oder sexuell »ganz« ist[4]. Psychotiker ausgenommen, die im Grunde glauben, Gott zu sein, sind wir alle tiefgreifend unvollständige Wesen – von unseren eigenen unbewussten Prozessen gespalten, die häufig die Oberhand zu haben scheinen. Wir sind sprechende Wesen, durch die Sprache gleichzeitig befähigt und verdammt, da wir nie genau ausdrücken können, was wir meinen. Nur diejenigen, die die Tatsache akzeptieren, dass wir in diesem Sinne »kastriert«

sind, haben die Fähigkeit zu lieben. Die Männer und Frauen, die für sich selbst so etwas wie phallische Vollständigkeit in Anspruch nehmen, haben keine Chance auf Intimität. Mit Lacan ausgedrückt: Daphne hatte Bedenken, dass Karls Vater – und sie selbst – sich so verhalten könnten, als ob Karl das einzige kastrierte Wesen sei, während sie selbst vollständig waren. Sie »rissen ihn in Stücke«, um ihre Überlegenheit zu beweisen. Das war etwas, was Daphne unterbinden wollte, ihm und sich selbst zuliebe.

Daphne fuhr fort und erzählte, dass ihre Eltern hinsichtlich Sex streng und geringschätzig waren. Ein uneheliches Kind hätte Schande über die Familie gebracht, also hatte ihre Mutter die Gefahren der Sexualität betont und nicht das Vergnügen dabei.

Daphne und Karl saßen eng beieinander, ihre Knie berührten sich. Die Luft knisterte vor Spannung. Ich brach das lange Schweigen und fragte, was sie dachten. Daphne sagte, sie hätten die Nacht zuvor im Bett gekuschelt und es mit einem Vorspiel versucht, und dass das sehr schön gewesen sei. Aber sie hätten nicht miteinander geschlafen, weil er Angst habe, sie würde schwanger werden. Sie, für ihren Teil, weigerte sich, irgendwie zu verhüten. Das war keine religiöse, sondern eine zweckmäßige Angelegenheit. Zusammen gaben sie mir einen Abriss ihrer Probleme mit der Pille, mit Pessaren, Diaphragmen, Schaum und Kondomen. »Bitte bedenken Sie«, wandte sich Daphne an mich, »dass ich ihm einmal eine Vasektomie angeboten habe, und er hat abgelehnt.«

Durch ihre geschwollene Formulierung klang es so, als hätte sie angeboten, ihn selbst zu sterilisieren. Karl könnte es so empfunden haben. Er hatte Angst, dass die Operation seiner Potenz schaden würde.

In der gleichen Sitzung freuten sie sich, berichten zu können, dass Rosie sich gut entwickelte. Sie war in den Kindergarten gegangen, und es hatte ihr gut gefallen. Sie fand Freunde, und wenn sie auf die Toilette musste, sagte sie es. Obwohl zu Hause gelegentlich noch Unfälle passierten, gab es keine im Kindergarten.

In der folgenden Woche hatte Daphne zwei Träume gehabt. Der erste:

Rosie pinkelte im Stehen, wie ein Junge.

Und der zweite:

Ich hatte ein schönes blaues Paillettenkleid an und wollte auf eine Party gehen oder vielleicht einen Kongress.

Ich bat sie um ihre Gedanken und Assoziationen. Im Stehen pinkeln?

»Das einzige, was mir einfällt, ist, dass uns die Sauberkeitserziehung so lange im Kopf herumgespukt ist. Der zweite Traum, keine Ahnung.«

Karl fragte, ob er ein paar Dinge hinzufügen könne.

»Für mich, wenn man die beiden Träume zusammennimmt, sind das wie zwei Hälften ihrer Seele. Sie ist immer noch hin und her gerissen. Sie hat Kinder im Kopf, das ist kein Geheimnis. Vielleicht denkt sie daran, dieses Mal einen Jungen zu bekommen. Vielleicht glaubt sie, ein Junge wäre einfacher. Und zweitens würde sie da draußen in der Welt auch gerne etwas Besonderes machen, draußen im Rampenlicht stehen.«

Ich sah Daphne an. Den Ausdruck in ihrem Gesicht werde ich nicht vergessen, solange ich lebe. Sie hatte die Handflächen auf ihre Wangen gedrückt und starrte ihn an. In ihrem Blick lagen eine zarte Neugier und hocherfreute, süße Überraschung. Sie hatte doch einen schlauen Mann geheiratet!

Daphne konnte vor Lachen und Weinen kaum sprechen.

»Ich kann kaum glauben, dass er das war! Das war so intellektuell. Und er ist gut! Ich meine, was er sagt, klingt richtig. Ich habe gerade neulich zu meiner Schwester gesagt: ›Karl kann das gleiche, was Deborah kann!‹«

Karl kann das gleiche, was Deborah kann. Nun ging mir ein Licht auf.

»Es stimmt, Karl, oder?« Ich sagte das, weil ich nicht auf dem Tisch tanzen konnte.

»Was! Habt ihr zwo wirklich geglaubt, ich könnte dieses Zeug net lernen?«, entgegnete er. »Ich mag es. Es ist sehr interessant.«

»Ich dachte, du würdest es für albern halten«, sagte sie.

»Nein, ich glaube, *du* bist albern«, gab er trocken zurück. »Träume sind eine sehr ernste Sache. Träume sind in Ordnung.«

»Was, wenn er Sie aus dem Geschäft drängt, Deborah? Ich meine, ich mache nur Spaß.«

Sie hielten Händchen und sahen sich an; sie schienen persönliche Anspielungen zu machen.

Ich war begeistert, dass ich nicht für Daphne den Zauber aufrechterhalten musste. Karl zeigte sich dem gewachsen.

Daphne kehrte zum Traum zurück. Sie hätte ihn nie entschlüsselt, sagte sie. Sie dachte weiter darüber nach: »Warum pinkelt meine Tochter wie ein Junge?« Nur ungern gab sie es zu, aber sie hätte gerne einen Sohn. »Es wird erwartet, dass man ein gesundes Baby möchte – egal, ob Junge oder Mädchen – und dass man Gott dafür dankt.« Aber in ihrem Herzen war es nicht so einfach.

»Wenn ich einen Jungen hätte, wäre das der erste in der Familie.« Darauf war ich nicht gekommen. Melina hatte eine Tochter, und ihre Brüder hatten auch Töchter. Daphne wollte noch eine Chance, diesen Wettbewerb zu gewinnen. Der Nachbarin die Babykleider zu geben, hatte ihr signalisiert, dass sie aus dem Rennen ausstieg. Und warum sei es so wichtig, einen Jungen in der Familie zu haben?

»Weil Jungen bestimmte Vorteile haben«, sagte sie. »Egal, was die Leute sagen, es ist und bleibt eine Männerwelt.« Karl mischte sich ein: »Nein, wir versuchen, das zu ändern, oder? Rosie kann Ärztin werden oder Anwältin oder Klempner oder Rockstar oder was immer sie will, nicht wahr? Vielleicht auch Wrestler.«

Daphne nickte.

Das ist jedoch für viele Eltern ein schwieriges Thema, denn irrationale Gedanken spielen hier eine Rolle. Spricht man sie aus, können sie hart oder veraltet klingen. Ich erinnerte mich an die Privilegien, die Daphnes Brüder genossen hatten. Sie hießen »James« und »Peter«, aber sie nannte sie »Zeus« und »Apollo«.

»Ja, sie wurden wie Götter behandelt. Sie mussten überhaupt nichts tun; sie wurden einfach bewundert. Ich musste mich immer als loyale Tochter beweisen. Die Jungs durften die Schule abbrechen, Zigaretten rauchen, Sex haben, auf die Universität gehen. Melina und ich machten die Hausarbeit und hatten Ausgehverbot. Als wir älter waren, mussten wir bei allen gesundheitlichen Problemen helfen, die unsere Eltern hatten. Sie vermieden es sogar, sich zu beschweren, wenn meine Brüder in der Nähe waren, um sie nicht zu beunruhigen. Und ihre Frauen machen das heute genauso.«

Irgendwo, nicht weit unter der Oberfläche, schwelte der Wunsch, den privilegierten Menschen hervorzubringen, der sie selbst nicht sein konnte.

Was empfand Karl dabei, einen Sohn zu haben?

»Ich war erleichtert zu erfahren, dass Rosie ein Mädchen ist. Beim Ultraschall sagte ich: ›Gott sei Dank!‹ Ich glaube einfach, dass Mädchen besser sind, weniger hinterhältig.«

Daphne kam plötzlich der Gedanke, dass Karls Erklärung nicht des Pudels Kern traf. Wahrscheinlich habe er wegen seines Verhältnisses zu seinem eigenen Vater Angst davor, einen Sohn zu haben. Karl sagte, wenn er einen Jungen hätte, würde er ihn »genau anders herum« behandeln, wie er behandelt worden sei. Aber er hätte immer Angst, sich schließlich wie sein alter Herr zu verhalten.

Sie waren so vertieft in die Diskussion, dass ich sie an diesem Abend kaum aus dem Büro herausbekam. Ich hörte, wie sie im Empfangsbereich sehr angeregt darüber sprachen, und fand sie eine Woche später an gleicher Stelle vor, als hätten sie die gesamte Woche im tief greifenden, befriedigenden Gedankenaustausch zugebracht.

Daphne und Karl kamen gut voran, vielleicht war ein Rückschritt da unvermeidbar. Kurz vor Weihnachten kamen sie aufgewühlt in meine Praxis. Karl hatte für sie eine Goldkette gekauft – von einem dubiosen Straßenhändler. Sie weinte. Es sei »heiße Ware«, behauptete sie. Es gehöre einer anderen Person, der es gestohlen worden sei.

Karl entgegnete, dass dem eben nicht so sei. Der Kerl verhökere sein eigenes Zeug, weil er knapp bei Kasse sei.

Trotzdem war Karl beschämt. Daphne nannte sein Handeln betrügerisch, also glücksspielerisch, und es sei damit etwas, das in seiner GA-Gruppe besprochen werden sollte.

Er beteuerte, er wolle nur, dass sie etwas Aufsehenerregendes besitze, und er fühle sich unzulänglich, weil er nicht in der Lage sei, viel Geld für sie auszugeben. Vielleicht, sagte ich, sei er wegen ihrer jahrelangen Herabsetzungen wütend auf sie. Denn bei dieser Art Geschenk schien Wut oder Verachtung mitzuschwingen.

Karl betrachtete es als falsch, aber nicht als Glücksspiel, und er wollte die GA hierbei außen vor lassen. Sein verstorbener Vater war Mechaniker, der damit prahlte, wie viele Reinigungsutensilien er von der Arbeit gestohlen hatte. Karl glaubte, dass sein Vater als Einwanderer das Gefühl gehabt hätte, das Recht dazu zu haben. Karl senior arbeitete so hart und hatte das Gefühl, so viel von sich selbst zu geben, dass er alles verdiente, was er in die Finger bekommen konnte. Diese kostenlosen Packungen mit Papiertaschentüchern oder Seife waren sein ein und alles.

Ich fragte Karl, ob er eine Vorstellung habe, warum er das tun würde – gerade zu diesem Zeitpunkt seinem Vater eine Art »loyales Okay« zu geben.

Karl sagte, er wisse es nicht, außer, dass er um Weihnachten herum immer an seinen Vater denke. Er ginge dann gern auf den Friedhof, aber dieses Jahr habe er zu Hause so viel zu tun gehabt. Er habe Daphne nicht fragen wollen, ob sie mit ihm käme.

»Ich wäre mit dir gegangen! Geht es darum? Ich möchte wissen, was du mit dieser Kette vorhast. Kannst du sie dem Typen zurückgeben?«

»Machst du Witze?«

»Sehen Sie, sie war gestohlen!«

Karl schlug vor, die Kette einem Second-Hand-Laden zu spenden, dessen Erlöse AIDS-Kranken zugutekommen. Daphne sagte, diese Idee sei das schönste Geschenk, das er ihr je gemacht habe. Sie vereinbarten, während der Feiertage die Gräber aller drei Eltern zu besuchen.

Es war ihr erstes schönes Weihnachtsfest seit Längerem. Die Dinge liefen so gut, dass Karl die Frage des Sex wieder aufbrachte, seinen Wunsch nach Verhütung und sogar das Thema Sterilisation. Daphne schäumte vor Wut.

»Ja, auch ich vermisse den Sex. Glaub mir!«, sagte sie in unserer ersten Sitzung im neuen Jahr. »Aber ich werde nicht verhüten. Hört genau hin, ihr beiden! Ich habe nie ein aufregendes, wagemutiges Leben gelebt, okay? Für mich ist es aufregend, ins Bett zu gehen und nicht zu wissen, was passiert. Vielleicht hat er genug Aufregung in seinem Leben gehabt. Ich nicht. Ich bin immer noch besessen, und ich will besessen sein, und ich werde in dieser Sache niemals nachgeben!«

Karl wartete nicht auf meine Aufforderung. Er war kurz davor zu weinen, aber das hinderte ihn nicht. Seine dünnen Lippen zitterten bei jedem Wort: »Seit Monaten kommen wir jetzt hierher und sagen, dass alles besser ist. Es ist besser, aber was machen wir in dieser Sache? Als ich gespielt habe, ging mir alles am Arsch vorbei. Ich hatte das Gefühl, keine Zukunft zu haben. Heute ist mir nichts mehr egal. Ich kann nicht ehrlich sagen, dass ich ein weiteres Kind großziehen möchte, also werde ich kein russisches Roulette spielen.«

Sie nahmen den ursprünglichen, immer noch schmerzhaften Kampf wieder auf, doch sie redeten auch klarer und umfassender. Es war eine unangenehme Sackgasse, doch mir fiel auf, dass diese Sackgasse auch durch die Einflüsse von Verbesserungen entstanden war. Daphne hatte ihr Leben übermäßig kontrolliert gelebt. Die Vorsicht in den Wind zu schießen könnte lehrreich sein. Karl jedoch tendierte in die entgegengesetzte Richtung. Beide bewegten sich in Richtung »Gesundheit«, aber jeder auf einem Weg, den der andere scheinbar nicht gehen konnte.

Karl bemerkte: »Ich hatte sagen wollen, dass wir wieder ganz am Anfang stehen. Aber das kann nicht sein. Weil wir mehr reden. Wir sind jetzt eher traurig als sauer.«

Ich erinnerte sie daran, dass Veränderungen nicht geradlinig vonstatten gehen und dass sie dieses Thema vielleicht noch einige Male würden durchlaufen müssen.

Bei der nächsten Sitzung waren ihre Gedanken bei der Planung ihrer Reise nach Florida im März. Daphne war nervös, nicht wegen des Flugs oder wegen Rosie, die bei ihrer Tante Melina bleiben würde, sondern wegen ihrer eigenen Gefühle – weil sie allein wegflog, ohne Rosie.

Karl beschrieb ein ähnliches Gefühl. Er erzählte, dass, wenn sie beide für zwei Stunden im Einkaufszentrum seien und die Kleine bei einem Babysitter ließen, Rosie sie begrüßen würde, als wären sie einen ganzen Monat weg gewesen. »Wenn ich da unten bin, werde ich wissen, dass sie nach uns fragt, und ich habe Angst, dass *mich* das verrückt macht. Vier Tage sind eine lange Zeit.«

Wir verbrachten die Sitzung damit, diese gemeinsamen Befürchtungen zu ergründen. Da gab es ein schreckliches Verlustgefühl, als ob etwas entglitt, das nie zurückkommen könnte. Daphne lächelte, als sie an einen ihrer Träume zurückdachte. Er war ein bisschen albern, aber sie glaubte, seine Bedeutung zu kennen, ohne mit Karl oder mir darüber gesprochen zu haben.

Ich träumte, dass mein Vater Kartoffelbrei macht. Dann tat er, was meine Tochter früher aus Spaß machte – die Schüssel über seinem Kopf umdrehen und ausleeren.

Für Daphne war die Bedeutung klar. Der Traum ersetzte ein Baby durch einen Vater. Wenn sie ein weiteres Kind hätte, besonders einen Jungen, würde ihn das ersetzen.

»Neues Leben in die Welt zu setzen gleicht soviel Schlechtes, soviel Schmerzvolles aus. Plötzlich ist jemand völlig von dir abhängig. Jeder um dich herum wird alt und büßt seine Fähigkeiten ein, und du bringst dieses Wesen auf die Welt, das jeden Tag einfach nur schöner und fähiger wird. Du fühlst dich gottähnlich. Es ist, als ob man dem Tod ein Schnippchen schlägt.«

Karl schüttelte den Kopf, voller Bewunderung für ihre aufgeblasene Eloquenz.

Daphne sprach weiter. Sie habe es immer gehasst, wenn ihre Mutter weggegangen war. Sie begann zu weinen, und ich erinnerte mich daran, dass sie mir vor Jahren von einigen Trennungen von ihrer Mutter erzählt hatte. Dabei ging es nicht um Urlaub. Ihre Mutter war während ihrer ganzen Kindheit krank gewesen und hatte sich mehreren Operationen unterzogen, darunter einer Gebärmutterentfernung im Alter von 36 Jahren. Daphne wachte oft morgens auf und fragte nach ihrer Mutter, um von ihrem Vater gesagt zu bekommen, sie solle »leise sein«. Er sagte: »Sie wird operiert, sie kann dich nicht hören.«

Er konnte die Kinder nicht trösten, befanden wir, denn ihre Abwesenheiten waren für ihn selbst schwierig. Er war mit allem von ihr abhängig und hatte vermutlich große Angst, sie könne sterben.

Auch Karl hatte die Abwesenheit seiner Mutter früh zu spüren bekommen. Es gab Phasen, in denen sein Vater »körperlich ausfallend« wurde und anfing, sie herumzuschubsen oder zu schlagen. Einige Male zog sie es vor, das Haus zu verlassen und die Nacht bei Verwandten zu verbringen. Niemand erklärte Karl diese Abwesenheiten. Er konnte seine Angst davor oder seine Wut darüber, mit »dem Ungeheuer« zurückgelassen zu sein, nicht ausdrücken. Wie Daphne hatte er sich gefragt, ob er für immer zurückgelassen worden war.

Die Erinnerungen, die im Raum standen, machten es mir leicht, ihre Angst zu begreifen, Rosie während eines verlängerten Wochenendes zu Hause zu lassen. In der Annahme, sie würde sich fühlen, wie sie sich damals gefühlt hatten, projizierten sie ihre Ängste auf Rosie[5]. Meine Erklärung brachte den beiden Erleichterung. Kinder erkennen häufig den Unterschied zwischen einer Situation, in der die Eltern verreisen, und einer, in der sie wegen Krankheit oder häuslicher Gewalt weggehen.

»Es macht Sinn, was Sie sagen«, meinte Karl. »Wir müssen nach außen völlig anders wirken. Rosie weiß, dass alles in Ordnung ist.«

Als sie die Sitzung verließen, lachten sie darüber, dass sie die Reiserücktrittsversicherung nun doch nicht gebraucht hätten. Daphne hatte ihren Arzt um etwas Valium gebeten und hatte jetzt das Gefühl, sie würde es nicht nehmen. Obwohl Alkoholgegnerin, sagte sie, sie werde jedoch vielleicht im Flugzeug einen Drink nehmen müssen.

»Das wäre nicht das erste Mal«, sagte ich und wünschte ihnen einen schönen Urlaub.

Am Tag nach ihrer Rückkehr kamen Karl und Daphne sonnengebräunt und entspannt in meine Praxis und sagten, sie hätten jede Minute ihres gemeinsamen Urlaubs genossen, und dass es Rosie gut gehe. Zur Überraschung aller brauchte sie jetzt überhaupt keine Windeln mehr. Anstatt während ihrer Abwesenheit Rückschritte zu machen, war sie bemüht, jedem zu zeigen, was für ein großes Mädchen sie jetzt war.

Karl fragte: »Willst du Deborah net die andere Sache erzählen?«

»Welche andere Sache?«

»Du weißt schon, dass wir miteinander schlafen.«

Woraufhin sie brüllten vor Lachen. Ja, sie hatten in Miami Beach ihr Sexualleben wieder aufgenommen. Sie und Karl hatten sich darauf geeinigt, Kondome zu benutzen, in dem Bewusstsein, Risiken einzugehen.

»Ich möchte nicht für den Rest meines Lebens im Zölibat leben«, sagte er. »Und wenn wir noch ein Kind bekommen, dann ist es halt so. Wir schaffen das, denke ich.«

Daphne sah ihn liebevoll an und nahm seine Hand. Ich fragte sie nach ihren Gedanken und sie sagte, sie habe bemerkt, wie ihr Wunsch nach einem zweiten Kind geringer geworden sei, während sie weg waren. Als ich sie bat, das zu erklären, entgegnete sie schnell, dass sie nicht bereit sei, diesen Teil ihres Lebens aufzugeben. Aber sie habe nicht länger den Drang, loszupreschen und sofort schwanger zu werden. Sie sei dankbar, dass sie glücklich seien, und wolle dieses Glück nicht gefährden. Und trotz seiner Fehler gebe es so viel an Karl, was ihr gefalle.

»Er ist treu. Er ist die Art Mann, die vier Tage an einem Strand umgeben von 20-jährigen Bikiniträgerinnen verbringt und dir trotzdem das Gefühl gibt, dass *du* die einzige bist, für die er Augen hat. Er sah toll aus mit seinen dicken Muskeln, wenn er ins Meer ging. Ich ertappte ihn dabei, wie er mich ansah, und allein das brachte mich in Stimmung … Und eins muss ich noch sagen, weil meine Familie so lächerlich mit Sex umgegangen ist und ich mir als junge Frau so verklemmt vorgekommen bin, wissen Sie. Ich hatte erwartet, dass Sex eine Last sein würde, eine eheliche Pflicht. Aber Karl … hat Sex für mich zu etwas Wunderbarem gemacht.«

In der Erwartung, dass er das Kompliment abwiegeln oder ihr vielleicht danken würde, sah ich ihn an. Er ließ die Arme sinken, blickte zu Boden und sagte leise:

»Das hat sie auch. Sie hat Sex auch für mich zu etwas Wunderbarem gemacht.«

Karl eröffnete die nächste Sitzung mit einer Wiederaufnahme der Aufgabenschlacht. Er erledigte mehr Dinge im Haushalt, als die meisten Männer, und trotzdem wusste sie das nicht zu schätzen. Sie kritisierte, überwachte, analysierte alles, was er saubermachte oder kochte. Daphne stritt das nicht ab. Sie wandte sich zu ihm und versuchte zu erklären, dass er, obwohl er viele der eigentlichen Tätigkeiten erledigte, nicht die eigentliche »Planung« übernahm. Sie war es, die ihre Reise schlussendlich organisiert hatte: ihre Koffer und die Sachen für Rosie packen, die Flüge bestätigen, jemanden organisieren, der sich um den Hund kümmert.

Ich habe viele andere Frauen und Mütter genau das Gleiche sagen hören.

Die notwendige geistige Energie, um den Haushalt und für alle dazugehörigen Mitglieder vorauszuplanen, ist bedrückend. Daphne nannte einige Beispiele, als sie sich zurückgenommen hatte – und wichtige Dinge dann unerledigt blieben.

Sie widmeten diesem Thema drei Sitzungen. Dieses Mal hörten sie sich gegenseitig wirklich zu, scherzten mehr und beschuldigten weniger. Die Lösung, die sie am Ende der dritten Sitzung gefunden hatten, schien fair und praktikabel. Gegen Ende dieser Sitzung führte ihr zufriedenes Lächeln zu einem langen Schweigen. Es dauerte vielleicht zehn Minuten – eine Ewigkeit in einer Therapie. Ich zögerte zu sprechen, denn die Stille fühlte sich selbst gewählt und angenehm an. Einige Therapeuten glauben, dass es das erklärte Ziel dieser Art Arbeit ist, die Fähigkeit einer Familie oder eines Paares zum Reflektieren, zum »Tagträumen« zu verbessern. Das war eine bedeutungsschwangere Pause, dachte ich. Und ich folgte meinen eigenen Gedankengängen …

Während ich dasaß, wurde mir klar, was passieren würde: Sie würden ein weiteres Kind bekommen. Sie hatten die Therapie dazu genutzt, einen psychologischen Raum für ein neues Baby zu schaffen. Sie wünschte sich inständig einen Sohn, um nicht das zu verlieren, was Karl ihr nicht geben konnte. Er hatte panische Angst vor einem Sohn – davor, ein Kind zu haben, das ihn wie seinen Vater machen und ihn somit zerstören würde. Sie schliefen wieder miteinander, und angesichts ihrer Ansichten zu Kondomen würden sie bald auf sie verzichten oder nachlässig mit ihnen umgehen. Das erste Mal hatten sie einige Jahre versucht, ein Kind zu bekommen, aber nachdem ihr eine Zyste entfernt worden war, war Daphne sofort schwanger geworden. In Anbetracht ihres familiären Hintergrunds war sie zuversichtlich, mit 40 noch fruchtbar genug zu sein.

Ein Baby könnte sich glücklich schätzen, in diese Familie geboren zu werden, in der die Menschen sich gegenseitig zuhören und miteinander reden konnten, in der man sich um entferntere Familienmitglieder kümmerte, in der die Menschen sich gegenseitig zum Lachen brachten und die Träume der anderen deuteten.

Da unsere Zeit fast um war, brach ich das Schweigen und fragte, ob einer von beiden etwas sagen wolle. Daphne sagte ruhig, ohne hochzuschauen:

»Am 10. Mai fange ich an zu arbeiten.«

Diese Neuigkeit kam völlig überraschend. Daphne hatte einfach eine Teilzeitstelle als Empfangsdame in einem Büro gefunden. Sie schien zufrieden zu sein. Sie beeilte sich zu betonen, dass dies nicht bedeute, sie würde kein weiteres Kind bekommen. Es lag ihr nur derzeit nicht auf dem Herzen.

So viel zu meiner beruflichen Intuition! Manchmal ist eine bedeutungsschwangere Pause nur eine bedeutungsschwangere Pause.

Ich fragte, ob sie wisse, warum sie nicht mehr »besessen« sei.

»Das kann ich absolut nicht sagen«, antwortete sie. »Aber es geht mir viel besser. Ich habe dieses Gefühl gehasst. Es war, als ob ich durchdrehen würde.«

Es war Ende April, als wir uns verabschiedeten. Daphne bemerkte: »Es fühlt sich dieses Mal so anders an, Ihnen Auf Wiedersehen zu sagen. Letztes Mal war ich furchtbar traurig – dass ich Sie schrecklich vermissen würde. Aber das fühlt sich natürlich an. Ich weiß nicht. Ich vermute, wenn wir wieder Probleme bekommen, könnten wir immer zurückkommen, oder? Es sei denn, Sie ziehen um. Aber selbst wenn Sie umziehen, denke ich, wir könnten auch zu Ihnen hinüberdüsen, wo immer Sie auch sind ...«

Ihre Gedanken waren bewegend; sowohl die, bereit zu sein, mich zurückzulassen, als auch die, sich stark genug zu fühlen, mich falls nötig zu finden – sogar für eine Sitzung »herüberzudüsen«.

Karl standen die Tränen in den Augen, als er mir dankte.

»Es hört sich doof an zu sagen: ›Danke, dass Sie meine Ehe gerettet haben.‹«

Es klang wunderbar.

Wir gaben uns die Hand. Sie versprachen, mir im Herbst zu schreiben.

Vier Monate später rief Daphne wegen eines Versicherungsformulars an. Sie wollte mir unbedingt erzählen, dass sie ihre erste Stelle wegen einer anderen, besseren aufgegeben habe. Sie war jetzt Empfangssekretärin in einer großen Kanzlei. Die Partner waren mit ihrer Arbeit so zufrieden, dass sie ihr anboten, sie zur Rechtsanwaltsgehilfin auszubilden. Karl klinkte sich über den Nebenanschluss ein:

»Deborah, das ist der absolut perfekte Job für sie. Hören Sie sich das mal an: Sie lernt all diesen rechtlichen Kram und baut ihr Selbstvertrauen auf. Sie ist auch netter zu Rosie.«

Hatte auch er etwas davon?

»Es ist, als ob man diese Fernsehserie *L.A. Law* sieht, wenn man sie über ihre Arbeit reden hört. Und die zusätzliche Kohle gefällt mir auch.«

Ich musste einfach fragen, ob sie immer noch über ein zweites Kind nachdachten. Daphne antwortete zuerst:

»Definitiv nein. Ich kann mich nicht einmal mehr daran erinnern, warum ich das wollte.«

Mich interessierte sehr, wie sie selbst die Umkehr ihres Wunsches sah.

Noch vor nicht allzu langer Zeit hatte sie auf ihrem Recht bestanden, »besessen« zu sein.

»Was hat Ihre Meinung geändert, Daphne? Wissen Sie das?«

»Es ist Karl«, sagte sie. »Er ist jetzt mein Freund. Ich bin nicht mehr einsam.«

Sie erzählten mir, dass sie sich noch immer über ihre Träume austauschten; etwas, das viele Paare über die Therapie hinaus machen. Sie erwähnten, dass Karl bei einem Gewichtheberwettkampf in seinem Fitnessstudio gut abgeschnitten hatte.

Das Training und der Fernseher waren immer noch seine einzigen Hobbys, was Daphne weiterhin enttäuschte. Er konnte sich für das, was sie unter Kultur verstand, einfach nicht interessieren.

Die Therapie hatte das Streiten nicht zu den Akten gelegt. Sie zankten sich immer noch über die gleichen Dinge, sagten sie, und das genauso leidenschaftlich.

Eine Stachelschweinliebe wie die ihre ist wenigstens nie eintönig!

Ich stellte mir vor, wie die Loebs immer sowohl weich als auch stachelig sein würden. Sie liebten einander, aber nicht so, wie »verwandte Seelen« das tun. Sie liebte es, die Nachrichten aus aller Welt zu diskutieren; ihm genügte die Welt seiner Familie. Sie sehnte sich nach einer Europareise, er nach mehr Zeit im eigenen Nest. Sie passten nicht zusammen und waren damit zufrieden.

Geteiltes Bett, getrennte Träume.

2 Weihnachten im Juli

Es war Judith Kaplans Kinderarzt, der sich wegen ihr mit mir in Verbindung setzte.

»Ein medizinisches Phänomen« nannte er seine elfjährige Patientin, die er als *superlabile Diabetikerin* einordnete[1].

Das Wort »labil« leitet sich vom lateinischen *labi* her und bedeutet: »zum (Ent-)gleiten neigen«. Der Blutzuckerspiegel (super-)labiler Diabetiker steigt oder fällt unerklärlicherweise bedrohlich. Noch schlimmer: Ein Patient, dessen Bluttest zeigt, dass er 30 Einheiten Insulin braucht, kann die zehnfache Menge injizieren, ohne dass sich der Blutzuckerspiegel ändert.

Die meisten Ärzte glauben heute, dass der Schlüssel zur Diabeteskontrolle der Umgang mit Stress ist. Stress – eine Art medizinisches Codewort für alles Psychologische – kann die natürliche Chemie im Körper zu einem erstaunlichen Grad beeinflussen. Das Problem ist, dass die Ursachen von Stress besonders bei Kindern häufig viel weniger offensichtlich sind, als seine gefährlichen Auswirkungen.

Judith war ein typisches Beispiel. Ihrem Arzt zufolge war sie das älteste Kind und das einzige Mädchen in einer »ausgeglichenen, liebevollen, wirklich großartigen sechsköpfigen Familie«. Mit acht Jahren wurde bei ihr Typ-1-Diabetes mellitus diagnostiziert, und zunächst kam sie mit ihrer Krankheit bemerkenswert gut zurecht. Im Gegensatz zu anderen Kindern beklagte sich Judith nie, nicht einmal zu Beginn. Dr. Shapiro beschrieb, wie er beobachtete, dass die damals achtjährige Judith ihrer Mutter die Diätanweisungen aus der Hand nahm, um sie selbst lesen zu können. In den ersten zwei Jahren hatte Frau Kaplan ihr die Insulinspritzen verabreicht, mit zehn übernahm Judith dies dann selbst. Die Zuckerkrankheit war eine vollkommen private Angelegenheit geworden. Weit davon entfernt, die Rolle des benachteiligten Kindes zu spielen, wurde Judith zu Hause die rechte Hand ihrer Mutter und in der Schule die Helferin aller Lehrer.

Sechs Monate, bevor ihr Arzt mich anrief, war etwas völlig schiefgegangen, und niemand wusste, warum. Es fing eines Abends an, als Frau Kaplan Judith bat, ihren dreijährigen Bruder fertig zu baden. Sie weigerte sich, weil sie sich krank fühlte. Judith testete ihr Blut und stellte fest, dass sie Insulin brauchte. Eine Stunde später war ihr Blutzuckerspiegel jedoch nicht gesunken, also spritzte sie sich mehr. Als sogar das zusätzliche Insulin zu keiner Verbesserung führte, brachten ihre fast panischen Eltern Judith in die Notaufnahme.

Judith erhielt einen intravenösen Zugang, um Flüssigkeit und Insulin zuzuführen, und ihr Zustand stabilisierte sich. Als die Ärzte sie über ihre Diät befragten, gab sie zu, bei Freunden mehr als sonst gegessen und vergessen zu haben, sich zu testen. Mit einer Lektion über ungesunde Lebensmittel wurde sie nach Hause geschickt.

Eine Routineuntersuchung sechs Monate später beunruhigte Dr. Shapiro. Judith hatte keine weitere Krise gehabt, aber ihre Werte stellten sich nun als gefährlich unberechenbar dar. Sie schien auch deprimiert zu sein. Er fragte, ob sie zu Hause oder in der Schule Probleme habe. *Nein.* Er sagte ihr, dass auf Kinder ihres Alters neue Belastungen zukämen, die die Kontrolle des Zuckers aus der Bahn werfen könnten. Stritt sie sich mit ihren Eltern? War sie in einen Jungen verknallt? Hatte sie Angst vor der Regelblutung?

Judith schüttelte den Kopf: Nichts davon traf auf sie zu. Sie gab zu, sich »viele Gedanken zu machen«, lehnte es aber ab, genauer darauf einzugehen. Sie beharrte darauf, dass sie ihre Blutwerte wieder in den »Idealzustand« bringen könne, wenn sie sich mehr bemühte.

Später in diesem Frühjahr musste sie wieder in die Notaufnahme. Die Ärzte waren von ihrem Blutzucker derart geschockt, dass sie überprüften, ob das Insulin, das sie benutzte, noch gut war. Ihre verwirrten Eltern waren krank vor Sorge. Zu diesem Zeitpunkt erzählte Dr. Shapiro ihnen von unserer Klinik, die auf die Psychologie stressempfindlicher Krankheiten wie Asthma, Epilepsie und Diabetes spezialisiert war. Damals war ich seit vier Jahren dort tätig und hatte eine ganze Reihe zuckerkranker Kinder behandelt. Bei den meisten waren die Stressfaktoren – Armut, Kindesmisshandlung, Abwesenheit der Familie – unmittelbar ersichtlich. Judith war ein rätselhafterer Fall. Obwohl ihre Eltern sich vor dem scheuten, was sie »psychiatrische Einmischung« nannten, waren sie in diesem Moment bereit, alles zu versuchen.

Dr. Shapiro vertraute mir an: »Ich kenne dieses Kind schon sein ganzes Leben lang. Sie neigt dazu, fleißig und ernst zu sein, aber nicht so. Es könnte die Krankheit sein, die die Depression auslöst, aber das glaube ich nicht. Sie hat Alpträume, will mit mir aber nicht darüber sprechen. Ich vermute, sie würde sich einer Frau gegenüber mehr öffnen. Ich habe der Familie gesagt, dass ich jemanden kenne, die perfekt für sie wäre, und dass sie, wenn nötig, Judith in der Schule entschuldigen sollten, um zu Ihnen zu gehen.«

Der nächste Anruf kam von Frau Kaplan. Ich bot an, sie am Abend oder am nächsten Tag um die Mittagszeit zu treffen. Ich bat darum, dass zumindest zur ersten Sitzung nicht nur Judith und ihre beiden Eltern, sondern auch ihre Geschwister kämen. Das war das grundsätzliche Verfahren in unserer Klinik, und der Grund war einfach. Seit den 70er Jahren hatte die Erforschung psychosomatischer Erkrankungen bei Kindern die Familie als potenzielle Stressquelle und auch als hervorragenden Ansatzpunkt therapeutischer Intervention erkannt (vgl. Minuchin/Rosman/Baker 1978).

Frau Kaplan räusperte sich auf meine Aufforderung hin, mit der gesamten Familie zu kommen, mehrmals. Sie würde die anderen Kinder gerne mitbringen, wenn ich darauf bestünde, glaube aber, dass ihr sehr beschäftigter Ehemann entschuldigt werden solle. Ich hatte diesen Einwand – dass die Väter für die Therapie zu beschäftig sind – in meiner beruflichen Laufbahn bereits so oft gehört, dass ich über diesen Punkt nicht diskutierte. Ich sagte einfach, dass Herr Kaplan kommen müsse. Seine Frau versprach, ihr Bestes zu tun, und nahm den Termin am nächsten Tag an: Freitagmittag.

Punkt zwölf Uhr rief Pauline, die Sprechstundenhilfe, in meinem Büro an.

»Rabbi Kaplan mit Familie ist für Sie da, Dr. Luepnitz.«

Niemand hatte mir etwas von einem Rabbi gesagt.

Eine Beratung, die mir noch Sekunden zuvor eher wie Routine vorgekommen war, ließ mich auf einmal nervös werden. Das letzte Mal, als ich das Kind eines Rabbiners behandelt hatte, hatte ich einen fürchterlichen Fauxpas begangen. Nachdem ich in das Wartezimmer gegangen war und der Patientin und der Mutter die Hand gegeben hatte, hielt ich meine Hand dem Vater hin, der seinen Zeigefinger ausstreckte und wegsah. Bis heute kann ich mich an die irritierende Wirkung dieser Geste erinnern. Ich hatte keine Ahnung, was sie bedeutete oder wie ich nach ihrer Bedeutung fragen sollte. Als wir in mein Büro gingen, lief der Rabbi hinter mir und flüsterte sanft: »Nur, damit Sie es wissen: Orthodoxe Männer geben Frauen nicht die Hand.«

Das hatte ich nicht gewusst. Das Ergebnis der Therapie war gut: Das Kind wurde gesund, und die Eltern waren mit unserer gemeinsamen Arbeit zufrieden. Trotzdem waren unsere ersten Sitzungen unbehaglich gewesen, und ich war sehr bemüht, es bei der Familie, die jetzt im Wartezimmer saß, besser zu machen.

Ich ging hinaus und gab Frau Kaplan die Hand, einer kleinen Frau mit dunklen Ringen unter den grauen Augen. Sie strich Judith zärtlich über das Haar. Ich gab Judith die Hand, dünn und blass mit schönen rotgoldenen Zöpfen, die aufgingen. Sie hatte ihren 3-jährigen Bruder Sam auf dem Schoß. Judith trug das medizinische Notfallarmband, das alle zuckerkranken Kinder haben, doch es sah aus, als würde ihr Handgelenk zweimal hineinpassen. Auch ihre Brille schien von ihrer winzigen Nase herunterzurutschen. Das Wort, das mir durch den Kopf ging, war »hutzelig«; eine seltsame Bezeichnung für ein Kind.

Ich ging einige Schritte auf Rabbi Kaplan zu, ohne die Hand auszustrecken, aber neigte ihm meinen Oberkörper zu; eine Geste, die einer Mischung aus buddhistischer Verbeugung und leichtem epileptischen Anfall ähnelte. Rabbi Kaplan, ein kleiner, dynamischer Mann mit hellblauen Augen, stand auf, streckte mir seine Hand entgegen und sagte ein paar Worte auf Hebräisch.

»Entschuldigen Sie, Rabbi?«

Er sah mich an und blinzelte zwei Mal.

»Es freut mich, dass sie kurzfristig kommen konnten«, entgegnete ich.

»Die älteren Jungs sind nicht da«, bemerkte er. »Sie sind in der Schule.«

Ich senkte meinen Blick, als wir in mein Büro gingen, und bemerkte, dass Frau Kaplan mit dem rechten Bein stark hinkte. Nachdem wir uns gesetzt hatten, sagte Judith, sie müsse auf die Toilette, und entschuldigte sich. Ihr Vater, der auf die Osterdekoration schielte, die Patienten für meinen Schreibtisch gemacht hatten, wählte diesen Moment um zu sagen:

»Ich habe den Eindruck, dass Sie keine Jüdin sind.«

Und wieder ein Déjà-vu. Das letzte Mal, dass ein Rabbi diese Worte zu mir in einer Sitzung sagte, platzte mir etwas heraus wie: »Es tut mir leid, aber ich bin eigentlich katholisch.« Das würde ich kaum noch überbieten können.

»Rabbi, sie scheinen eine jüdische Therapeutin erwartet zu haben.«

Er nickte. Ich teilte den Kaplans mit, dass es bei unseren vielen unterschiedlichen Mitarbeitern sicher möglich sei, sie mit einem anderen Therapeuten zusammenzubringen, wenn sie dies wünschten. Sie sahen sich an, sagten etwas auf Jiddisch, und wieder war es Rabbi Kaplan, der sich an mich wendete.

»Judiths Kinderarzt, der sie gut kennt, sagte uns, sie seien Jüdin. Da sie nie bei einem Psychologen war, dachten wir, das würde es ihr angenehmer machen, ja. Ist es erforderlich? Nein, natürlich nicht.«

Über diesen Fehler wurde nicht gelächelt, und es wurden keine Witze gemacht. Ich vermutete, dass es für die Eltern selbst angenehmer gewesen wäre, wenn ich ihren Glauben geteilt hätte.

Ich sagte, ich würde sehr gerne mit ihnen arbeiten, aber dass sie auch noch nach unseren ersten Sitzungen jederzeit einen Wechsel beantragen könnten.

»Nein«, sagten die Eltern einstimmig.

»Wir kommen zu Ihnen«, sagte Frau Kaplan. Sie stand auf, um Sam von der Spielzeugkiste wegzunehmen. Wieder fiel mir ihr steifes Bein auf. Judith kam zurück, und ihre Mutter sagte etwas auf Jiddisch zu ihr. Ich fühlte mich ausgeschlossen, wollte das aber nicht sagen. Wenn sich Judith bei mir nicht wohlfühlte, bezweifelte ich, dass sie das vor ihren Eltern sagen würde. Ich würde auf jeden Fall darum bitten, alleine mit ihr zu reden.

Ich stellte der Familie die Frage, wie Dr. Shapiro ihnen den Grund für unsere Sitzung erklärt hatte.

»Fragen Sie mich?«, sagte Judith.

»Warum fängst du nicht an«, entgegnete ich.

»Diabetes hat vier Faktoren«, sagte sie, »Ernährung, Bewegung, Insulin und Stress. Und da meine anderen Faktoren in Ordnung sind, sagt Dr. Shapiro, ich müsse gestresst sein und mit Ihnen reden, um das herauszufinden.«

»Schön gesagt, Judith«, bemerkte ich.

»Und die Eltern werden für Informationen benötigt, nehme ich an«, sagte Frau Kaplan.

»Es hat sich herausgestellt, dass es für das Verständnis von Stress besonders wichtig ist, mit der ganzen Familie zu reden, ja.«

Ich stellte mehrere Fragen darüber, was sie in den vergangenen sechs Monaten erlebt hatten.

»Es war schwierig und beängstigend, wie Sie sich vorstellen können«, sagte Frau Kaplan.

Manche Familien bringen zur Therapie eine Theorie darüber mit, was schiefgegangen ist – eine Theorie, die sie vielleicht mit ihrem Arzt besprochen haben, vielleicht auch nicht. Ich fragte sie ganz direkt. Es war Rabbi Kaplan, der antwortete, dass es »unerklärlich« sei. Er habe von zuckerkranken Kindern gehört, die in der Pubertät rebellisch geworden seien und aufgehört hätten, auf sich Acht zu geben. Judith sei ein Kind, das selten wütend sei, niemals trotzig, sagte er. Sie sei eine überdurchschnittliche Schülerin, übe sehr viel für ihren Musikunterricht und sei viel reifer als Gleichaltrige.

Dann sprach ihre Mutter. Die Ärzte hätten gefragt, ob in den letzten sechs Monaten etwas Schlimmes oder Ungewöhnliches passiert sei. Frau Kaplan habe dies verneint: Niemand sei gestorben oder habe einen Unfall gehabt, Gott sei Dank. Sie wandte sich ihrer Tochter zu.

»Judith, ich muss dich hier noch einmal fragen. Und sage uns bitte genau, wie du dich fühlst. Bist du zu Hause oder in der Schule unglücklich? War ein Lehrer ungerecht? Hat dich, Gott bewahre, irgendjemand verletzt?«

»Hat dir jemand Drogen angeboten?«, fragte der Vater.

Judith war von diesen Fragen nicht verwirrt, wie es manche Erwachsenen gewesen wären. Sie sagte einfach: »Nein«.

»Da war etwas mit ein paar Mädchen, die im Unterricht einmal gemein zu ihr gewesen sind. Aber das ist alles. Vielleicht solltest du der Ärztin davon erzählen, Judith«, sagte ihre Mutter.

»Das war nicht so wichtig«, entgegnete Judith.

Ich fragte, ob sie es mir trotzdem erzählen würde. Sie sagte, der Lehrer habe die Klasse darum gebeten, einen Film auszusuchen, den sie als Belohnung für den Abschluss ihrer Prüfungen gemeinsam sehen konnten. Die anderen Kinder wollten eine Komödie sehen, und sie hatte etwas Ernstes vorgeschlagen. Sie hatten über ihren Vorschlag gelacht.

»Ich erinnere mich daran, wie aufgebracht du deswegen warst, Judith. Wenn diese Mädchen weiterhin ein Problem für dich sind, müssen wir darüber reden. Vielleicht sollte etwas unternommen werden«, sagte Herr Kaplan.

»Auf keinen Fall. Das war nur ein … Missverständnis.« Judith rollte mit den Augen und sah zum ersten Mal wie ein typischer Teenager aus.

Ich sagte, es sei oft hilfreich zu erkennen, wann genau ein Problem begonnen habe. Wann hatte Judith das Gefühl gehabt, mit dem Zucker nicht mehr normal umgehen zu können und die Kontrolle verloren zu haben?

»Das kann ich nicht genau sagen«, antwortete sie.

»Ungefähr«, fügte ich hinzu.

»Ich weiß es einfach nicht.«

»Na ja, haben die Probleme im letzten Sommerurlaub angefangen oder war das eher gegen Weihnachten?«

Ich brach ab, während jeder im Raum, der älter als drei Jahre war, auf meine ungeschickte Auswahl der Feiertage reagierte.

»Fingen die Probleme eher im Sommer oder im *Winter* an?«, drängte ich weiter und kam mir dumm vor.

»Irgendwann dazwischen«, sagte sie.

Rabbi Kaplan griff an diesem Punkt ein.

»Im Oktober wurde es schlimm. Da waren wir zum ersten Mal in der Notaufnahme.«

»Die Werte waren schon im September nicht gut«, sagte Frau Kaplan.

»Ich würde sagen, die Probleme fingen im Oktober an.« Sein Ton war schärfer geworden.

»Wir waren am fünften September in der Notaufnahme. Ich bin diejenige, die mit den Ärzten telefoniert.«

Sie wurden davon unterbrochen, dass Judith eine Schale mit Murmeln umstieß, die auf meinem Spielzeugregal stand, als sie nach einem Papiertaschentuch griff. Noch nie hatten 40 Glaskugeln ein größeres Chaos angerichtet. Als Judith sich hinunterbeugte, um sie aufzuheben, drängte sie ihr Vater, sich wieder hinzusetzen und meine Fragen zu beantworten. Frau Kaplan sprang auf, um Sam die Murmeln wegzunehmen, der sie alle durchprobieren wollte, und schlitterte auf denen, die unter ihren Füßen waren, zurück zu ihrem Stuhl. Auch dieses kleine Drama brachte niemanden zum Lächeln. Sie alle waren völlig mit dem vorliegenden Problem beschäftigt.

Ich versuchte, etwas über den familiären Hintergrund herauszufinden, kam damit aber nicht sehr weit, da die Kaplans meine Fragen in Bezug auf den Umgang mit dem Zucker einfach als nicht wichtig empfanden. Ich fand heraus, dass sie eine zeitlang in Israel gelebt hatten, Judith dort geboren wurde und sie in Philadelphia sehr viele Verwandte hatten.

Ich wandte mich Judith zu und frage sie, ob sie eine Theorie habe, was die Veränderung ihres Zustands hervorgerufen haben könne. Sie fing an zu weinen, und ihr kleiner Bruder stimmte ein.

»Alle ihre Brüder sind krank vor Sorge«, sagte Frau Kaplan. »Die Tatsache, dass sie nicht hier sind, bedeutet nicht, dass es ihnen egal ist. Sie machen sich große Sorgen.«

»Ich weiß, Mama«, sagte Judith. »Ich habe einfach nur Angst, ins Krankenhaus zu müssen. Ich würde die Schule verpassen und wäre mit Kindern zusammen, die ich nicht kenne. Seit *Anfang des Jahres* habe ich versprochen, Frau Schwartz dabei zu helfen, das Wissenschaftsfest zu organisieren. Und wer würde den Horowitzes die Einkäufe bringen? Ich will nicht im Krankenhaus sein. Ich glaube, dass es mir von jetzt an gutgehen wird.«

»Das hast du schon immer gesagt, Judith, und es ist nicht deine Schuld, aber es geht dir noch nicht gut.«

Ich fragte, ob ich eine zeitlang allein mit Judith sprechen könne. Die

Eltern sahen ihre Tochter lange an. Wie immer in solchen Situationen, fragte ich sie, ob Judith alles sagen dürfe, was sie wolle, ohne Angst haben zu müssen, Ärger zu bekommen. (Kinder quälen sich manchmal damit, ihre Eltern zu »verpetzen«.)

»Aber natürlich darf sie das!«

Sobald Judith und ich uns in einen angrenzenden Raum gesetzt hatten, schien sie sich wohler zu fühlen.

»Was mein Vater zu Ihnen gesagt hat, war ein Sabbatgruß, das ist alles. Es ist okay, dass Sie keine Jüdin sind. Unsere Familie ist da nicht diskriminierend. Ich glaube, wir waren alle ein bisschen aufgeregt, heute hierherzukommen, weil wir es nicht gewöhnt sind, zu Psychologen zu gehen, aber das ist alles.«

Ich dankte ihr für ihre Bemerkungen. Judith war ein junger Mensch, wie Erwachsene ihn lieben: nachdenklich, redegewandt, hilfsbereit.

Mein Eröffnungszug ging in die Richtung, dass Diabetes eine schwierige Herausforderung im Leben ist. Aber Selbstmitleid stand nicht auf Judiths Programm.

»Zucker ist keine große Sache, normalerweise. Es ist nicht so, als ob man Krebs hätte oder sowas.«

»Dr. Shapiro hat mir erzählt, du hättest in Nullkommanichts gelernt, mit deinem Blutzuckerspiegel zurechtzukommen.«

»Danke. Meine Familie lebt koscher, also war ich es gewöhnt, darauf zu achten, was ich esse. Manchmal nehmen wir im Zug oder so unser eigenes Essen mit.«

»Die Spritzen –«

»– sind nicht schlimm oder so. Man nimmt nur jedes Mal eine andere Stelle am Bauch, damit es nicht weh tut, das ist alles.«

Ich erinnerte Judith daran, dass ich ohne ihre Einwilligung nichts von dem nach außen geben würde, was sie mir erzählte, und versuchte, sie dazu zu bringen, mir zu beschreiben, was sie belastete. Ich sprach die Alpträume an, aber sie sagte, sie wisse nicht, wovon sie handelten. Sie wache einfach frierend und verängstigt auf.

»An sich ist nichts Schlimmes passiert. Ich mache mir scheinbar nur viele Gedanken.«

»Worüber?«

»Ich weiß nicht genau.«

»Deine Gesundheit?«

Sie blickte etwas genervt drein, dass ich das Offensichtliche aussprach.

»*Das* wissen wir bereits!«, sagte sie.

»Kannst du mir mehr sagen?«

»Ich mache mir Gedanken über meine Familie, denke ich.«

»Erklär das bitte, Judith.«

»Meine Eltern arbeiten sehr, sehr, sehr hart für uns. Sie würden alles für uns tun«, sagte sie und fing an zu weinen.

»Ja, du hast hart arbeitende und hingebungsvolle Eltern, und …«

»Ich weiß nicht.«

»Manchmal sind hart arbeitende Eltern gereizt und streiten sich. Das kann Kinder aus der Fassung bringen. Was ist mit …«

»Meine Eltern streiten sich manchmal. Und das regt mich auf. Aber ich habe keine Angst, dass sie sich scheiden lassen oder so.«

»Was machst du, wenn du aufgewühlt bist?«

»Ich versuche zu helfen. Ich spiele mit meinen Brüdern.«

Ich fragte, wie es sei, drei Brüder zu haben. Judith sagte, das sei in Ordnung, aber als ich sie fragte, ob es etwas in ihrem Leben gäbe, das sie ändern würde, sagte sie, sie hätte gerne eine Schwester.

»Jemanden, der mit mir spielt und lernt.«

Ich fragte sie noch einmal nach der Schule und nach Freunden. Dieses Mal war sie bereit, mehr zu erzählen.

»Ich mag meine Schule, und ich habe gute Freunde. Aber ich bin sehr religiös, und viele Kinder sind sehr säkular. Sie wollen nur ›cool‹ sein.«

Die »coolen« Kinder, sagte sie, seien verrückt nach Jungs, Rockstars und Klamotten. »Dinge, die mir nicht so wichtig sind. Ach, ich habe fast vergessen, Ihnen das Wichtigste zu erzählen! Miriam, eine Studentin und Freundin der Familie, ist nach Chicago gezogen, und wir vermissen sie, aber am meisten vermisse ich sie, denn sie hat mich in Hebräisch unterrichtet, um uns einen Gefallen zu tun. Sie ist so toll, Miriam, so großartig, und wir alle mögen sie. Mein Bruder David lernt abends mit meinem Vater, aber ich habe niemandem, mit dem ich lernen kann.«

»Lernst du nie mit deinem Vater?«

»Nein, denn ich muss Mama mit den Kleinen helfen. Sie hat ein krankes Bein. Als kleines Mädchen hatte sie Kinderlähmung, und es macht sie müde, die Stufen hoch und runter zu gehen.«

»Wissen deine Eltern, dass du dir wünschst, jemanden zu haben, der Miriam ersetzt?«

»Ich glaube schon. Aber im Moment können sie es sich nicht leisten, und ich werde nicht einfach so sagen: ›He, ich will sofort eine neue Lehrerin!‹ Wissen Sie, das wäre so, na ja, so egoistisch.«

Ab dann war sie wieder still. Ich versuchte, sie über Egoismus zu befragen, aber sie begann, meine Fragen zu ignorieren. Ich fragte sie, ob sie gerne etwas für mich malen würde, bevor wir zu ihren Eltern zurückgingen.

Zeichnungen geben Hinweise auf die Fantasie von Kindern. Sie sind besonders hilfreich, wenn das Problem dringend ist und man in der Therapie nicht darauf zählen kann, dass sich diese Fantasien in monatelangen Sitzungen offenlegen.

Judith schien erleichtert von der Aussicht, etwas anderes zu tun, als zu reden. In den nächsten zehn Minuten zeichnete sie konzentriert, radierte viel aus und gab mir die Bilder. Ich schlug vor, dass wir wieder zu ihren Eltern und Sam gingen.

»Und?«, sagte Herr Kaplan, als wären Judith und ich Geschworene, die mit einem Urteilsspruch zurückkehrten.

Ich sagte, dass wir uns gut unterhalten hätten und dass ich in der kommenden Woche gerne weitermachen würde. Zögernd vereinbarten sie einen weiteren Termin.

»Bitte denken Sie daran, Frau Doktor, bei allem Respekt Ihnen gegenüber: Es ist unser einziges Ziel, Judith wieder in die richtige Bahn zu lenken, und nicht, eine tiefgehende Analyse zu machen«, sagte ihr Vater.

»Um die Wahrheit zu sagen«, fügte Frau Kaplan hinzu, »uns war nicht klar, ob diese Beratung eine Sitzung umfasst oder mehrere.«

Ich teilte ihnen mit, dass es unmöglich sei, diese Arbeit in einer einzigen Stunde zu erledigen. Ich vermutete, dass wir mindestens fünf bis zehn Stunden bräuchten, aber dass ich das Ziel annähme, die Regulierung von Judiths Zuckerwerten wieder in die richtige Bahn zu lenken.

»Können Sie uns nach dem, was Sie heute gehört haben, einen Rat geben?«, fragte Frau Kaplan.

Ehrlich gesagt konnte ich das nicht. Es gab keine Ratschläge oder Eindrücke, die ich in diesem Moment anbieten konnte. Aber ihre Anfrage war natürlich begründet. Sie mussten offenbar irgendetwas von mir hören.

»Judiths gesundheitlicher Zustand hat ihre Ärzte überrascht, und wir wissen, die Lage ist ernst. Dr. Shapiro hat das Gefühl, dass für dieses Problem ein Teamansatz nötig ist. Jetzt gehöre auch ich zu Judiths Team, zusammen mit Ihnen und ihren Lehrern und den medizinischen Kollegen von nebenan. Wenn Judith wieder ins Krankenhaus muss, wird man mich anrufen. Wenn Sie Fragen haben, bevor wir uns wiedersehen, rufen Sie mich bitte hier oder zu Hause an.«

Die Eltern nickten freundlich und lächelten. Ich brachte sie hinaus und ließ mich auf meinen Stuhl fallen, um nachzudenken. Es war für uns alle eine verkrampfte Stunde gewesen. Sie waren unfreiwillig gekommen, nur auf Drängen ihres Arztes. Obendrein war ich nicht die Person, die sie erwartet hatten.

Jeder, der eine Therapie machen möchte, bringt den Wunsch nach und den Widerstand gegen Veränderung mit – ein *Ja* und ein *Nein*. Die Kaplans drückten ihren Widerstand durch ihre Weigerung aus, ihre anderen Kinder mitzubringen, und indem sie eine Sprache benutzten, die ich nicht verstand.

Ihr Wunsch nach Hilfe war genauso deutlich. Sie waren pünktlich erschienen, hatten zugehört, geredet, Fragen gestellt, einen weiteren Termin vereinbart. Wie alle Eltern kranker Kinder taten sie mir leid. Die Langzeitfolgen durch unkontrollierten Diabetes können katastrophal sein. In den USA sterben täglich 400 Menschen an dieser Krankheit, Zehntausende leiden unter Komplikationen wie Nierenversagen, Blindheit und Durchblutungsstörungen, was zur Amputation der Extremitäten führt. Die Kaplans wussten nicht, ob die medizinische Krise ihrer Tochter vorbei oder ob das erst der Beginn einer Verschlechterung war.

Einigen Analytikern zufolge – den verstorbenen Serge Leclaire eingeschlossen – muss der Therapeut seinen eigenen Widerstand berücksichtigen. Mein Widerstand hatte sich laut und deutlich zu erkennen gegeben. Ein jüdisches Kind nach einem christlichen Feiertag zu fragen, war meine unbewusste Art zu sagen: »Gebt mir sofort eine andere Familie mit einer zu mir passenden Herkunft, so dass ich dieses komplizierte und lebensbedrohliche Problem vereinfachen kann!«[2]

Glücklicherweise überstieg meine Verpflichtung zu helfen meinen Widerstand bei Weitem. Ich bewunderte die Kaplans dafür, dass sie sich an die Anweisungen des Kinderarztes hielten (nicht alle Familien machen das), und betrachtete unsere Unterschiede als eine Möglichkeit zu lernen.

Ich mochte Judith. Ich schätzte ihre Nachdenklichkeit und ihre Redegewandtheit. Sie kam mir wie eines dieser Kinder vor, die wissen, dass etwas emotional drunter und drüber geht, aber wahrhaftig nicht wissen, warum.

»Ich weiß, dass ich mir Gedanken mache, aber ich weiß nicht, worüber …«

Die Psychoanalyse nimmt es als gegeben hin, dass wir etwas gleichzeitig wissen und nicht wissen. Ob Judith sich dabei wohlfühlte, prinzipiell zu einem Therapeuten zu gehen oder zu mir im Besonderen – sie hatte sich mir mehr geöffnet als ihrem Kinderarzt. Manche Therapeuten hätten eine Einzeltherapie vorgezogen, um mit ihren Ängsten, Fantasien und ihrem Verhalten zu arbeiten, ohne überhaupt mit der Familie zu sprechen. Aber je jünger der Patient ist, desto mehr neige ich im Allgemeinen dazu, eine Familientherapie zu machen. Der Selbstmordversuch eines Siebenjährigen kann ohne Familienarbeit kaum verstanden oder behandelt werden. Teenager, auf der anderen Seite, führen ein kompliziertes eigenes Leben, und viele bitten um eine eigene Therapie. Da sich Heranwachsende zwischen beiden Welten bewegen, mache ich normalerweise einige Sitzungen mit ihnen allein und einige mit der Familie.

Judith war in vielen Dingen reif, in anderen aber nicht. Ich sah mir die Bilder genauer an, die sie gemalt hatte. Obwohl sie sprachlich frühreif war, waren ihre Bilder kindlich. Sie verwendete Strichmännchen, wo die meisten Erwachsenen versuchen würden, Knochen und Muskeln zu zeichnen. Als erstes wurde ich auf das Haus aufmerksam, das sie gemalt hatte. Sie hatte ein stabiles Fundament dargestellt und eine Haustür mit einem großen Türklopfer, aber die Fenster waren winzig. Aus einem kleinen Schornstein quoll eine dunkle Rauchwolke heraus, die halb so groß war, wie das Haus. Wenn die Zeichnung darauf hinwies, dass die Familie Dampf ablassen oder etwas bereinigen musste, dann wären die Kaplans wie viele der anderen Familien, die die Therapeuten »psychosomatisch« nennen. Freud theoretisierte natürlich bereits vor 100 Jahren darüber, dass die Menschen manchmal körperliche Symptome zeigen, statt etwas auszusprechen. Ihm fiel ebenfalls auf, dass Familien bei der Bildung und Aufrechterhaltung von Symptomen einer einzelnen Person eine Rolle spielen. In »Bemerkungen über einen Fall von Zwangsneurose« schrieb er:

> »Dieser Plan der Familie entzündete in ihm [dem Patienten] den Konflikt, ob er seiner armen Geliebten treu bleiben oder in die Fußstapfen des Vaters treten und das schöne, reiche, vornehme Mädchen, das ihm bestimmt worden, zur Frau nehmen solle. Und diesem Konflikt, der eigentlich ein solcher zwischen seiner Liebe und dem fortwirkenden Willen des Vaters war, löste er durch Erkrankung, richtiger gesagt: er entzog sich durch die Erkrankung der Aufgabe, ihn in der Realität zu lösen. Der Beweis für diese Auffassung liegt in der Tatsache, dass hartnäckige Arbeitsunfähigkeit, die ihn die Beendigung seiner Studien um Jahre aufschieben ließ, der Hauptterfolg der Erkrankung war.« (Freud 1909: S. 379–463)

Der bedeutende Beitrag der Familientherapiebewegung der 70er Jahre des 20. Jahrhunderts war der der klinischen Technik. Freud behandelte nur Einzelpersonen, aber Familientherapeuten luden die gesamte Familie in den Behandlungsraum ein. Der Symptomträger wurde als »*identifizierter* Patient«

bezeichnet und damit signalisiert, dass der eigentliche Patient die Familie war. In der Frühphase der Erforschung psychosomatischer Krankheiten fanden Familientherapeuten heraus, dass sich der Zustand kranker Kinder verbesserte, wenn sie von ihren Familien getrennt wurden, und dass die Rückkehr nach Hause die medizinischen Krisen wieder auslöste. Die Forscher stellten fest, dass die Kinder in solchen Familien den emotionalen Unfrieden der Familie erfassten oder in sich aufnahmen, besonders die Eheprobleme der Eltern. Aus dieser Perspektive war Judiths kürzliche, unerklärliche diabetische Krisen vermutlich ein Weg, einen Familienkonflikt zu lösen oder zu etwas Stellung zu nehmen, das in der Familie vor sich ging. Die Frage war, *was*? Ich dachte über die Szene in der Sitzung nach, als die Eltern sich über den Monat uneinig waren, in dem Judiths Krise begonnen hatte. Die Luft knisterte vor Spannung während dieses Austauschs. Judith ergriff keine Partei, die Meinungsverschiedenheit der Eltern war auch nicht eskaliert; vermutlich, weil Judith die Murmeln umgestoßen hatte. War es ihre Rolle in der Familie, für Ablenkung zu sorgen, wenn die Eltern sich stritten? Als wir allein gewesen waren und ich sie nach Streit zwischen ihren Eltern gefragt hatte, hatte sie schnell betont, sie würde sich keine Gedanken machen, dass sie »sich scheiden lassen oder so«. Ich fragte mich, ob sie sich nicht doch Gedanken darüber machte und, wenn ja, ob es einen triftigen Grund zur Sorge gab. Diese Informationsfragmente reichten aus, um Fragen zu formulieren, aber nicht, um der Familie eine Deutung mitzuteilen.

Ich habe erlebt, wie Familien Therapien abbrachen, nachdem sie sich von Therapeuten angegriffen gefühlt hatten, die ihnen zu begierig die Wahrheit über sie sagen wollten. Die Frage, die ich mir stelle, wenn ich eine leidende Familie behandele, ist nicht: »Was kann ich sagen?«, sondern: »Was kann ich sagen, *das gehört werden kann*?«

An diesem Nachmittag sprach ich mit Dr. Shapiro. Die Kaplans hatten zugestimmt, dass ich meine Eindrücke mit ihm besprach, und das wollte ich unbedingt. Ich begann mit dem Thema des religiösen Hintergrunds.

»Sie wurden *katholisch* erzogen? Also, das ist seltsam, denn ich könnte schwören, sie seien ... Ich habe den Kaplans sogar gesagt, dass Sie dieser ultra-reformistischen Synagoge aus den Vororten angehören. Für ihren Geschmack ist die zu liberal, aber sie sagten: ›Oh, ja, gut, jeder jüdischer Therapeut wäre für Judith in Ordnung.‹«

Wir lachten laut. Er hatte einfach alles ihm Mögliche tun wollen, um es den Eltern angenehmer zu machen, psychologische Hilfe in Anspruch zu nehmen. Es war klar, dass Dr. Shapiro die Kaplans mochte – und besonders

Judith. Trotzdem hatte ich den Eindruck, dass er sie entschieden *anders* fand.

»Sie ist ein großartiges Kind, wissen Sie. Ich wünschte nur, mein Hebräisch wäre so gut wie ihres. Und sie liebt alles, was mit Mathematik und Zahlen zu tun hat. Sie ist, was meine Kinder einen ›Mathe-Freak‹ nennen würden. Wenn ich sehe, wie sie im Wartezimmer ihre Hausaufgaben macht, möchte ich ihr sagen: ›Judith, mach dich locker! Sieh dir mal das Fernsehprogramm an!‹«

Ich erzählte ihm, sie habe sich darüber beschwert, dass die Kinder in der Schule »zu säkular« seien. Ihm gegenüber hatte sie immer darauf bestanden, dass in der Schule alles wunderbar sei.

»Wie viele Elfjährige *kennen* das Wort ›säkular‹ überhaupt, ganz zu schweigen davon, es so beiläufig zu verwenden?« Er lachte.

»Nicht viele«, sagte ich.

Ich weiß nicht, wie viele Elfjährige dieses Wort benutzen, aber ich hatte es getan. Genau genommen hatte ich mich damals genauso über meine Altersgenossen beschwert. Mir gefielen Gregorianische Gesänge besser als Rock'n'roll, und ich war wahrscheinlich das einzige Mitglied unserer Gemeinde, das gegen englischsprachige Gottesdienste und nicht gleichzeitig im Rentenalter war.

Mit all dem war ich zurückhaltend gegenüber Dr. Shapiro; wir waren Kollegen, keine Freunde. Erst Jahre später erzählte ich ihm von dieser Ahnung: dass er mich wegen einer inneren Stimme als »perfekt« für Judith ausgewählt hatte – und fünf Therapeutenkollegen umging, die ihren religiösen Hintergrund teilten. Eigentlich *war* ich Judith auch ähnlicher als die anderen Therapeuten. Sie und ich wussten beide, was es bedeutet, in einer säkularen Welt voller »cooler Mädchen« leidenschaftlich religiös zu sein.

Die Familie erschien pünktlich zu ihrem nächsten Termin, und wieder hatten sie die beiden älteren Jungs zu Hause gelassen, um zu lernen. Der Rabbi sagte, sie hätten in Kürze Prüfungen, und es würde einfach keinen Sinn machen, sie mitzubringen. Ich war enttäuscht, da die Jungs für den Verlauf wichtig waren. Es war auch eine eindeutige Infragestellung meiner professionellen Autorität.

»Ich hoffe, sie beim nächsten Mal zu sehen«, sagte ich.

»Vielleicht könnten Sie uns erklären, warum Sie ihre Mitwirkung wünschen, Doktor«, sagte der Rabbi.

Ich griff auf das viel benutzte Wort »Stress« zurück. Um das Stressaufkommen in der Familie als Ganzes abzuschätzen – die relevanten Konflikte oder Spannungspunkte –, empfand ich es als hilfreich, mit jedem zu sprechen, der im Haushalt lebte.

Manchmal kämen sogar Großeltern und Kindermädchen zur Therapie, sagte ich. Darüber hinaus sei es eindeutig der Fall, dass sich Judiths Brüder Gedanken um sie machten, und sie selbst könnten von der Möglichkeit profitieren, ihren Sorgen Luft zu machen und zu ihrer Genesung beizutragen.

Rabbi Kaplan nickte. Ich konnte nicht sagen, ob er damit einfach ausdrückte, dass meine Argumentation einen Sinn ergab, oder ob sie ihn davon überzeugt hatte, die Jungs das nächste Mal mitzubringen. Er fragte, ob wir das Thema Stress besprechen könnten.

»Wir haben den Eindruck gewonnen, ob richtig oder falsch, dass wir das Stressaufkommen wegen Judith minimieren müssen.«

Das war ein hervorragendes Thema. Manchmal verstehen Eltern eine solche Mahnung der Ärzte – »Vermeiden Sie Stress!« – so, dass sie nur noch flüstern, das kranke Kind verwöhnen oder jegliche Meinungsverschiedenheiten unterbinden sollen. Was sei Stress für sie, fragte ich, und was hätten sie dagegen unternommen?

Judith sagte, das momentan Stressigste für sie sei, nicht lernen zu dürfen, wenn ihre Brüder das dürften. Das sei ungerecht. Ich bat ihre Eltern, etwas dazu zusagen.

»Judith, bitte erkläre das«, sagte ihre Mutter.

Judith zog sich wieder zurück.

Dieser Kritikpunkt war ihnen offensichtlich neu.

»Ist Gerechtigkeit ein wichtiges Thema?«, fragte ich. Ich hatte das Gefühl, dass dem so war, denn Judith hatte mir erzählt, ihr Vater lerne mit den Jungs während sie Hausarbeit erledigte. Ich hatte jedoch nicht Judiths Erlaubnis, ihren Eltern das zu sagen.

»Wenn David krank wäre und viele Arzttermine benötigte, wäre er hier und du wärst zu Hause und würdest lernen, Judith.«

Die Eltern fingen an, miteinander in Jiddisch zu sprechen.

Ich verstand nicht, was sie sagten, aber der Tonfall klang ziemlich scharf. Judith begann, sich auf ihrem Stuhl zu winden. Sie erzählte mir später, dass sie nur die Hälfte verstanden hatte, denn sie sprachen schnell und verwendeten hochgestochene Wörter, wenn sie, wie jetzt, nicht wollten, dass die Kinder sie verstehen.

Während die Eltern redeten, fühlte ich mich gleichzeitig fasziniert und ausgeschlossen. Es war unmöglich, nicht auf die emotionale Spannung zwischen ihnen zu reagieren, aber ich war vom Inhalt ausgeschlossen. Vielleicht erlebte Judith das jeden Tag so. Ich hatte mich bei Familien schon häufig so gefühlt, ob sie eine mir fremde Sprache sprachen oder nicht. Diese Situationen sind Gratwanderungen. Ein Therapeut kann sowohl zu aggressiv als auch zu rücksichtsvoll in der Gesprächsführung sein. Als die Eltern eine Pause machten, fragte ich sie, ob sie ihr Gespräch für mich zusammenfassen könnten.

»Meine Frau sagte, dass Judith im Moment besonderes Mitgefühl braucht. Das ist in Ordnung, aber um die Wahrheit zu sagen, sie hat in letzter Zeit ein *Übermaß* an Mitgefühl bekommen. Ein Grund, warum ich wollte, dass die Jungs zu Hause bleiben, ist, weil sie die ganze Woche darum gebeten worden sind, ihre Aufgaben zu übernehmen, damit Judith sich ausruhen kann. Meine Frau hat ihr jeden Tag das Frühstück ans Bett gebracht, und ihr wurde gerade eine neue Klarinette versprochen – alles, glaube ich, um Stress zu vermeiden. Sie haben Weihnachten erwähnt, Dr. Luepnitz. Ich habe mich die ganze Woche gefragt: ›Ist das Weihnachten im Juli?‹«

An diesem Punkt lehnte sich Judith zu mir herüber und flüsterte: »Kann ich heute allein mit Ihnen reden?«

Wenn ich noch einmal zu diesem Moment mit den Kaplans zurückgehen könnte, ich würde Judith bitten, im Nebenraum zu malen, während ich allein mit ihren Eltern sprechen würde. Obwohl die im Raum stehende Frage – »Wie sollten wir Stress vermindern?« – einfach zu sein schien, spürte ich, dass zwischen den Zeilen viel mehr stand. Ich wusste bereits, dass im Haushalt der Kaplans die Frauen und Mädchen die Hausarbeit erledigten, während die Männer und Jungen lernten. Ich hatte erfahren, dass Judith das nicht besonders gefiel. Vielleicht gefiel es auch Frau Kaplan nicht besonders. War ihr »übermäßig mitfühlendes« Verhalten der letzten Zeit eine stille Subversion der Regeln in dieser Familie oder zumindest eine Art Hinweis darauf, dass auch sie mehr von etwas brauchte? Hätte ich Judith hinausgebeten, dann hätte ich ihnen dabei helfen können, diese Fragen an die Oberfläche zu bringen, und mein Scherflein dazu beigetragen.

Stattdessen fühlte ich mich von Judiths Bitte verpflichtet oder hütete mich davor, ein stark geschlechterlastiges Thema mit einer orthodoxen Familie zu erörtern, und bat die Eltern, weiter miteinander zu reden, während ich alleine mit Judith arbeitete. Ich bot ihnen an, alle eventuellen Fragen zu beantworten, bevor wir für heute Schluss machten.

Als wir allein waren, erwartete ich, dass Judith mitteilsam wäre, aber das war sie nicht. Sie gab ein paar Worte preis, starrte dann die Bilder an der Wand an und kämpfte mit den Tränen. Konnte sie mir sagen, was sie fühlte?

Beschäftigten sie die Dinge, die ihr Vater gesagt hatte? Judith zuckte mit den Schultern. Sie sagte es nicht.

Etwas, auf dass ich bei schweigsamen Heranwachsenden oft zurückgreife, ist das Schnörkelspiel, das von Donald Winnicott erfunden wurde (vgl. Winnicott 1989, »The Squiggle Game«). Der Therapeut beginnt das Spiel damit, auf einem leeren Blatt Papier eine Wellenlinie zu zeichnen. Das Kind muss diese Linie vervollständigen, etwas daraus machen und dem Bild dann einen Namen geben. Dann ist das Kind dran, eine Wellenlinie zu zeichnen, die der Therapeut vervollständigt und benennt. Es ist ein projektives Instrument wie der bekannte Tintenkleckstest, aber angenehmer für den Patienten, da es ein Spiel in beide Richtungen ist.

Ich erklärte die Regeln und zeichnete eine wellige Linie. Judith vervollständigte sie schnell zu einem »Ballon, der über ein Haus fliegt«. Sie zog ein paar dunkle, zackige Linien, die ich zu einem »Blitz über einem Feld« machte. Ich zeichnete einen Schnörkel, den Judith dazu benutzte, das Profil einer alten Frau zu zeichnen. Sie sagte: »Das ist eine weinende Großmutter.« Ich fragte sie nach ihrer Großmutter.

Judith hatte viel zu erzählen. »Bubby«, ihre Großmutter mütterlicherseits, war vor fast zwei Jahren gestorben. Sie hatte einen wunderbaren Sinn für Humor gehabt und war gern mit den Kindern zusammen gewesen. Judith hatte ihr besonders nahegestanden. Bubby liebte, was Judith schrieb, und gemeinsam erfanden sie Geschichten. Irgendwann hatte Judith angefangen, kleine Bücher für ihre Großmutter zu schreiben, und die Reihe der »Bubby-Geschichten« umfasste jetzt sieben Bände. Bei diesem geliebten Familienmitglied – geschätzt wegen ihrer Lebensfreude, ihrer Wärme, ihrem perfekten Sabbat-Brot – wurde ein inoperabler Hirntumor diagnostiziert, und sie starb sechs Monate später. Judith weinte, als sie mir von der ersten Phase der Trauerzeit, der *Shivah*, erzählte und mir diese Sitte erklärte. Als sie aufhörte, atmete sie tief durch.

»Aber das ist nicht die Großmutter, die ich meinte«, sagte sie.

Wir hatten nur noch zehn Minuten, und sie begann, von der Mutter ihres Vaters zu erzählen, auch geliebt, obwohl »sehr streng und ein bisschen garstig«. Diese Großmutter wurde alt und musste bei einem ihrer Kinder leben. In diesem Zusammenhang war über Judiths Familie gesprochen worden.

»Ich habe gehört, wie meine Eltern darüber geredet haben. Meine Mutter glaubte, es könne mit all den Stufen in unserem Haus zu anstrengend für sie sein. Aber mein Vater sagte, im Haus meines Onkels gäbe es genauso viele Stufen. Meine Mutter sagte, in Ordnung, sie ist hier willkommen, aber ich glaube, mein Vater war sich nicht sicher, ob Nonny kommen sollte oder nicht. Aber sie solle kommen, sagte meine Mutter, und wir sollten Zimmer tauschen. Und ich dachte, mein Vater ist froh, aber meine Mutter war besorgt – froh und auch besorgt, denn meine Großmutter braucht Hilfe. Meine Mutter machen die vielen Kinder und ihr krankes Bein müde, obwohl ich ihr helfe. Sie sagte, ich könne bei Nonny mithelfen, aber dann wurde ich krank.«

»Was passierte dann?«

»Jeder in der Familie, alle meine Tanten und Onkel sagten, dass es nicht gut wäre, wenn Nonny bei uns wäre, wenn Judith krank ist und ins Krankenhaus muss. Ich meine, ich weiß nicht, ob das der Grund ist. Aber ich glaube nicht, dass Nonny bei uns leben wird.«

»Wie fühlst du dich dabei?«

»Ich weißt nicht. Es könnte gut oder schlecht sein. Gut für meine Mama, aber schlecht für meinen Papa und vermutlich schlecht für Nonny, und ich habe das Gefühl, das ist nicht direkt meine Schuld, aber irgendwie doch.«

Ich fragte, ob sie jemals mit ihren Eltern darüber gesprochen habe. *Nein*. Sie hatte ihre Mutter sagen hören: »Wie glaubt dein Vater, dass wir das schaffen sollen? Wer, glaubt er, wird Nonny x-mal am Tag im Bad helfen?« Andererseits hatte sie auch die beiden darüber reden hören, und es regte sie immer auf, wenn sie hörte, wie ihr Name erwähnt wurde.

Ich sagte, das könne für die Familie zusätzlichen Stress bedeuten, und dass das Reden den Stress abbauen könnte. Wäre sie bereit, das Thema vor ihren Eltern anzuschneiden? Sie sagte, sie würde darüber nachdenken.

Ein paar Abende später erhielt ich einen Anruf von Dr. Shapiro, der mir sagte, Judith sei in der Notaufnahme und dass ich herunterkommen könne, wenn ich wollte – ich müsse aber nicht. Er dachte, ich sollte wissen, dass die Eltern nach mir gefragt hätten.

Als ich ankam, war sie stabil, und ich fragte, ob wir eine Familiensitzung machen könnten.

Judith entschuldigte sich übermäßig, dass sie Probleme bereitete und jedem den Abend verdarb. Ich fragte die Eltern, ob das typisch für Judith sei. Gab sie sich immer die Schuld, wenn etwas schiefging? Sie bejahten das. Ich hatte das Gefühl, dass dies wichtig war – ihre ständige Besorgnis und dass sie sich die Schuld an Dingen gab, die außerhalb ihrer Kontrolle lagen. Ich fragte sie flüsternd nach Nonny. Hatte sie darüber nachgedacht? Wäre sie bereit, das jetzt anzuschneiden? Sie sagte ja, das sei in Ordnung.

»Judith sagt, es ist in Ordnung, wenn ich anspreche, dass sie sich wegen ihrer Großmutter Sorgen macht.«

»Über meine Mutter?«, fragte Rabbi Kaplan. »Judith, ist das wahr? Warum weinst du?«

Frau Kaplan fragte: »Geht es darum, ob Nonny bei uns lebt? Oh, Judith!«

Die Kaplans umrissen die Geschichte für mich, wie Judith sie mir erzählt hatte. Tatsache war, dass sie sich verantwortlich fühlte.

Judith sagte: »Es sollte möglich sein, dass Nonny bei uns lebt. Du hast Papa gesagt, das wäre zu viel Stress wegen meinem Zucker.«

Die Kaplans waren überrascht von der Heftigkeit von Judiths Gefühlen hierüber, aber sie konnten sehen, dass es ihr ernst war. Ich ermunterte sie dazu, ihr die Situation zu erklären. Genau genommen hätten sie keine Entscheidung wegen ihrer Großmutter getroffen, und ganz sicher sei sie nicht Schuld. Ihre Mutter rief Judith zu sich und nahm sie in den Arm, und ihr Vater redete sehr zärtlich mit ihr und sagte, es sei gut, dass sie ihre Meinung äußere. Es sei bemerkenswert, sie so weinen zu sehen, sagten sie; zu Hause sei sie so stoisch. Es ist Zeit, dass Judith sich einmal richtig ausweint, dachte ich. Sie sagte wenig, weinte aber, als ob ihr das Herz brechen würde.

Ich bat die Eltern darum, alleine mit ihnen zu reden, um mehr über diese spezielle Familienangelegenheit zu erfahren. Oft gibt es zu einer Geschichte mehr zu erzählen, als Eltern vor Kindern sagen wollen oder können.

»Meine Mutter ist 82 und willenstark, und sie will bei uns leben. Ich habe meiner Frau diese Frage gestellt.«

»Wenn mein Mann möchte, dass seine Mutter bei uns lebt, ist die Frage geklärt. Ich habe mich nur gefragt, ob unser Haus die beste Wahl ist, weil wir so viele Stufen haben, und unsere Kinder sind auch jünger als die anderer Familienmitglieder. Ich hatte gedacht, es wäre für meine Schwiegermutter vielleicht nicht das Beste, das ist alles. Nachdem Judith dann ständig Arzttermine brauchte, habe ich mich das wegen der zusätzlichen Belastung für beide wieder gefragt.«

Der Rabbi erwiderte: »Und ich sagte, die Stufen sind kein Thema, weil sie sowieso im Erdgeschoss wäre. Es stimmt, dass die Kinder meines Bruders erwachsen sind und dass er jetzt mehr Platz in seinem Haus hat. Ich habe auch eine unverheiratete Schwester, die angeboten hat, meine Mutter aufzunehmen.«

Ich sagte zu Frau Kaplan: »Ich nehme an, es wäre für sie mit vier Kindern eine Menge Arbeit, Nonny bei sich zu haben. Ist das ein Gesichtspunkt?«

Ihr Mann mischte sich ein. »Es wäre schwierig. Ich könnte es verstehen, wenn du nicht Nein sagen wolltest – ich meine, *wenn* du Nein sagen wolltest. Besonders, nachdem Judith jetzt so viel Aufmerksamkeit braucht. Du hast mir nie so deutlich gesagt, wie du das empfindest.«

Ich sagte nichts über seinen Versprecher, aber er war mir aufgefallen. Er deutete darauf hin, dass er sich von seiner Frau ein »Ja« erhoffte. Frau Kaplan fing an zu weinen und sagte:

»Das ist eine Frau, die …« Sie musste sich zusammennehmen und noch einmal anfangen. »Meine Schwiegermutter war in einem Konzentrationslager. Wie komme ich dazu, mein Leben als ›schwierig‹ zu bezeichnen?«

Die Wahrheit war, dass Frau Kaplans krankes Bein sie sehr belastete, aber aus diesem Grund abzulehnen, sei »vollkommen egoistisch«, sagte sie.

Das Wort »egoistisch« lastete schwer auf dem Schweigen, das folgte. Judith hatte dieses Wort in der Sitzung mit mir verwendet. Das waren die beiden am wenigsten egoistischen Menschen, die ich in letzter Zeit getroffen hatte, und beide schienen von dem Gedanken gequält zu werden, nicht genug zu geben.

Es gab mehrere Möglichkeiten, wie ich in diesem Moment hätte eingreifen können. Ich hätte mich Rabbi Kaplan zuwenden und sagen können: »Würden Sie Ihre Frau als ›egoistisch‹ betrachten, wenn sie dagegen wäre, dass Ihre Mutter einzieht?« Nach seiner Erklärung von vorhin war ich sicher, dass er »Nein« sagen würde. Ich wollte diesen Augenblick dazu nutzen, Frau Kaplans Verwendung des Wortes »egoistisch« infrage zu stellen. Und ich wollte den Moment dazu nutzen, wenn möglich nicht nur meine Verbundenheit mit der Familie als Thema einzubringen, sondern sie auch zu stärken. Was konnte ich sagen, das gehört werden konnte?

Bei einigen Patienten hätte es ausgereicht zu sagen: »Was ist so schlimm daran, egoistisch zu sein?« Genau genommen ist es für viele Angehörige unserer Kultur das höchste Gut, sich nur um sich selbst zu kümmern. Ich wollte Frau Kaplan dazu bekommen, dass sie Mitgefühl für sich empfindet, ohne zu klingen, als würde ich die Populärkultur propagieren. Wenn ich über das Weltliche hinausginge und etwas aus der Bibel zitierte, die ich gut kannte, könnte das unsere Verschiedenheit unnötig betonen.

Ich hatte eine wunderschöne kurze Passage aus dem Talmud gelernt, und das vor Jahren. Sie passte in diesem Moment perfekt, aber ich kam mir anmaßend vor, mich wie ein Insider zu geben. Und was wenn ich es falsch machte, nervös wie ich war?

»Frau Kaplan, gibt es in der Heiligen Schrift nicht diese wunderbare Passage, die anfängt: ›Wenn ich nicht *für* mich bin …‹?«

Sie nickte und zitierte die drei Zeilen in Hebräisch.

Eem ain a-nee lee mee lee?
Uch-sh'a-nee l'atsmi ma a nee?
V'eem loh achschav ei-matai?

Der Rabbi strahlte. Er war sichtlich bewegt, als er die Passage für mich übersetzte:

Wenn ich nicht für mich bin, wer ist für mich?
Und bin ich nur für mich, was bin ich?
Und wenn nicht jetzt wann dann?
(Sprüche der Väter 1, 14)

Das Ehepaar blickte mich warm und respektvoll an. Dann sahen sie sich an, und Frau Kaplan sagte zu ihrem Mann: »Moshe, ich brauche mehr Hilfe von Dir bei –«, und wieder verschwand das Englische aus dem Äther.

Dieses Mal fühlte ich mich nicht ausgeschlossen. Sie sprachen über offensichtlich persönliche Dinge. Frau Kaplan hatte das von mir aufgebrachte Thema aufgenommen und nutzte es dazu, ihren Mann um etwas für sich zu bitten. Mehr Hilfe mit den Kindern, mehr Unterstützung in der Angelegenheit mit seiner Mutter oder vielleicht einfach mehr Anerkennung dafür, wie viel sie bereits leistete. Ich weiß es nicht. Aber einer Sache war ich mir sicher – Judiths Genesung hing davon ab, dass sie sich ehrlicher ihre Meinung sagten.

»Dr. Luepnitz, wollen Sie uns sagen, dass dieses Familiendilemma Judiths lebensbedrohliche Krise ausgelöst hat?«, fragte Herr Kaplan.

Ereignisse haben mehrere Ursachen, antwortete ich. Aber ich glaubte tatsächlich, dass Judiths aktuelle Probleme damit zu tun hatten, worüber sie sich Gedanken machte: über die Familie als Ganzes, über das Wohlergehen ihrer Großmutter, darüber, wie hart ihre Eltern arbeiteten, besonders über ihre Mutter. Sie war eindeutig ein sehr sensibles Kind, das den Stress anderer auf sich lud. Dieses sensible Kind hatte ebenfalls gerade eben eine unterstützende Vertraute verloren – Miriam. Mir fiel auch auf, dass die erste Aufnahme im Krankenhaus auf den Todestag von Frau Kaplans Mutter fiel; ein Verlust, den ich mir als besonders erschütternd vorstellte. (Vielleicht so erschütternd, dass sie ihn bei der Antwort auf Dr. Shapiros Fragen hatte verleugnen müssen. »Niemand war gestorben oder hatte einen Unfall gehabt …«) Nicht lange nach dem Tod ihrer Mutter war Frau Kaplan gebeten worden, ihre Schwiegermutter aufzunehmen. In manchen Situationen kann ein neues Mitglied im Haushalt den Schmerz der Trauer lindern. Der alten Frau Kaplan ging es jedoch selbst nicht gut, sie benötigte täglich ein erhebliches Maß an Betreuung. Und so schwierig es sein mag, das zuzugeben – die meisten von uns hätten, wie flüchtig auch immer, etwas gedacht wie: Wenn eine Großmutter sterben musste, warum diese?

Frau Kaplans Vorbehalte wegen des Umzugs, ihre Angst vor Auszehrung, ihre Scham wegen ihres Egoismus, ihre Wut auf ihren Ehemann, ihr diese Frage überhaupt zu stellen – vieles davon war unausgesprochen geblieben. Judiths Krankheitserscheinungen hatten den unbeabsichtigten Effekt, das Problem zu lösen. So lange sie Schwierigkeiten hatte, war es sinnvoll, dass ihre Großmutter woanders lebte, während niemand die Verantwortung dafür übernehmen musste zu sagen: »Wir haben uns dagegen entschieden.« Niemand musste egoistisch erscheinen.

Es war eine zufriedenstellende Sitzung, aber für mich nur eine Art Anfang. Ich hätte es vorgezogen, diese Themen aufzunehmen und sie über Wochen und Monate gründlich durchzuarbeiten. Ich hätte mit den Eltern eigene Sitzungen halten können, um uns auf Kommunikation und gegenseitige Hilfe zu konzentrieren, so dass ihre Ängste als Erwachsene nicht in die Herzen und Köpfe ihrer Kinder übergingen. Ich hätte mit Judith allein zu den Themen arbeiten können, die Dr. Shapiro zu Beginn genannt hatte: Pubertät, Sexualität, Wettbewerb und Wut. Judiths erste Krise war aufgetreten, kurz nachdem sie sich geweigert hatte, ihren Bruder fertig zu baden. Welche Gefühle über ihren eigenen, sich verändernden Körper hatte dieser seifenverschmierte kleine Junge geweckt? Auch hatte Judith das »magische« Alter von elf Jahren erreicht – das Jahr, das die Psychologin Carol Gilligan als ausschlaggebend für Mädchen erkannt hat (vgl. Gilligan 1982 und 2002). Es ist das Alter, in dem von Mädchen erwartet wird, dass sie sich psychologisch von ihrer Mutter trennen; eine Trennung, die Jungs schon früher machen müssen. Von Mädchen wird erwartet, dass sie sich auf eine heterosexuelle Welt umorientieren, die sie auf Ehe und Mutterschaft vorbereitet. Betrachtet man das schwierige Leben ihrer Mütter, ist es kein Wunder, dass manche pubertierende Mädchen sie ansehen und verbal oder anderweitig protestieren.

Diese Themen standen auf *meinem* Plan, nicht auf dem der Familie. Die Eltern hatten in der Notaufnahme-Sitzung viel preisgegeben. Danach schien sich das Fenster etwas zu schließen, und ich wurde gebeten, mich auf Judith zu konzentrieren und die Therapie zu Ende zu bringen.

Das tat ich. Die Woche nach ihrem Krankenhausbesuch verlief gut für Judith. Nicht nur ihre Blutzuckerwerte waren gut, sie verhielt sich auch lebendiger und fröhlicher. Als wir uns alleine trafen, sagte sie, sie fühle sich viel besser, seitdem sie über Nonny gesprochen habe. Ihre Eltern hätten in dieser Woche weiter über das Problem geredet, und sie hätte an der Tür gelauscht. Sie war mit ihren Hebräisch-Studien ins Hintertreffen geraten und wollte unbedingt einen Lehrer. Ich sagte ihr, dass ich sie unterstützen würde, wenn sie das in der Familiensitzung anspräche.

Judith fragte, wie viele weitere Sitzungen wir haben würden. Es interessierte mich, wie sie sich ihre weitere Behandlung vorstellte. Manche Teenager lassen es direkt oder indirekt wissen, dass sie gegen den Versuch ihrer Eltern sind, das Verfahren zu beschleunigen. In solchen Fällen argumentiere ich im Sinne des Patienten, und die Mehrheit der Eltern ist kooperativ. In diesem Fall schienen sowohl Judith als auch ihre Eltern das Mindestmaß an notwendiger Arbeit machen und zum Alltag zurückkehren zu wollen.

Bevor wir die Stunde beendeten, bat mich Judith um einige Tipps zum Stressabbau. Ich half ihr, zwei auszuarbeiten. Sie schrieb sie langsam auf einen Notizblock und sagte, sie werde sie in ihrem Zimmer aufhängen. Diese waren:

1. Vertraue darauf, dass Eltern selbst mit ihren Problemen fertig werden.
2. Sage klar, was du willst, und sei bereit, notwendige Kompromisse einzugehen.

In der nächsten Familiensitzung bat Judith um einen neuen Lehrer und auch darum, mit ihrem Vater zu lernen. Herr Kaplan sagte, er werde gerne Zeit mit ihr verbringen, aber dass er die Angelegenheit zuerst mit Dr. Shapiro und seinen Kollegen besprechen wolle. Er fragte sich, ob die Ärzte ihr raten würde, es erst einmal langsam angehen zu lassen und sich weniger Sorgen um die Schule zu machen. Ich wies darauf hin, dass das Lernen für Judith eher Belohnung als Stress war und dass Prüfungen nie eine diabetische Krise ausgelöst hatten.

Ich machte einen weiteren Vorschlag. Ihre Brüder hatten früher keine Arbeiten im Haushalt übernehmen müssen und jetzt, seit Judith krank war, alle. Wäre es möglich, sowohl die Hausarbeit als auch die Lernzeit mit dem Vater von jetzt ab gleichmäßig aufzuteilen?

Die Eltern sagten, dies erschiene besonders sinnvoll.

Uns blieben drei Sitzungen – zwei mit Judith allein und ein abschließendes Treffen mit der Familie.

Ich wollte sicher sein, dass Judith sich so stark fühlte, wie in der letzten Sitzung. Sie schien zuversichtlich und redefreudig in unseren beiden letzten gemeinsamen Stunden. Sie sagte, sie habe beschlossen, dass sie sich über ihre Eltern weniger Gedanken machen müsse. Und wie kam das, fragte ich?

»Ich weiß nicht«, sagte sie. »Ich habe einfach das Gefühl, dass sie allein zurechtkommen. Sie wollten nie, dass ich mir wegen ihnen Gedanken mache.«

Um diese Veränderung aus psychoanalytischer Sicht zu verstehen, müssen wir wieder auf das Konstrukt der projektiven Identifikation zurückgreifen – das Abspalten schmerzhafter Emotionen und »Verlagern« in eine andere Person. Judiths Eltern hatten sich schwer getan, mit ihrer Trauer, Wut und Frustration umzugehen, und Judith hatte sich unbewusst »freiwillig bereit erklärt«, ihre Gefühle für sie auf sich zu nehmen. Das Reden verteilte die emotionale Belastung wieder. Die Eltern stimmten zu, mehr zu tragen, und Judith verspürte Erleichterung.

Sie sah etwas kräftiger aus und nicht mehr so blass. Ich fragte sie nach der Schule, und sie erzählte, sie habe ein Referat über Diabetes gehalten. Ihre Klassenkameraden waren beeindruckt davon, wie viel sie wusste und wie viel sie durchgemacht hatte.

»Erinnern Sie sich an den Film? Als die anderen Kinder eine Komödie sehen wollte und ich nicht? Der, den ich sehen wollte, heißt *Shoah*, denn ich hatte gehört, wie mein Vater mit David und meinen Onkeln darüber gesprochen hatten. Sie sagten, es sei der beste Film über den Holocaust, und er spielt in Polen, wo meine Großeltern waren. Und ich war wirklich wütend, als sie über mich lachten, aber ich glaube nicht, dass sie an sich über *mich* lachten, sondern darüber, dass ein so ernster Film vorgeschlagen wird, ein so langer Film, so acht oder neun Stunden statt ein oder zwei.«

»Ich verstehe, was du meinst, Judith. Weißt du, als wir das erste Mal darüber geredet haben, hast du nicht erwähnt, wie der Film heißt. Gab es dafür einen Grund?«

»Ich wusste nicht, ob Sie ihn gesehen haben.«

»Richtig. Ich habe ihn gesehen. Es ist ein sehr guter und sehr wichtiger Film, und wirklich sehr lang. Hast du deinen Eltern von diesem Vorfall erzählt?«

»Nein, weil ich Angst hatte, dass sie auf die Kinder, die gelacht hatten, wirklich wütend geworden wären und die Schule angerufen hätten, und dann wären sie noch gemeiner zu mir gewesen. Weil sie sich alle nur für Jungs und Klamotten interessieren und ich nicht.«

Ich fragte sie, ob sie zu Hause die Möglichkeit gehabt hätte, über die Erfahrungen ihrer Familie während der Shoah zu sprechen.

»Meine Nonny war in einem Lager. Ich weiß davon. Sie schweigen das nicht tot oder so.«

Judith fügte hinzu, dass sie über dieses Thema normalerweise mit Miriam geredet hatte, der Freundin, die weggezogen war. An diesem Punkt sprachen wir über Möglichkeiten, wie sie mit Miriam in Kontakt bleiben konnte.

Es gab mehrere Hinweise darauf, dass der Holocaust Judiths Psyche massiv belastete. Als ich mir ihr Bild von dem Haus ansah, aus dem schwarzer Rauch quoll, fragte ich mich, ob sie etwas über das Kriegstrauma ihrer Großeltern dargestellt hatte. Ich fragte Judith direkt, ob sie glaube, dass ihre Alpträume mit dem Holocaust zu tun hätten. Sie sagte, sie wisse es nicht.

Wie schwierig die Pubertät in unserer Kultur für die Kinder auch sein mag, können wir jedoch zweifelsohne sagen: Diejenigen, die mit Rassismus oder Armut – oder familiären Erinnerungen an einen Genozid – zurechtkommen müssen, stehen einer sehr viel schwierigeren Entwicklungsaufgabe gegenüber.

Judith hatte Angst, dass, wenn ihre Großmutter einziehen würde, sie selbst noch weniger Aufmerksamkeit von ihren Eltern bekäme. Die Vorstellung, dass sie ihre eigenen Bedürfnisse denen einer Person vorzog, die so viel durchgemacht hatte, erfüllte sie mit bangen Selbstvorwürfen, genau wie ihre Mutter.

»Ich habe eher das Gefühl, jetzt meine Meinung sagen zu können, weil wir hierhergekommen sind. Ich hatte mich immer so schuldig gefühlt. Aber ehrlich, keiner glaubt, dass ich schlecht bin«, sagte Judith.

Am Nachmittag unserer letzten Sitzung rief mich Frau Kaplan an, um mir zu sagen, dass alle vier Kinder mitkommen, ihr Mann aber nach einer Konferenz später dazukommen würde.

Punkt sechs Uhr rief die Sprechstundehilfe an, um mir zu sagen, dass die Kaplans eingetroffen seien. Im Wartezimmer bat ich Judith, mich ihren Brüdern David und Nathan vorzustellen. Sam winkte mir kurz zu und schoss vorneweg zur Spielzeugkiste.

Als wir uns in mein Büro gesetzt hatten, gab Judith bekannt, dass ihr Zucker wieder unter Kontrolle sei. Sie knackte mit ihren Fingergelenken, um ihre Brüder zum Lachen zu bringen. Judith wirkte weniger belastet als zuvor, fast albern.

Um die Kinder als Gruppe anzusprechen, fragte ich nach den Bubby-Geschichten, die Judith geschrieben hatte. Ich erfuhr, dass David die Bücher illustriert hatte, und dass alle drei Jungs es liebten, wenn Judith sie laut vorlas. Mir gefielen die Titel: *Bubby und das Känguru*, *Bubby als Detektiv*, *Astronautin Bubby*. Bisher hatte ich Judiths heiterere Seite noch nicht gesehen, und ich fragte mich, ob die Geschichten so lustig waren, wie sie klangen. Während der Sitzung fingen die Kinder an, über ihre Großmutter zu reden, die sie sehr vermissten.

Nathan, der Siebenjährige, wechselte das Thema und fragte, warum sie hier seien. Als er redete, hörte ich Rabbi Kaplan an die Tür klopfen und stand auf, um ihn hereinzulassen. Die Kinder schienen sich zu freuen, ihn zu sehen; er entschuldigte sich für die Verspätung. Ich wollte ihn mit einbeziehen und fragte ihn, ob er auf Nathans Frage nach dem Zweck unseres Treffens antworten wolle. Er sagte:

»Zucker ist ein Problem, das schwieriger wird, wenn jemand besorgt ist, und manchmal weiß die Person nicht einmal, was sie bedrückt, also laden die Ärzte die ganze Familie ein, um es zusammen herauszufinden, wie ein Puzzle.«

Das war eine gute Antwort, dachte ich. Ich sah hinüber zu Frau Kaplan, die lächelte und nickte. Wir dachten beide das Gleiche.

»Also, was hat ihr Sorgen gemacht?«, fragte David

Judith lachte. »Alles!«

»Judith ist so ein fürsorglicher Mensch, wie ihr Jungs wisst, und sie hat sich einfach um jeden Gedanken gemacht, um uns und Nonny und Frau Schwartz und Miriam, ohne aufzuhören, wie ein 24-Stunden-Shop«, sagte Frau Kaplan. »Sie hat so sehr versucht, uns und ihren Lehrern zu helfen, dass es sie fix und fertig gemacht hat.«

Rabbi Kaplan sah mich an und sagte sanft:

»Judith ist gern der barmherzige Samariter.«

Dieser Verweis auf das Neue Testament berührte mich. Es war wie ein Geschenk. Ich hatte meine Vertrautheit mit ihrer Tradition gezeigt, und er erkannte meine an. Ich sagte zu der Familie:

»Es ist gut, Mitgefühl zu zeigen, oder?«

»Das ist es, was wir an Judith lieben«, sagte ihr Vater.

»Aber es muss ein Gleichgewicht zwischen Geben und Nehmen geben«, sagte Frau Kaplan, »zwischen Tun und Ausruhen.«

Und die sechs sprachen über Geben und Nehmen und darüber, warum sie beschlossen hatten, die Hausarbeit gerechter unter ihnen aufzuteilen.

»Judith machte sich viel zu viele Gedanken. Kann man sich auch zu wenige machen?«, fragte ich.

»Ja«, sagte Frau Kaplan, und sie zeigte mit beiden Händen auf ihren Mann.

»Was soll das? Muss ich mir mehr Gedanken machen? Ich verstehe nicht –«

»Du verstehst schon«, sagte Frau Kaplan liebenswürdig. »Du hast zugestimmt, etwas mehr auf die Dinge zu achten, damit Judith und ich weniger darauf achten müssen.«

»Ach ja, genau. Darüber haben wir gesprochen.«

»Sag mir nicht, du hättest es vergessen!«, sagte sie und forcierte ihr Argument.

»Ich habe es nicht vergessen, Ruth. Ich sagte: ›Ja, darüber haben wir gesprochen.‹«

»Okay, tut mir leid. Du klingst sehr müde.«

»Müde, ja; können wir weitermachen? Ja?« Sein Groll wuchs. Ich spürte, wie mir die Spannung den Nacken hochkroch.

Meine Augen klebten während dieses Schlagabtauschs an Judith. Sie spielte mit ihren Zopfbändern herum und benutzte sie als Schnurrbart, um Sam zu unterhalten. Das letzte Mal, als ihre Eltern in einer Sitzung eine Meinungsverschiedenheit gehabt hatten, hatte sie die Murmeln umgestoßen und so eine Ablenkung geschaffen. Auch dieses Mal funkte es, aber Judith saß auf ihrem Stuhl wie ein elfjähriges Mädchen, sie stand nicht wie ein menschlicher Blitzableiter über uns.

Ich musste entscheiden, ob ich auf die kurze Meinungsverschiedenheit ihrer Eltern eingehen sollte oder nicht. Ich hatte dem Ziel zugestimmt, Judith medizinisch wieder auf den richtigen Weg zu bringen, und das hatten wir erreicht, ohne ihre Beziehung näher zu erforschen. Es war offensichtlich, dass sie die Therapiekonversation zu Hause fortgeführt hatten, und das ist immer ein gutes Zeichen. Noch vielversprechender war Judiths Fähigkeit, einen Konflikt mitzubekommen, ohne darauf zu reagieren. Ich entschloss mich, etwas dazu zu sagen.

»Judith, du hattest mich um Tipps zum Umgang mit Stress gebeten. Ich sagte, der erste sei: ›Vertraue darauf, dass Eltern selbst mit ihren Sorgen fertig werden.‹ Es sieht mir ganz danach aus, dass du daran gearbeitet hast.«

Sie riss beide Arme in die Höhe und rief: »Danke!«

Alle klatschten, außer dem Rabbi, der etwas abgelenkt schien. Es blieben nur noch zehn Minuten.

Frau Kaplan sah hinunter auf die Bubby-Bücher und sagte, sie habe Judiths letztes Werk noch nicht gesehen: *Astronautin Bubby*.

Ich ermunterte Judith, aus dem Buch vorzulesen und uns Davids wunderbare Bilder zu zeigen.

Das tat sie, und jeder klatschte, ihr Vater eingeschlossen.

Unsere Zeit war um. Sie dankten mir vielmals, und wir verabschiedeten uns in dem Einvernehmen, dass sie mich jederzeit wieder anrufen konnten.

Ein solcher Anruf kam nie.

Ab diesem Zeitpunkt wurde Judith als normale Typ-1-Diabetikerin geführt, nicht länger als »super-labil«. Was auch immer sie gefährlich nahe an die Neigung zum »Entgleisen« brachte, war durch *Reden* gerade gerückt worden, darüber waren wir uns einig.

Die Psychotherapie heilt nicht alle Krankheiten. Sie kann keine gebrochenen Knochen heilen oder eine Magenverletzung. Aber sie eignet sich sehr gut bei den mit psychosomatischen Erkrankungen einhergehenden gefährlichen Entgleisungen, wenn der Körper gezwungen ist, für uns zu sprechen.

Lacans Konzept der drei Register ist hier hilfreich[3]. Dabei beziehe ich mich auf seine ineinandergreifenden Kreise, die er das Symbolische, das Imaginäre und das Reale nennt. Nach Lacan muss sich eine Störung im *Symbolischen* – auf dem Gebiet der Sprache und der Darstellung – zwangsläufig im *Realen* spiegeln (in diesem Fall durch Judiths körperliche Leiden). Man könnte unsere Arbeit als die Konzentration auf diese katastrophale Verschiebung zwischen den Registern verstehen.

In vielen Familien würde das, was man in sechs Sitzungen besprechen kann, nicht ausreichen, um spürbare Ergebnisse zu erzielen. Bei Familien wie den Kaplans jedoch, in denen die Erwachsenen bereit sind, zu reflektieren, neue Sachverhalte zu überdenken und die Regeln in der Familie zu ändern, kann sogar ein bisschen Therapie einen Unterschied machen. Dies trifft besonders dann zu, wenn die für die Therapie ausschlaggebende Beschwerde für sich allein steht, wie bei einer medizinischen Krise, und erst kürzlich aufgetreten ist. Drei Monate Arbeit reichten aus, um einen der berühmten »vier Faktoren von Diabetes« zu reduzieren – den Stress.

Was, so können wir fragen, ist das überhaupt? Niemand hat ihn je gesehen, wenige können ihn genau definieren, aber wir alle wissen es, wenn wir ihn haben. Wir scheinen weniger davon zu wollen, und das aus medizinisch guten Gründen. Ärzte betrachten Stress nicht nur bei Diabetes, sondern auch bei Herzkrankheiten, Bluthochdruck und Krebs als instrumentalen Faktor.

Das Wort »Stress« stammt vom lateinischen *strictus*, was »straff, zusammengedrückt« bedeutet. Von der Herkunft des Wortes aus betrachtet hat Stress also etwas mit zu wenig Raum zu tun und dem Bedürfnis, sich auszudehnen.

Diese Etymologie ruft mir Winnicotts Auffassung des *potenziellen Raums* ins Gedächtnis – diesem Übergangsbereich zwischen dem Subjektiven und dem Objektiven, in dem Kreativität und Spiel ihren Platz haben (vgl. Winnicott 1971). Laut Winnicott ist die Psychotherapie dem Spielen ähnlich. Eine Therapie findet weder im Kopf des Patienten, noch in dem des Therapeuten statt, sondern in einem Raum dazwischen, dem potenziellen Raum zwischen den beiden.

Judith und ihre Eltern waren besorgt wegen dem physischen Raum in ihrem Haushalt und auch wegen dem psychischen Raum, den sie benötigten, um die einzelnen Familienmitglieder zu berücksichtigen. Die Familie nutzte meinen Behandlungsraum – zwei, genau genommen –, um sich emotional auszudehnen. Eine Auseinandersetzung, die vorher in Judiths Kopf tobte, breitete sich auf die Familientreffen aus. Das eröffnete an allen Ecken und Enden neue Kommunikationswege. Somit verringerten die Kaplans, und besonders Judith, den Druck, den Stress.

Ist es möglich, bei einer derart kurzen Therapie von einer Übertragungsbeziehung zu sprechen? Ich glaube ja, obwohl sie nicht entwickelt oder gedeutet werden konnte. Die meiste Zeit fühlte ich mich den Kaplans gegenüber nicht wie eine gute oder schlechte Mutter oder ein guter oder schlechter Vater, sondern wie ein geachtetes Mitglied der Familie. Ich hatte den Eindruck, im Unbewusstsein der Familie die Rolle von Miriam zu spielen. Obwohl sie einer psychologischen Einmischung skeptisch gegenüberstanden, hatten sie Judith gestattet, mir persönliche Dinge anzuvertrauen, so wie sie ihr erlaubt hatten, sich Miriam anzuvertrauen. Als Hebräischlehrerin hätte sie die erste Begrüßung des Rabbis verstanden.

Drei Monate später erhielt ich eine Nachricht von der Familie, in der sie mir mitteilten, dass es Judith gut gehe. Sie sei in ausgezeichneter gesundheitlicher Verfassung, und sie habe einen neuen Hebräischlehrer.

Viele Jahre noch, wenn Ken Shapiro mich in der Krankenhauscafeteria traf, sagte er zu mir: »Ihrem Mädchen geht es immer noch bestens!« Ich war begeistert, aber fragte mich immer wieder nach dem Rest der Familie: Wie würden die Eltern mit der Zeit mit ihren Eheproblemen fertig werden? Würde ein anderes Kind Krankheiten entwickeln?

Judith jedenfalls musste nach dem Alter von elf Jahren nicht wieder in die Notaufnahme eingeliefert werden.

Die Therapie eröffnet sowohl dem Patienten als auch dem Therapeuten imaginative Welten. Ich lernte ziemlich viel aus der Arbeit mit den Kaplans, und ein kleines Beispiel spricht da Bände.

Einige Monate nach unserer abschließenden Sitzung las ich noch einmal die Geschichte des guten Samariters im Lukas-Evangelium (Lukas 10:

30–35). In dem weithin bekannten Gleichnis geht es um einen Mann, der von Dieben überfallen und schwerstverletzt liegen gelassen wird. Er ruft um Hilfe, aber Passanten, darunter auch ein Priester, ignorieren ihn. Nur einer bleibt stehen um zu helfen, ein Samariter.

> »[Der Samariter] ging hin, verband seine Wunden und goss Öl und Wein darauf. Dann hob er ihn auf sein Reittier, brachte ihn zu einer Herberge und trug Sorge für ihn. Am andern Tag zog er zwei Denare heraus, gab sie dem Wirt und sagte: Trag Sorge für ihn, und was du darüber noch aufwendest, werde ich dir auf dem Rückweg bezahlen.«
> (Lukas 10: 34–35)

»Trag Sorge für ihn«, sagt der Samariter. Er delegierte, so dass sich ein anderer um das Opfer kümmerte! Die Geschichte des guten Samariters ist nicht, wie ich mich dunkel erinnerte, eine der selbstlosen, unendlichen Verfügbarkeit wie in einem »24-Stunden-Shop«. Die Bibelpassage weist auf die ethische Möglichkeit, sogar die ethische Notwendigkeit hin, einen begrenzten Beitrag zu leisten, andere zur Mithilfe aufzufordern und dann selbst weiterzugehen.

Die Geschichte kommt mir jetzt wie eine Art Buchstütze für die Passage aus dem Talmud vor: »Wenn ich nicht für mich bin …« Beide verweisen auf ein Gleichgewicht zwischen der Sorge um das eigene Selbst und der Sorge um Andere – eine zeitlose Aufgabe. Und eine Stachelschwein-Aufgabe.

3 Don Juan in Trenton

»Wer nur einer getreu ist,
Begeht ein Unrecht an den andern.«
Don Giovanni

Dave Johnson rief mich vor seinem ersten Termin vom Empfang aus an und verschwand dann anscheinend. Ich stand in der Tür meines Büros im siebten Stock, sah auf die Uhr und trat von einem Fuß auf den anderen, als wäre ich zum Abschlussball verabredet. *Wo steckte er?* Hatte er sich irgendwo im Gebäude verlaufen? Ein plötzlicher Sinneswandel? Noch einen Kaffee holen wollen?

Mit 15 Minuten Verspätung kam Dave um die Ecke – mit rotem Kopf, aber sichtlich zufrieden mit sich selbst.

»Heiliger Strohsack, Doc, ich hab's vermasselt!«, begrüßte er mich.

Wir gaben uns die Hand, und ich bat ihn herein.

(Heiliger Strohsack? Doc?)

»Also, dieser Rotschopf vom sechsten Stock«, erklärte er und zog seine Sportjacke aus, »wahnsinnig süß, öffnet die Tür, die Arme voller Mappen. Ich: ›Ist das das Büro der Therapeutin?‹ Sie: ›Nein, das ist oben. Möchten Sie mein Telefon benutzen?‹«

(Erfand er das?)

»Was ging Ihnen durch den Kopf, Dave?«

»Ehrlich? Dass ich mich mit ihr unterhalten und sie fragen könnte, ob sie mit mir ausgeht.«

Dave sagte, dieses Kuddelmuddel gleiche seiner Lebensgeschichte. Wo immer er auch hinging – Buchladen, Waschsalon, Café – traf er attraktive Frauen, die sich mit ihm einlassen wollten.

»Ich bin nicht der gut aussehendste Typ weit und breit«, vertraute er mir an. »Ich kann nicht tanzen. Aber ich habe schon immer diese Wirkung auf Mädchen gehabt. Sogar als kleiner Junge haben sie mich wie einen Prinzen behandelt.«

Ich schaute ihn an. Dave Johnson, um die Einsachtzig, trug ein teuer aussehendes blaues Hemd mit goldenen Manschettenknöpfen, eine Rolex-Armbanduhr, eine gut gebügelte Baumwollhose und Slipper ohne Socken. Sein strahlendes Lächeln brachte Zähne zum Vorschein, die die Farbe von Standard-Badeinrichtungen hatten, aber er sah in der Tat nicht übermäßig gut aus.

»Die Wirkung, die ich auf sie habe, liegt an meiner Bewunderung für sie. Dave gefällt es, den Damen eine Freude zu machen, ob das nun heißt, ihnen Rosen zu bringen oder ihren Computer zu reparieren.«

Als wir am Telefon miteinander gesprochen hatten, war es mir schwer gefallen zu verstehen, was Dave wollte, wo das Problem lag. Das ist nicht ungewöhnlich; viele Menschen empfinden diesen ersten Anruf als einschüchternd. Wieder versuchte ich herauszufinden, was ihn dazu brachte, für einen Termin bei mir von Trenton nach Philadelphia zu fahren – eine Fahrtstrecke von gut 45 Minuten.

»Es geht nicht um hohe Wissenschaft, Doc. Dave muss an diesen elementaren Fragen wie Anteilnahme, Beziehungen, Kommunikationsfähigkeit und all dem arbeiten.«

Er klang wie jemand, der seine eigene Krankenakte vorlas. War er verrückt oder einfach nur sonderbar? Ich bat ihn, mir mehr von sich zu erzählen.

»Ich bin Tierarzt, wie ich am Telefon gesagt hatte. Normalerweise bin ich ein fröhlicher, ausgeglichener Kerl. Eine Konstitution wie ein Pferd. Vor sechs Monaten fing es an, dass ich mich beschissen fühlte. Ich bin die ganze Zeit hundemüde, habe Schmerzen, keinen Appetit. Ich bekam diese Kopfschmerzen und begann, mich zu fragen, ob da irgendwas nicht in Ordnung ist. Also ging ich zum Internisten, der die ganz schlimmen Sachen ausschließen konnte.«

»Was genau musste ausgeschlossen werden?«

»Diese Krebsgeschichten, Autoimmunkrankheiten, dieses Zeugs.«

»Richtig.«

»Er schlug vor, dass ich zu einem Seelenklempner gehe, und Sie wurden mir wärmstens empfohlen. Die Fahrtstrecke stört mich nicht.«

»Ihre beiden Probleme sind also ihre körperlichen Beschwerden und ihre Beziehungen?«

»Ja. Genau.«

Dave Johnson, 33 Jahre alt, wollte mich wissen lassen, dass er in den vergangenen Jahren mit vielen wunderbaren Frauen zusammen gewesen war. Seine Liebschaften dauerten im Durchschnitt zwei bis sechs Monate und überschnitten sich manchmal. Die Frauen, mit denen er sich traf, waren zwischen 18 und 44 Jahren alt. Er sah auf die Männer herab, die sich nur zu einem bestimmten »Typ« hingezogen fühlten: Rothaarige, schlanke Blondinen und was es sonst noch gibt.

»Für mich haben alle Frauen ein gewisses *Etwas*«, sagte er und spielte mit seinen Autoschlüsseln herum.

Dieser Mann hatte etwas Unheimliches an sich, etwas von ziemlicher Fremdheit und gleichzeitig unglaublicher Vertrautheit im freudschen Sinne (vgl. Freud 1919). Eine Sekunde lang dachte ich, er sei vielleicht jemand, den ich in der Grundschule gekannt hatte.

Dave fügte hinzu, dass er One-Night-Stands nicht mochte, obwohl er einige gehabt hatte. Er wusste, dass es Frauen gab, die – wie Männer – Sex ohne Liebe genossen, aber die waren nicht sein Ding. Er verknallte sich in Frauen, die sich binden wollten.

Das Problem war, dass er sich, obwohl er die Intimität mit diesen Frauen für kurze Zeit intensiv genoss, bald gelangweilt oder eingeengt fühlte. Offensichtlich hatten mehrere Freundinnen das Thema Heiraten angesprochen, und Dave tat es sehr leid abzulehnen. Es sei aber das größere Übel zu heiraten, bevor er Treue versprechen könne, sagte er. Obwohl er Kinder liebe, sei er noch nicht bereit, Vater zu sein.

Während Dave von der Intimität schnell überfordert war, konnte er es einfach nicht ertragen, lange alleine zu bleiben. Wie die Stachelschweine in Schopenhauers Gleichnis empfand er die Belastungen der Nähe als schmerzhaft; wenn er sich aber von einer Frau löste, um »sich auszubreiten«, kam er sich ganz allein auf der Welt vor, konnte seine Freiheit nicht genießen und sehnte sich inständig nach einer warmen Umarmung. Seine Schilderung des Problems führte zu einem kurzen Exkurs zu den Geschlechtern.

»Frauen verdienen etwas Besseres als das, was sie bekommen. Ich respektiere Frauen mehr als Männer. Männer sind konkurrenzgeile Idioten, wenn Sie mich fragen.«

Entsprechend kam für ihn – sosehr er auch zögerte, es mit einer Therapie zu versuchen – ausschließlich eine Therapeutin infrage.

Dave nahm die Aufzählung seiner körperlichen Beschwerden wieder auf und fügte eine weitere hinzu, die ärgerlichste: Er hatte sein Interesse an Sex verloren.

»Ich bekomme ihn einsatzfähig, aber ich habe meine Lust verloren. Das mag nicht nach einer großen Sache klingen, aber das ist mir noch nie passiert. Es ist irgendwie gruselig.«

Seine körperlichen Probleme hatten sechs Monate vor unserer Sitzung begonnen und drei Monate, nachdem er mit seiner derzeitigen Freundin Sylvie zusammengekommen war. Er sah, wie sich das gleiche Spiel wiederholte. Sie wollte Versprechen, die er nicht geben konnte, und er stand kurz davor, sie zu verlassen. Dave sagte, er habe sich noch nie so schlecht dabei gefühlt, eine Beziehung zu beenden. Sylvies Eltern waren tot, und sie vertraute auf Dave als ihren einzigen Beschützer.

»Diese Mädchen ist so schön und so nett. Sie hat dieses bemerkenswerte … *Etwas* an sich. Es wird entsetzlich sein, ihr den Laufpass zu geben.«

So wehmütig Dave sich auch fühlte, dies schien bevorzustehen. Er erklärte, er könne sich nicht nur keine Zukunft mit Sylvie vorstellen, auch begehre er sie sexuell nicht mehr. Wenn sie einen schönen gemeinsamen Abend planten, fühlte er sich nach dem Essen nicht gut, war müde und wollte schlafen.

Ich ahnte, was bei den beiden vor sich ging; das war keine »hohe Wissenschaft«, wie Dave vielleicht sagen würde. Er mochte Sylvie nicht zu wenig, sondern zu sehr. Die Beschwerden drückten aus, was er nicht in Worte fassen konnte – dass die Intimität schmerzhaft und erschöpfend war. Ich hoffte, ihn lange genug bremsen zu können, so dass er über die Beziehung nachdenken konnte, anstatt sie endgültig entgleisen zu lassen.

Dave ließ mich wissen, dass seine Freundin die Dinge genauso sah wie ich. Sie hatte ihn sogar dazu gedrängt, in einer Paartherapie an ihren Problemen zu arbeiten, aber nachdem er darüber nachgedacht hatte, lehnte Dave ab. Er wollte raus.

Um zu vermeiden, über seine romantischen Leiden nachzudenken, brachte Dave an, dass er sich in die Arbeit stürze. Es gehörte zu seinem Job, Katzen und Hunden Spritzen zu verabreichen und gelegentlich zu operieren. Er mochte seine Kollegen und seinen Chef, den er mit seinem Vater verglich. Daves Vater Joe war gestorben, als Dave 18 Jahre alt war.

»Mein Vater war Spitzenklasse. Ich werde nie ein so guter Mensch sein, wie er es war.«

Joe Johnson war Anästhesist, der mit einer neuen Technik bahnbrechende Arbeit leistete und sich einen Namen machte – und auch ein Vermögen.

»Mein Vater war ein demütiger Mensch. Er hätte in der obersten Liga mitspielen können, aber er zog es vor, zu Hause zu sein; nicht unbedingt mit uns, aber in seinem Büro. Meine Mutter nannte ihn: ›Vater unser, der du bist im Obergeschoss‹.«

Dave beschrieb seine Mutter als guten Menschen, aber auch als »total unfähig« – die Sorte Frau, die glaubt, das Auto sei kaputt, wenn einfach nur der Sprit alle ist. Dave verurteilte sie deswegen nicht. »Wenn man daran denkt, wie Frauen damals erzogen wurden ...«

Kein Elternteil war in der Ehe untreu gewesen.

»Mein Vater war ein ruhiger Typ. Stille Wasser sind tief, wissen Sie. Flache Bäche machen Lärm.«

»Was würde Ihr Vater zu der Situation sagen, in der Sie gerade stecken?«

»Hör auf mit dem Don-Juan-Zeug, Dave. Die Zeit heilt alle Wunden. Vorsicht ist besser als Nachsicht.«

»Und das heißt, Dave?«

»Das heißt, dass ich mich den Tatsachen stellen muss. Meiner Freundin sagen, wo ich stehe, und mich zusammenreißen muss. Was würden *Sie* raten?«

Ich lächelte. »Was glauben Sie?«

»Ich glaube, Sie würden sagen: ›Ich bin nicht hier, um Ihnen Ratschläge zu geben, mein Freund, sondern Ihnen dabei zu helfen, herauszufinden, was zum Teufel *Sie* wollen.‹«

»Wie würde Ihnen dieser Rat gefallen?«

»Ich weiß nicht. Aber mir scheint, dass Sie nach nicht einmal 30 Minuten den Ball schon ins Rollen gebracht haben. Nicht schlecht! Sharma, mein Internist – ein Inder –, hat gesagt, ich solle mit mehreren Therapeuten sprechen, bevor ich mich für einen entscheide, aber ich habe nicht das Gefühl, weitersuchen zu müssen. Sie haben wirklich ... Sie haben ganz definitiv dieses *Etwas*.«

Ich war mir nicht sicher, ob ich das als kleines Lob oder als überschwängliche Verurteilung verstehen sollte. Ich entschied mich, seine Plattheiten der Angst vor der ersten Therapiesitzung zuzuschreiben. Niemand konnte die ganze Zeit in Floskeln reden.

»Trenton ist mein einziges anderes Problem«, sagte Dave, stand auf und streckte sich. »Ich könnte es absolut nicht ertragen, Trenton zu verlieren.«

Ich wusste nicht, was er damit meinte, aber unsere Zeit war um.

Dave vereinbarte einen weiteren Termin und gab mir seinen Scheck.

»Ich glaube, das könnte das Beste sein, was mir je passiert ist, Doc.«

Ich schloss die Tür hinter ihm und empfand das leise Ticken der Uhr als beruhigend. Dieser Kerl hatte etwas Beklemmendes an sich. Ich empfand keine Angst oder keinen Hass in der Gegenübertragung, wie ich es bei Patienten erlebt habe, die ihre Kinder getötet oder ihnen Drogen verabreicht hatten, aber ich war angeekelt. Ich verspürte den leisen Drang, meine Hände zu waschen, seine schmierigen Schmeicheleien wegzuwischen.

Für einen Therapeuten ist es entscheidend, auf solche Gedanken zu achten, so unausgeformt und unbegründet sie nach einer ersten Sitzung auch sind. Sich eine anfängliche Abneigung (oder ein starkes Hingezogensein, eine sexuelle Anziehung) zu einem Patienten einzugestehen, minimiert die Wahrscheinlichkeit, diese Gefühle auszuleben, erheblich. Die Erkenntnis, dass ich Dave als unecht und schmeichlerisch erlebt hatte, half mir dabei, diese Informationen bei der Diagnose zu nutzen.

Diagnostisch gesehen deutete Daves Vorstellung auf die Kategorie des »falschen Selbst« oder der »Als-ob-Persönlichkeit« hin[1]. Ein Mensch, der eine hyperkonforme Fassade aufbaut, macht dies aus guten psychologischen Gründen, die mit Erlebnissen aus der Kindheit zu tun haben. Wenn Eltern zum Beispiel depressiv sind oder misshandeln, lernen die Kinder, dass es nicht sicher ist, um Aufmerksamkeit zu bitten, denn das Überleben hängt davon ab, die Stimmungen der Erwachsenen an deren Stirn abzulesen. Die Kinder nehmen von einem spontanen, verlangenden Selbst Abstand, um sich ihren Eltern gegenüber wie Eltern zu verhalten. Winnicott sagt, dass das »wahre Selbst« des Kindes in solchen Situationen auf Eis gelegt wird und ein falsches betreuendes Selbst die Oberhand gewinnt (vgl. Winnicott 1971: S. 128–135). Winnicott glaubte auch, dass scheinheilig-schmierige Freundlichkeit und Sentimentalität »geleugneten Hass« darstellte. War Dave Johnson, der große Liebhaber, eigentlich ein großer Hasser? Vielleicht tat er gut daran, seine Frauen früh zu verlassen; vielleicht beschützte er sie so vor zerstörerischen Trieben.

Vielleicht zog ich voreilige Schlüsse.

Sein Verweis auf »Don Juan« brachte mich zum Lächeln. Don Juan fasziniert die Studenten der Psychoanalyse seit Langem, die immer noch Otto Ranks Klassiker von 1924 *Die Don Juan-Gestalt* lesen. Die Figur namens »Don Juan« tauchte erstmals Anfang des 17. Jahrhunderts in *El Burlador de Sevilla* auf, dem Theaterstück eines spanischen Mönchs (de Molina 1976). Es ist ein warnendes Beispiel für den Niedergang eines liederlichen Edelmanns, der sich 1.003 Eroberungen rühmt. Im letzten Akt des Stücks wird Don Juan aus Rache vom Vater eines weiblichen Opfers in die Hölle hinabgezogen. Diese Geschichte erzählt Mozart in seiner großartigen Oper *Don Giovanni*. Molière, Byron und Shaw widmeten Don Juan bedeutende

Werke. Philosophen von Hegel über Kierkegaard bis Camus haben ihn verschiedenartig als den Mann analysiert, der mit Gott auf Kriegsfuß steht; als den Künstler, der die vollkommene Schönheit sucht; oder als den Sozialkritiker, der sich gegen die bürgerliche Ehe auflehnt.

Otto Rank sah Don Juan als den vollkommenen ödipalen Sieger. Für Rank waren die Don Juans des wahren Lebens die Männer, die es als Jungen schafften, ihren Vätern die Aufmerksamkeit ihrer Mütter zu entreißen. Dies sind in der Regel Pyrrhussiege, und somit ist der heranwachsende ödipale Sieger in seinen Bemühungen als Erwachsener um Liebe und um das Geliebtwerden behindert. Rank lieferte überzeugende Argumente für die ödipale Deutung des Don Juan:

> »Es ist klar, dass die für den Don Juan-Typus charakterisierende ›Reihenbildung‹ nebst der Bedingung des ›geschädigten Dritten‹ dieser analytischen Auffassung recht zu geben scheint: das heißt, dass die vielen Frauen, die er sich immer aufs neue ersetzen muss, ihm die *eine* unersetzliche Mutter repräsentieren und die getäuschten, betrogenen, bekämpften ... Konkurrenten und Widersacher, den einen unüberwindlichen Todfeind, den Vater.« (Rank 1924: S. 10–11; Hervorhebung des Autors)

Ironischerweise hat es Don Juan also trotz seiner Freiheitsliebe und seiner Verachtung für das Häusliche nie geschafft, das zu Hause zu verlassen.

Ich hatte in meiner Praxis eine Reihe Männer erlebt, auf die Ranks Beschreibung passte. Es war noch zu früh um zu sagen, ob auch Dave zu ihnen gehörte, aber ich hatte die Möglichkeit im Hinterkopf, als wir uns zum zweiten Mal trafen.

Dave begann diese Sitzung mit dem Kommentar, er habe sich in dieser Woche ein bisschen besser gefühlt, war weniger müde gewesen und hatte weniger Schmerzen gehabt. Er hatte seiner Freundin erzählt, dass er bei einer Therapeutin gewesen sei, die ihm geraten hätte, die Beziehung zu beenden und eine Zeit lang probeweise sexuell enthaltsam zu sein. Sie hatte geweint und werde warten, bis er bereit sei. Es tat ihm weh zu sehen, wie durcheinander sie war. Er war geblieben und hatte sie die ganze Nacht in seinen Armen gehalten. Er hoffte, sie würde ihn sich aus dem Kopf schlagen.

»Sylvie verdient etwas Besseres. Dieses Mädchen sieht aus wie Winona Ryder und hat das Herz eines Engels.«

Plötzlich ging mir eine unheimlichere Variation des Don Juan-Typs durch den Kopf; eine Figur, die ich vor wenigen Wochen in einem fürchterlichen argentinischen Film (*Die dunkle Seite des Herzens*) gesehen hatte.

Der unglaublich schöne Protagonist schläft mit einer Frau, zündet sich danach eine Zigarette an und drückt einen Knopf, woraufhin sich der Dielenboden auftut und sie ins Vergessen entsorgt wird. Sie wird durch eine neue Frau ersetzt, und das Gleiche geschieht wieder. Ich hatte mir den Film mit einem argentinischen Freund angesehen, und unsere Unterhaltung hatte sich um die Frage gedreht, wer diesen Knopf eher benötigt: Frauen oder Männer.

Als ich Dave gegenübersaß, fragte ich mich, ob sie sich fühle, als sei sie durch den Dielenboden hinausgeworfen worden, oder ob sie es hatte kommen sehen. Ich wusste nichts über diese Frau und konnte doch nicht anders als zu denken, dass sie etwas Besseres verdient. Dave selbst schien dies auch zu glauben. Wie dem auch sei, was ging im Kopf dieses Mannes vor, dass er einer Frau in meinem Namen den Laufpass gab? Bildete er sich ein, ich sei eine nachgiebige Mutter, die seinem Lehrer schreibt: »Bitte entschuldigen Sie Dave von seinen sexuellen Beziehungen. Er fühlt sich heute nicht gut«? Ich musste etwas dazu sagen.

»Dave, ich habe keine Enthaltsamkeit empfohlen. Ich erinnere mich nicht, bei unserem Treffen vergangene Woche irgendetwas empfohlen zu haben.«

»Oh, ich weiß, Doc. Das war ein bisschen künstlerische Freiheit. Ich wollte nicht, dass sie glaubt, ich betrüge sie, und ich muss wirklich allein sein.«

Der Abschied von Sylvie schien die Tür zu seinen Erinnerungen aufzustoßen und sie weit offen stehen zu lassen. In der Erwartung, ich würde dies gelinde missbilligen, erzählte mir Dave in den folgenden Wochen von seinen vergangenen Abenteuern, und er schaffte es auch, Missbilligung hervorzurufen. Da war die 16-jährige Brautjungfer bei der Hochzeit seines Onkels, die Stewardess auf dem Flug nach West Palm, die einzige gut aussehende Professorin in der veterinärmedizinischen Ausbildung und diverse Sekretärinnen in seinem Bürogebäude, die auf seine Computerkenntnisse und seine Fähigkeiten bei der Bekämpfung von Flöhen vertrauten. Er fand ihre verloren gegangenen Dateien und heilte ihre geliebten Haustiere, und sie bewunderten ihn. Einige dieser Frauen hatten Partner, von denen sie misshandelt wurden und die Dave nur allzu gerne ersetzte. Eine Frau vor der Gefährdung durch einen anderen Mann zu retten, war seine Spezialität. Mission erfüllt. Dave konnte jetzt weiterziehen.

Ich kam mir ein bisschen wie Leporello in *Don Giovanni* vor, der Handlanger, der eine Liste mit den Eroberungen seines Herrn führt. Leporello konnte den Frauen auf dieser Liste Warnungen zukommen lassen. Ich hatte eine solche Möglichkeit nicht.

Eines Abends kam Dave herein, die Jacke über eine Schulter geworfen, die Lippen zum Schmollmund geschürzt wie ein Männermodel.

»Außergewöhnliche schwarze Dame im Aufzug heute.«

Als er ihre Figur und Kleidung beschrieb, wurde mir bewusst, dass es sich um eine meiner Patientinnen handelte, und wieder fühlte ich einen Schutzinstinkt, obwohl sich die Frau gut selbst wehren konnte.

Das Erwähnen der Hautfarbe brachte ihn zufällig wieder auf seine Familie.

»Ich bin kein Rassist. Das ist so, weil meine Eltern auch keine waren. Manche Ecken von New Jersey sind weißer als weiß, wissen Sie, und die Menschen haben Angst vor Schwarzen. Mein Vater beschäftigte Afroamerikaner in seinem Büro, und meiner Mutter waren alle meine Freunde willkommen, die Hautfarbe war egal. Sogar einer vom Ratpack war schwarz.«

Dave wusste scheinbar nicht, dass »Ratpack« der Name einer Gruppe junger Musiker war, mit Frank Sinatra als berühmtestem Mitglied. Er erzählte eine reizende Geschichte über seine Clique und seine engsten High-School-Freunde. Diese Jungs machten zusammen Sport und lernten gemeinsam, und sie wurden in ihren Familien gegenseitig praktisch als Familienmitglieder aufgenommen. Am Muttertag, erzählte Dave, zog jeder der vier Jungs los und kaufte ein Dutzend Rosen. Zuerst gab er seiner Mutter drei, dann ging er zu den Müttern seiner Freunde, unterhielt sich mit ihnen und schenkte auch ihnen drei Stück. Am Ende hatte jede Mutter 12 Rosen. Ich fand das raffiniert und rührend.

»Jetzt haben wir es. Sie denken vermutlich: ›Damals fing seine ganze Jagd auf Mädchen an.‹«

»Nein. Eigentlich dachte ich, dass es eine schöne Sitte war.«

Dave blickte verwirrt drein. Er schien meine Missbilligung zu brauchen. Es interessierte mich, ob sein Vater seiner Mutter Rosen geschickt hatte oder nicht. Dr. Johnson senior war in dieser Hinsicht vergesslich. Er war sogar, so erzählte Dave, am Abend des 40. Geburtstags seiner Frau in seinem Labor eingeschlafen und hatte die Feier verpasst.

»Vergangene Woche haben Sie erwähnt, dass Ihr Vater –«

»Ich hoffe, wir bleiben nicht dabei hängen, meine Eltern zu analysieren. Das waren – sind – ganz tolle Menschen. *Ich* bin das Problem.«

»Es geht nicht darum, Ihre Eltern zu analysieren, sondern –«

»Ich weiß, aber ich möchte Ihnen einfach von diesen Jungs zu Ende erzählen, denn das waren die besten Freunde, die ich je hatte.«

Leider waren sie in verschiedene Ecken des Landes gezogen. Zurzeit hatte er keine Männerfreundschaften. Er fand, sehr entschieden, dass Männer egozentrische Idioten waren, die die Frauen nur bescheißen wollten.

Wirklich?

Kritiker werfen Feministinnen vor, Männer zu hassen. Nach meiner Erfahrung sind es genau genommen Männer wie Dave Johnson, die die Männer als Gruppe am energischsten herabsetzen.

»Sind alle Männer so schlecht?«, fragte ich.

»Schwule sind okay. Sie sind eher sanft, weniger maskulin. Jetzt glauben Sie natürlich, dass ich schwul bin. Denken Sie das?«

Tatsächlich ist die Auffassung, Don Juan sei uneingestanden schwul, eine logische Folge der psychoanalytischen Binsenweisheit seiner ödipalen Fixierung. Unfähig, seine Hingezogenheit zu Männern zuzugeben, gibt er sich als jemand aus, der nach Frauen noch verrückter ist als seine heterosexuellen Kollegen. Dies trifft zweifelsohne auf einen bestimmten Teil der »Schürzenjäger« zu. Die Tatsache aber, dass Dave schwule Freunde hatte und offensichtlich nicht homosexualitätsfeindlich eingestellt war, überzeugte mich nicht davon, dass sich sein wahres Verlangen auf Männer bezog. Es war zu früh, Schlüsse zu ziehen oder irgendetwas auszuschließen.

In den folgenden Monaten liefen Daves Sitzungen nach einem bestimmten Muster ab. Er saß einige Minuten schweigend da, spielte an seiner Uhr herum und erzählte mir mehr von seinen Frauengeschichten und, falls nötig, von seinen männlichen Konkurrenten. Unsere Arbeit lief ein bisschen besser, glaubte ich. Er erzählte mir diese Geschichten nicht, um mich zu beeindrucken oder zu schockieren, sondern damit ich ihn kennenlerne, denn noch nie hatte er so offen mit jemandem geredet. Ich stellte Fragen und machte Anmerkungen, aber die letzte Viertelstunde jeder Sitzung fühlte sich tödlich an. An diesem Punkt sagte er immer, ihm seien »die Worte ausgegangen«. Gelegentlich berechnete er seine Einbußen.

»Zehn leere Minuten, das sind 20 Dollar den Bach hinunter.«

Ich gab mein Bestes, in diesen Unterbrechungen aufmerksam zu bleiben, aber das war nicht leicht. Die anderen Don Juans, die ich kannte, waren fesselnd. Es wehte immer etwas von ihrem sexuell aufgeladenen Charme durch den Behandlungsraum und machte die Dinge lebendig. Warum waren Dave und ich so unbeteiligt? Eins wusste ich: Es half nicht, ihn dazu aufzufordern, mehr zu reden, oder Themen vorzuschlagen, die mir passend schienen. Leider waren die leeren Schweigepausen lang, und sie wurden länger.

Ich erkannte, dass Dave von dem Schweigen am Ende der Sitzungen ehrlich frustriert war. Er sagte, dass er so sehr kooperieren wolle und hoffe, er »mache alles richtig«. Er wusste, dass man in einer Therapie über seine Fantasien und Träume sprach, aber seine Fantasien drehten sich in letzter Zeit nur um Urlaub, und leider träume er nicht. Ich versicherte ihm, er würde träumen, jeder tue das. Er erinnere sich nur nicht an seine Träume und werde das irgendwann. An dieser Stelle übertraf sich Dave selbst und fragte:

»Doc, wovon sollte ich an diesem Punkt träumen? Was, glauben Sie, träume ich an diesem Punkt meiner Behandlung?«

Das war eine komplexe Kommunikation, aber ich war verärgert über die schieren Ansprüche, die an mich gestellt wurden. Mir schoss eine Bibelpassage durch den Kopf, die ich seit Jahren nicht gelesen hatte, in der der alte König Nebukadnezar den berühmten Traumdeuter Daniel zu sich ruft und eine Traumdeutung verlangt. Daniel will sich an die Arbeit machen, erfährt aber, dass die Sache einen Haken hat.

»Ich habe es vergessen«, sagt der König.

Er verlangt von Daniel, ihm zunächst zu sagen, was er geträumt hat, und es ihm dann zu deuten[2].

Ich sagte Dave, es gebe keine Möglichkeit zu sagen, was ein Mensch »träumen soll«, und dass, wenn er sich an einen Traum erinnere, er ihn vielleicht aufschreiben sollte. Einen Augenblick später wurde mir bewusst, dass Dave mir eventuell etwas Wichtiges über sich erzählte: dass seine eigene Vorstellungskraft derart verkümmert war, dass er sich nicht wirklich daran erinnern konnte, wie es ist, zu träumen, zu sinnieren, zu fantasieren. Da die freie Assoziation eine andere Möglichkeit ist, auf unbewusste Dinge zuzugreifen, ermutigte ich ihn erneut dazu, mir sooft er konnte das zu erzählen, was er während der langen Schweigephasen dachte.

»Können Sie mir zum Beispiel sagen, woran Sie jetzt gerade gedacht haben?«

»Nichts. Nur an die Arbeit.«

»An die Arbeit?«

»Ich dachte an eine Frau, die mit ihrem Foxterrier vorbeikam, weil er Würmer hatte, und wir konnten nicht herausfinden, welche. Schließlich erzählte sie mir, dass sie den Hund in Pflege gegeben hatten, während sie im Hinterland Guatemalas wanderten. Ich konnte nicht glauben, dass sie drei Wochen lang vergessen hatte, mir das zu sagen. … Ich sagte Ihnen, dass ich nicht über irgendetwas Relevantes nachgedacht habe.«

»Gibt es etwas, das Sie vielleicht vergessen, mir zu sagen, was uns dabei helfen könnte, *Sie* zu verstehen?«, fragte ich.

»Ich weiß nicht«, sagte er und spielte am Armband seiner Uhr herum. »Ich nehme an, ich sollte die Probleme mit dem HSV erwähnen.«

Seine Antwort kam nach einer kurzen Pause, so als hätte er darauf gewartet, dass ich die Frage genau so stelle. Ich frage Dave, ob er mir die Geschichte mit dem HSV (Herpes-Simplex-Virus) erzählen wolle.

Er hatte ihn sich im Alter von 25 bei einer 18-Jährigen geholt, die nicht wusste, dass sie ihn hat. Er war nach der Diagnose am Boden zerstört und dachte vorübergehend an Selbstmord. Ihm wurde klar, dass der erste Krankheitsausbruch der schlimmste war, wie die Ärzte es prognostiziert hatten, und im ersten Jahr gab es die meisten Ausbrüche; danach machte sich die Krankheit noch etwa vier Mal pro Jahr bemerkbar. Die Medikamente hatten die Symptome erleichtert, und er sei der lebende Beweis, sagte er, dass Herpes nicht das Liebesleben töte. Ich fragte ihn, wie er damit umging, es seinen Sexualpartnern zu sagen.

»Einer von vier Amerikanern hat es«, war seine Reaktion. »Im Allgemeinen versuche ich, ehrlich zu sein.«

»Im Allgemeinen?«, fragte ich und versuchte, dabei nicht kritisch zu klingen.

»Bei einigen Frauen hat man das Gefühl, sie wollen es nicht wirklich wissen«, war Daves Antwort.

Offensichtlich glaubte er, ich gehöre dazu. Habe er etwas dagegen, wenn ich ihn fragte, ob er die Krankheit jemals weitergegeben habe?

»Zwei Mal«, sagte er entschieden, »vielleicht drei Mal. Aber wir reden hier von acht Jahren, wenn man sich das also durch den Kopf gehen lässt ...«

Wenn ich mir das durch den Kopf gehen ließ, verstand ich, warum einer von vier Amerikanern diese Krankheit hat.

Die Ausbrüche wurden von Antriebslosigkeit und einem grippeähnlichen Gefühl begleitet. Das Unwohlsein der vergangenen sechs Monate stand im Zusammenhang mit einer ungewöhnlich hohen Zahl an Ausbrüchen – einer alle zwei oder drei Wochen. Selbst tägliche oder »unterdrückende« Dosen Aciclovir zeigten kaum oder keine Wirkung.

»Ich wollte Ihnen gegenüber nicht unehrlich sein. Genau genommen wollte ich es ihnen sagen. Das Thema hat sich nur nie ergeben.«

Das ist absurd, aber nicht unsinnig. Auf der einen Seite ist es absurd, einem Therapeuten monatelang von grippeähnlichen Symptomen zu erzählen, die zu einer rückläufigen Libido führen, und die daran beteiligte körperliche Erkrankung nicht zu erwähnen. Auf der anderen Seite trifft auf praktisch alle von uns zu, dass es uns die Angst davor, das Gesicht zu verlieren – oder einfach die Wahrheit in einem neuen Licht zu sehen –, manches Mal schwer macht, zu wissen, was wir wissen.

Dave wollte unbedingt wissen, welche Wirkung diese Enthüllung auf mich hatte. Ich war froh, dass er es mir hatte sagen können. Vielleicht wünschte er, ich hätte es früher geahnt?

»Vermutlich. Aber wahrscheinlich wäre ich eher gegangen. Es ist peinlich.«

Und die Enthaltsamkeit, fragte ich mich, wie lief es damit? Er sagte, es gefalle ihm sehr. Er musste zugeben, dass er häufig darüber nachgedacht hatte, keinen Sex zu haben – darüber, eine Auszeit zu nehmen. Er stellte sich vor, dass eine »Sabbatzeit« Seelenfrieden bringen würde und eine bessere Konzentrationsfähigkeit. Es war das Alleinsein, das er unbehaglich und verwirrend fand.

»Wenn es keine Frau in meinem Leben gibt, was mache ich dann am Ende des Tages? Wie soll ich die Arbeit durchstehen, wenn keine Belohnung wartet – keine Dame bei Speis und Trank, die mich fragt, wie mein Tag war? Wenn ich mit niemandem zusammen bin, bin ich ein Einsiedler.«

Also weckte ein Gespräch mit einer Frau im Einkaufszentrum seine Begierde. Fast augenblicklich steckte er wieder in einer Zwei- bis Sechs-Monats-Schicht.

Er hatte die letzte Viertelstunde der Sitzung, die bisher leer gewesen war, mit einigen interessanten Beobachtungen über sich selbst gefüllt: über genau das, was seine eigene Version des Stachelschwein-Dilemmas war.

Dave nahm die Therapie ernst, und doch war ich immer noch von meiner Abneigung gegen ihn abgelenkt. Erinnerte er mich an Männer, die ich in den lebenslustigen 70ern gekannt hatte? Stieß mich einfach nur der Gedanke daran ab, dass er Frauen mit seiner sexuell übertragbaren Krankheit ansteckte? Oder war es Neid? Don Juans sehen unendliche romantische Möglichkeiten vor sich liegen, die der Rest von uns vielleicht nicht sieht.

Zwei Monate später kam Dave einige Minuten zu früh und traf gerade noch einen anderen Patienten; einen siebenjährigen Jungen, der mit seinen Eltern meine Praxis verließ. Er setzte sich auf die Couch und sagte: »Ich wusste gar nicht, dass Sie sich für jüngere Männer interessieren.«

Er brachte mich zum Lächeln. Dave machte weiter: »Sie wissen, was Mae West sagte, oder? Sie sagte, sie bevorzuge junge Männer, weil ihre Geschichten kürzer sind.«

Ich brach in Lachen aus. Ich hielt die Hand vor den Mund und nahm mich zusammen, nur um wieder loszulachen. Er war der letzte Mensch, mit dem ich einen Lachanfall assoziiert hätte.

»Der ist wirklich gut, oder? Ich kann mich nicht einmal daran erinnern, wo ich ihn gehört habe. Vielleicht, während ich mit Donna zusammen war, dieser Schönheit unten von der Küste. Sie war 44, als ich 27 war.«

Ich sagte nichts dazu, bemerkte aber, dass ich ungefähr in Donnas Alter war. Vielleicht hatten seine Gefühle für mich von Anfang an eine erotische Neigung gehabt, die ihn in den Sitzungen blockierte. Was den Eros in der Gegenübertragung anging, so zeichnete sich dieser immer noch durch Abwesenheit aus. Der verletzliche oder witzige Dave war eindeutig liebenswerter. Der roboterhafte Dave aber, der »Als-ob-Mann«, war immer noch so präsent, dass ich mir nicht vorstellen konnte, dass eine Frau ihn attraktiv fand. Lord Byron sagte über seinen Don Juan, dass er gegenüber Frauen so war, wie sie ihn haben oder sehen wollten, wozu sie ein ausreichendes Vorstellungsvermögen hätten (vgl. Byron 1824: Canto 15). Ich blickte auf die Uhr. Er starrte seit zehn Minuten aus dem Fenster.

»Wo sind Sie, Dave?«

»Ich habe an nichts Tiefgründiges gedacht, Doc. Nur wieder die Arbeit. Der Tag hat schlecht angefangen, aber gut aufgehört.«

Es stellte sich heraus, dass der Tag mit einer wütenden Patientin begonnen hatte, die sich bei ihm über eine vor sechs Monaten von Dr. Sal Curtis an ihrer Katze durchgeführten Operation beschwert hatte. Die Katze hinkte noch immer, und es ging ihr nicht gut. Ich fragte, warum die Besitzerin nicht direkt mit Dr. Curtis gesprochen habe.

»Die Hackordnung!«, sagte Dave, als wäre ich eine neue Art von Idiot. Genau genommen war dies das erste Mal, dass ich etwas über Ärger mit dem Chef hörte. Dave hatte diesen Mann immer als einen »großartigen Kerl« beschrieben, wenn auch als jemanden ohne »soziale Kompetenz«. Unter den Mitarbeitern schien es ein stillschweigendes Einverständnis zu geben, Probleme vom Chef fernzuhalten und, wenn nötig, die Verantwortung für diese Dinge selbst zu übernehmen. »Es lohnt sich einfach nicht, ihn in Patientenbeschwerden hineinzuziehen. Er schleicht sich gern in sein Büro und macht zwischen den Operationen ein Nickerchen. Was auch immer. Wir lieben ihn.«

»Vater unser, der du bist im Obergeschoss«, dachte ich.

An diesem Tag war es anders gelaufen. Aus irgendeinem Grund hatte Dave beschlossen, nicht in der Schusslinie zu stehen. Er hatte die wütende Patientin an Dr. Curtis verwiesen und hinterher sich und die Kollegen verteidigt.

»Ihm gefiel die Vorstellung nicht – verstehen Sie mich nicht falsch. Das

Ganze war ein Kunstfehler, ›Kunstfehler‹ groß geschrieben. Aber er hat begriffen, was ich sagen wollte. Die anderen haben mir den ganzen Tag auf die Schulter geklopft. Das fühlte sich klasse an.«

Was er empfand, hatte etwas damit zu tun, seinen Prinzipien treu gewesen zu sein und dem Mann, den er vorgab zu mögen, so weit vertraut zu haben, dass er seine Meinung gesagt hatte. Dave schien auch etwas über die Funktion der Idealisierung begriffen zu haben.

»Jeder sagt, Dr. Curtis habe keine soziale Kompetenz, weil er so brillant ist. Was, wenn das nur eine faule Ausrede ist, damit er aus dem Schneider ist?«

»Richtig. Manchmal idealisieren wir unsere Vorgesetzten, weil wir unsere Verachtung für sie nicht zulassen können.«

»Das ist kein schöner Gedanke, aber er klingt glaubhaft.«

Dave begann seine nächste Sitzung mit der Aussage, er habe eine großartige Woche gehabt. Er fühle sich äußerlich und innerlich wohl. Er sagte, die vorhergehende Sitzung habe geholfen, obwohl er sich seltsamerweise nicht daran erinnern könne, worüber wir gesprochen hatten.

»An gar nichts?«, fragte ich.

»Nein. Nur den Witz über Mae West. Und da war dieser süße kleine Kerl mit der Yankees-Kappe, der Ihre Praxis verlassen hat. Was für ein Schatz.«

Dave schwieg lange. Dieses spezielle Schweigen fühlte sich gesättigt an. Er hielt die Füße still und schaute nicht auf die Uhr; er war tief in Gedanken über ich weiß nicht was versunken. Es war ein ungewöhnlich kalter Wintertag, und er hatte seinen königsblauen Kaschmirschal angelassen. Seine dunklen Augen sahen weniger erschrocken aus, viel entspannter. Ohne seine übliche Anspannung wirkte Daves Gesicht recht hübsch. Als er an dem Schal zog, hatte ich wieder das Gefühl, ihn von irgendwoher zu kennen. Er ähnelte niemandem, der mir einfiel: kein Patient, Freund oder Nachbar. Könnte es sein, dass er einem unbekannteren Schauspieler oder jemandem vom Fernsehen ähnlich sah? (Dan Akroyd aus den frühen Comedyshows von *Saturday Night Live* kam mir in den Sinn.)

»Wo sind Sie, Dave?«

»Nirgends, Doc. Ich bin abgedriftet und habe an diesen kleinen Jungen gedacht oder vielleicht daran, wie ich in diesem Alter war.«

»Wie waren Sie?«

»Ich habe keine Ahnung. Ich frage mich, ob meine Eltern … wäre mein Vater mit mir zur Therapie gekommen? Ich kann ihn mir nicht dabei vorstellen, wie er so etwas tut. Er lebte in seinem Kopf. Meine Mutter wäre natürlich mitgekommen. In diesem Alter hat sie mir immer noch vorgelesen. Ich tat alles, damit sie mir noch eine weitere Gutenachtgeschichte vorliest. Manchmal ging ich in ihr Zimmer, und normalerweise ließen sie mich bleiben. Heute frage ich mich, wie sie es je geschafft haben … Wie auch immer, dann, als ich zehn war, brach er sich das Bein, schlief eine Zeit lang im Gästezimmer, und ich schlich mich in ihr Zimmer. Ich ging an die Seite ihres Doppelbetts, und sie merkte erst morgens, dass ich da war. Hey, warum bringen Sie mich dazu, über all dieses freudianische Zeug zu reden? Ich sagte Ihnen, ich fühle mich großartig. Ich bin ein Therapie-Vorzeigekind.«

»Ich fand das freudianische Zeug ziemlich interessant. Was ist mit Ihnen?«

»Es ist okay. Es steckt immer mehr dahinter, oder? Ich meine, gibt es nicht so Leute wie Woody Allen, die jahrzehntelang in Therapie sind? Und ich habe nicht die Kohle wie er! Ich glaube, es wäre ein guter Zeitpunkt, die Stunden zu reduzieren, dass wir uns vielleicht ein Mal im Monat treffen – bei einem Kaffee. Ich weiß ja nicht, wie Sie das mit Ihren Patienten halten; könnte es nicht freundschaftlicher sein?«

Ich zog es vor, den Sprung von einer Erinnerung daran, den Vater im Bett der Mutter zu ersetzen, zu der Frage, ob wir gemeinsam einen Kaffee trinken gehen würden, nicht zu deuten. Ich freute mich über die Möglichkeit, mit diesem Patienten – der sich dazu berechtigt, ja sogar gezwungen fühlte, Frauen zu besitzen – das zu beginnen, was manche Therapeuten die »Hier-und-Jetzt-Diskussion« über Grenzen nennen. Offenbar kam es Dave nicht in den Sinn, sich zu fragen, ob ich freundschaftlichen Kontakt zu ihm überhaupt wollte. Ich sagte ihm, dass ich die Grenze zwischen beruflichen und privaten Beziehungen nie verwische. Ich wolle ihn nicht in einem freundschaftlichen Rahmen treffen, aber ich wünsche mir sehr, seine Therapeutin zu sein. Ich war erleichtert, dass der Ton meiner Worte behutsam und nicht scharf war.

Den kleinen Jungen in meiner Praxis zu sehen, hatte Dave aus irgendeinem Grund zutiefst bewegt. Einen »Schatz« hatte er ihn genannt, und er hatte an sich selbst in dem Alter gedacht. Was war mit diesem kleinen Jungen geschehen, fragte ich mich – der Dave, der lebhaft war und sich nach Kontakt sehnte? Wodurch war er, statt früher spontan, heute wie betäubt geworden – ein Mann in einem emotionalen Hamsterrad?

In unserer Welt geschieht etwas Abstumpfendes mit den Jungen, sagt die Psychologin Carol Gilligan (Gilligan 2002). Gesellschaftliche Zwänge erdrücken die Neigung der Jungen, Gefühle zu zeigen und freundschaftlich mit Mädchen zu spielen. Die Kultur des Wettbewerbs und der Frauenfeindlichkeit abzulehnen bedeutet, sich ab einem bestimmten Zeitpunkt »zu weigern, ein Mann zu sein«, so der Feminist John Stoltenberg (Stoltenberg 1989). Don-Juanismus – das Sammeln von Frauen – nährt sich offensichtlich von gesellschaftlichen Zwängen, nicht nur von der familiären, ödipalen Dynamik. Daves Reaktion auf die Anwesenheit eines Kindes ließ mich tagelang über diese Dinge nachdenken, und ich brannte darauf, was er zu unserer nächsten Stunde mitbringen würde.

Dave eröffnete die folgende Sitzung mit der Mitteilung, dass er sich an einen Traum erinnere – den ersten seit Beginn der Therapie. Er hatte einen Kassettenrekorder neben sein Bett gestellt und nachts darauf gesprochen, als er aufgewacht war.

Dave hatte von seinem Vater geträumt. Sie wuschen zusammen das Auto. Im Traum dachte Dave: »Ihm ist nicht bewusst, dass er tot ist.« Er wachte auf und fühlte sich sehr traurig.

Dies war die erste von mehreren Sitzungen, in denen er über seinen Vater sprechen konnte – sein Leben, seinen Tod, die Beerdigung. Dr. Johnson senior war auf einem Medizinkongress nicht zu seiner Rede erschienen. Das Sicherheitspersonal des Hotels öffnete schließlich seine Zimmertür und fand ihn dort tot; ein Herzinfarkt. Das war in dem Sommer, bevor Dave mit dem Studium beginnen sollte. Im ersten Jahr fiel er in den meisten seiner Kurse durch und entschied dann, eine Auszeit zu nehmen. Nach nur zwei Jahren hatte er es geschafft, mit Erste-Klasse-Flügen und einigen Nobelkarossen sein Erbe zu verschleudern. Glücklicherweise hatte seine Mutter den größten Teil des Geldes geerbt. Während es ihn beruhigte zu wissen, dass er nach ihrem Tod eine gewisse Summe erben würde, empfand er es als äußerst unangenehm, sich von Zeit zu Zeit von ihr etwas leihen zu müssen. Gelegentlich ließ er das bleiben und geriet mit der Miete in Rückstand oder bat lieber Freunde, ihm etwas zu leihen, anstatt »sie wieder anzuhauen«. Das Resultat sei, dass er oft nicht wisse, ob er selbst reich oder arm sei, sagte Dave. Er habe seinen Vater überlebt und würde sein Vermögen erben, aber die Ausbeute war gering – unmöglich, sie zu genießen.

Das ist das Los des ödipalen Siegers, hätte Rank vielleicht gesagt. Er ersetzt seinen Vater und wird der Partner seiner Mutter, aber zu einem unwiederbringlichen Preis. Wie bei vielen erwachsenen Söhnen in seiner Situation waren Daves Gefühle zu seinem Vater, seiner Mutter und der Rolle, die er im familiären Dreieck spielte, so wenig verstanden, dass er nichts genießen konnte – nicht einmal die ihm rechtmäßig zustehenden Vergnügungen.

In der folgenden Woche trafen Dave und ich uns nicht, da ich nicht in der Stadt war, und ich erinnere mich daran, dass ich mir Sorgen wegen ihm machte. In entscheidenden Momenten irritiert die kurze Unterbrechung der Behandlung den Patienten manchmal derart, dass er mit einer selbst erschaffenen Lücke kontert. Als ich zurückkam, lag keine Absage von Dave vor, und er kam pünktlich zu seiner nächsten Sitzung. Er war aber still und unruhig und kam auf das Thema einer Beendigung zurück.

»Ich glaube ehrlich, dass ich fertig bin. Da ist keine Geschichte, die ich Ihnen noch erzählen kann. Sie haben alles über meine Freundinnen gehört, über die Leichen in meinem Keller. Ich habe keine verborgenen Bedeutungen mehr. Ich bin, was sie sehen.«

Ich entschloss mich, ihn beim Wort zu nehmen, und sah ihn genau an. Dave trug immer ein Hemd und eine Sportjacke, wenn er von der Arbeit kam, und ansonsten etwas Lässigeres. Heute war kein Arbeitstag; er trug ein hellblaues Sweatshirt, das ich früher schon gesehen hatte. Im schwachen Licht meines Behandlungsraums konnte ich über der Brusttasche links gerade eben so einen kleinen Aufdruck erkennen. Ich hoffte, meine Augen würden mich trügen, aber dem war nicht so. Auf dem blauen Hintergrund waren tatsächlich zwei winzig kleine gelbe Füße abgebildet.

»Ich sehe, was Sie sind, Dave. Und mir fällt gerade Ihr Sweatshirt auf. Sind das zwei Fußabdrücke?«

»Ja«, sagte er. »Sie sind so groß wie die Füße eines Babys bei der Abtreibung. Es ist ein Anti-Abtreibungs-Sweatshirt. Ich bin gegen Abtreibung.«

Dave fuhr fort und versicherte mir, dass er dagegen sei, Ärzte zu ermorden und Kliniken in Brand zu stecken; er sei nicht durchgeknallt. Er sprach weiter und präsentierte etwas, das wie eine ernsthafte »Anti-Abtreibungs-Einstellung« klang und nur von seinem üblichen Gebrauch von Klischees geschwächt wurde, die es wie immer so erschienen ließen, als habe jemand anderes für ihn das Denken erledigt. Er sagte, er fühle sich bei dieser Diskussion unwohl, denn er vermute, dass ich auf der anderen Seite stehe. Das läge an »all diesen Büchern«, sagte er, so viele Bücher über Frauen, was ihn davon ausgehen lasse, dass ich für Abtreibung sei.

Und wenn ich tatsächlich für Abtreibung sei? Er sagte, er könne mich weiterhin respektieren, so lange ich nicht versuchte, seine Meinung zu ändern.

Ich versicherte ihm, dass ich nicht versuchen würde, seine Meinung zu ändern. Ich teilte ihm auch mit, dass es häufig zu einer Therapie dazugehöre, seine politischen und religiösen Überzeugungen zu überprüfen –

diejenigen, die denen des Therapeuten entsprechen, wie auch die gegensätzlichen.

»In Ordnung«, sagte er.

Ich fragte, wie er zu seiner Überzeugung gelangt sei. Dave erzählte mir, dass er früher eigentlich für Abtreibung gewesen war. Aber dann sei etwas passiert, sagte er, blickte auf die Uhr und sah, dass unsere Zeit fast um war. »Es ist etwas passiert, aber das ist eine wirklich lange Geschichte ...«

Als ich ihm versicherte, dass wir für eine lange Geschichte Zeit hätten, bat er um eine zweite Sitzung in dieser Woche. Mein einziger freier Termin war früh am nächsten Tag. Dave nahm ihn. Er würde seine Vormittagstermine absagen müssen.

Wie kommt es, dass ein Mann mittwochs um 17.00 Uhr ernsthaft behaupten kann, dass er seine gesamte Geschichte erzählt hat, und sich kurz vor 18.00 Uhr daran erinnert, dass er einmal ein Kind hatte, das gestorben ist?

Es gab offenbar eine Beziehung, die Dave nicht erwähnt hatte. Im Alter von 19 Jahren kam es zu einem Techtelmechtel mit der 16-jährigen Jodie, die er in dem Kino kennengelernt hatte, in dem sie arbeiteten. Jodie war mit einem über 20-jährigen Mann zusammen, als sie sich in Dave verliebte, und sie schlief einige Male mit ihm. Als sie erfuhr, dass sie schwanger war, hatte Jodie furchtbare Angst, mit irgendjemandem darüber zu reden. Sie wollte abtreiben, aber sie wusste, dass ihre Mutter, eine Zeugin Jehovas, das verbieten würde. Dave meinte auch, dass die Abtreibung die bessere Lösung sei, und war erleichtert, dass Jodie nicht Mutter werden wollte.

Die Sommerferien standen bevor, und sie richtete es ein, dass sie bei einer verständnisvollen Tante in New York bleiben konnte. In dieser Phase brach Jodie den Kontakt zu Dave ab, vermutlich, um wieder mit ihrem früheren Freund anzubandeln. Erst im Herbst meldete sie sich telefonisch bei Dave, und als sie sich trafen, war er geschockt, ihren Sechs-Monats-Bauch zu sehen. Er hatte geglaubt, die Schwangerschaft sei beendet worden und die Beziehung vorbei. Aber Jodies Tante befürchtete familiäre Repressalien und hatte sich geweigert, ihrer Nichte zu helfen. Und Jodies Mutter teilte ihrer Tochter mit, dass sie das Kind sowohl austragen als auch behalten würde. Dave hatte sich bei ihr zu Hause nicht blicken zu lassen.

Jodie sagte Dave, sie würde durchdrehen und bräuchte ihn in ihrer Nähe, damit er ihr Kraft gebe. Sie verbrachten die letzten drei Monate ihrer Schwangerschaft zusammen, und Dave war schmerzlich hin und her gerissen. Er fühlte sich verantwortlich für das, was passiert war, und fand, er sollte das Kind unterstützen. Vielleicht sollten sie sogar heiraten und versuchen, ob das funktioniert. Daves Mutter glaubte, das Mädchen habe ihn reingelegt, indem sie ihn wegen ihres Alters angelogen und dann hinter seinem Rücken das Kind weiter ausgetragen hatte. Wie könne er überhaupt sicher sein, dass es sein Kind sei? Dave war empört über das mangelnde Mitgefühl seiner Mutter. Obwohl er behauptete, dass seine Eltern keine Rassisten seien, fragte er sich, ob es etwas mit der Reaktion seiner Mutter zu tun haben könnte, dass Jodie zur Hälfte schwarz war.

Jodies Wehen stellten einen Krankenhausrekord auf. Nach 36 Stunden war sie körperlich am Ende, aber gesund. Das Baby jedoch hatte unter der langen Geburt gelitten, und die Ärzte erwarteten nicht, dass es das Krankenhaus wieder verlassen würde. Baby Mike erholte sich aber und kam nach zwei Wochen auf der Intensivstation mit Jodie nach Hause. Die beiden jungen Menschen widersetzten sich Jodies Mutter und sahen sich weiterhin; Dave schlich sich fast täglich ins Haus.

Jodie war niedergeschlagen und zwiespältig gegenüber dem Baby – manchmal umklammerte sie es stundenlang, manchmal weigerte sie sich, es zu halten. Dave selbst kam sich während dieser Monate benommen und inkompetent vor. Er zählte mir die vielen Ironien auf. Jodies Mutter verbot ihm, sich dem Baby gegenüber wie ein Vater zu verhalten – das einzige Elternteil, das darauf bestand, dass er der Vater *war*. Er hatte nie etwas mit diesem Kind zu tun haben wollen, trotzdem ertappte er sich dabei, wie er darum betete, dass Mike überlebe. Der Säugling hatte hellbraune Haut, aber Dave klammerte sich manchmal an den Standpunkt seiner Mutter, dass Jodies dunkelhäutiger Freund der Vater sei.

»Es war … *beschissen*«, rief Dave mit belegter Stimme.

Im Alter von vier Monaten starb das Baby, und einen Monat später wurde Jodie wegen eines Selbstmordversuchs ins Krankenhaus eingeliefert. Danach trat sie dem Glauben ihrer Mutter bei, und ihr Weg trennte sich von Dave. Nach der Beerdigung des Babys sahen sie sich nur zwei Mal.

»Es war so unglaublich schrecklich«, sagte er, und ihm schossen die Tränen in die Augen.

Ich fragte ihn, ob er mir sagen könne, was er fühle.

»Scheiße, fragen Sie mich bloß nicht«, sagte er. »Nicht, weil Sie nicht fragen sollten, sondern weil ich es nicht weiß. Es ist so unwirklich. Es fühlt sich an, als sei es einem Anderen passiert, in irgendeinem Paralleluniversum.«

»Um weiterleben zu können, mussten Sie dieses immens wichtige Kapitel aus Ihrem Leben streichen.«

»Ich frage mich, ob Sie denken: ›Dieser Typ ist das größte Arschloch.‹ Ich frage mich, ob Sie schlechter von mir denken. Aber irgendwie bin ich auch erleichtert. Das habe ich fast mein halbes Leben mit mir rumgeschleppt! Es hat mich verfolgt wie ein verdammter herrenloser Hund.«

Schlechter von ihm denken? Ich dachte, dass da endlich ein Mensch im Raum war, kein Android.

»Ich habe endlich das Gefühl, Sie kennenzulernen, Dave!« Er und alle Beteiligten taten mir leid, die beiden Großmütter eingeschlossen. Dave selbst muss sich mit 19 irrsinnig alleine vorgekommen sein. Ich fragte mich, ob es jemanden gab, dem er sich anvertraut hatte.

»Es gab da einen Priester. Nachdem das Baby gestorben war, fühlte ich mich so leer und schuldig. Der Priester sagte, dass Mikey bei Gott im Himmel sei, es gäbe also keinen Grund, traurig zu sein. Er sagte, ich fühle mich schuldig, weil ich gewollt hätte, dass sie abtreibt – wollte, dass sie mein eigenes Kind tötet. Er sagte, Gott habe eingegriffen, um die Abtreibung zu verhindern, und dass ich das wiedergutmachen könne, indem ich bete, zur Kirche gehe und all das. Vor ein paar Jahren rief er mich an und bat mich, seiner Gruppe beizutreten. Sie treffen sich samstags morgens in Philadelphia und versuchen, Frauen davon abzuhalten, in die Klinik zu gehen und abzutreiben. Wir werden nicht zudringlich oder so. Wir betreiben Seelsorge am Straßenrand. Wissen Sie, zum Beispiel: ›Bitte töten Sie nicht ihr Kind. Sie haben andere Alternativen.‹ Kennen Sie das?«

Oh ja, das kannte ich. Jahrelang hatte ich samstags morgens vor genau dieser Klinik gestanden und manchmal Patientinnen durch das Gewühl der Demonstranten begleitet, manchmal das Schild hochgehalten: »Die Klinik ist geöffnet!«

Jetzt wusste ich, warum mir Dave so bekannt vorkam. Er war kein Kind aus der Grundschule, er war der Typ mit dem königsblauen Schal, der neben dem Mann mit der Melone auf dem Kopf und dem überdimensionalen Rosenkranz stand. Letzterer hatte die Angewohnheit, an seinem Rosenkranz herumzufingern und zu brüllen: »Heilige Maria voller *Gnaden*! Der Herr ist mit *dir*!« Und dann, zu meinem ständigen Leidwesen: »Du bist gebenedeit unter *der Frau*!«

Angesichts der Tatsache, dass der Rosenkranz aus 53 Ave Marias besteht, raubte mir diese Verwendung des Singulars anstatt des Plurals den letzten Nerv, noch bevor der Morgen zur Hälfte vorbei war. Einmal schleuderte ich sogar zurück: »Das heißt ›*Frauen*‹! Du bist gebenedeit unter *den Frauen*!« Die Klinikdirektorin kam sofort herübergelaufen, um mich mit ihrem üblichen: »Bitte keine Zwischenrufe« zur Raison zu rufen.

Hatte Dave mich als die Frau erkannt, die den Mann mit dem großen Rosenkranz angebrüllt hatte? War es das, was er in diesen vielen unangenehmen Schweigephasen nicht sagte? Das bekümmerte mich. Warum hatte ich ihn nicht gleich erkannt? Und wenn ich das hätte, was genau hätte ich gesagt? Es würde noch zwei Jahre dauern, bis wir zu diesen Fragen zurückkehrten, aber wir taten das zum Positiven. In dieser gefühlsbetonten Sitzung war wichtig, dass er sein Schweigen gebrochen hatte. Kein Wunder, dass er nicht bereit war, zu heiraten und eine Familie zu gründen. Ich verspürte eine neue Wärme und ein neues Schutzbedürfnis für diesen jungen Mann, der mich noch vor wenigen Tagen immens hatte reizen können. Ich stellte mir das Leid der beiden jungen Menschen vor, als sie versuchten, mit dem extremen Hin und Her umzugehen, mit dem sie konfrontiert waren. Bekommen wir ein Kind? Vielleicht, ja. Dann: Nein, wir haben uns entschieden, die Schwangerschaft zu beenden. Dann wieder: Ja, wir haben jetzt keine Wahl mehr. Später: Nein, das Baby wird im Krankenhaus sterben. Ja, er hat es geschafft und wird leben. Nach vier Monaten ein endgültiges *Nein*.

Daves Vorgeschichte multipler, nicht voneinander unterscheidbarer Techtelmechtel erschien mir plötzlich viel komplizierter und schmerzlicher als zuvor. Die vielen Beendigungen von Affären, die er seit Jodie begonnen hatte, könnten ein verzweifeltes Mittel des psychischen Überlebens sein, der wiederholten Selbstbehauptung gegenüber diesem Verlust. Er würde alles tun, um nicht wieder einen derartigen Schmerz zu erleiden.

Zu einem kleinen Teil stimmte ich dem Priester zu. Ich glaube, dass sich Dave wegen dem Wunsch, das Kind nicht zu bekommen, für den Tod des Säuglings wirklich schuldig *fühlte*; dies liegt in der Natur der Schuld. Was aber meiner Meinung nach schiefgelaufen war, unterschied sich sehr von der Ansicht des Priesters. Andere Geistliche hätten vielleicht vorgeschlagen, dass Dave ehrenamtlich bei einem Aufklärungsprogramm zu Safer Sex oder auch einer Kampagne für die freie Entscheidung zur Abtreibung mitarbeitet, damit Mädchen wie Jodie nicht ihr gesetzliches Recht auf Entscheidungsfreiheit verlieren.

Mir schien, als sei es das erste Mal, dass Dave mich auf der Reise in die Vergangenheit begleitete. Er wollte sich an die Anfänge der Beziehung zu Jodie erinnern, bevor sich das ganze verwirrende Drama entfaltet hatte. Er fragte sich, wer er heute wäre, wenn sich die Dinge anders entwickelt hätten. Er wollte darüber sprechen, was er getan hatte, während sie in New York war; wie er versucht hatte, Kontakt zu ihr zu bekommen; über die Konflikte mit ihrer Mutter. Er hatte große Angst vor der Aussicht gehabt, Vater zu werden, und doch hegte er die Erinnerung daran, das Baby fest im Arm zu halten. Er beschrieb die Nacht, in der Jodie mit Mike ins Krankenhaus raste, weil er nicht mehr atmete, und den Anruf später, der in ihm eine niederschmetternde Mischung aus Erleichterung und Schmerz über die Nachricht seines Todes auslöste. Dave erinnerte mich daran, dass sein Vater nur ein Jahr vor diesen Ereignissen gestorben war. Den Vater und den Sohn innerhalb so kurzer Zeit zu verlieren war eine schwere Last für die Schultern eines 19-Jährigen.

Dorothy Parker machte sich einmal über eine Person lustig, indem sie sagte, ihre Emotionen würden »von A bis Z das volle Programm mitmachen«. Dave war ein eingeschränkter Typ Mann gewesen, aber an diesem Punkt veränderte er sich radikal. In seinen Augen flackerten Leid, Elend, Erleichterung und Wut; das bisher ungenutzte Alphabet der Gefühle kennzeichnete ihn jetzt.

»Jedes Mal, wenn wir darüber reden, ist es, als ob sich mein Herz ersticht. Ich fühle mich den ganzen Tag schlecht, mir ist sogar ein bisschen übel. Eine Zeit lang ging es mir durch die Therapie besser. Meine Schübe hatten aufgehört, aber jetzt geht es mir schlimmer als vorher. Ich will Sie nicht beleidigen, aber ich habe mich mein ganzes Leben lang noch nie so beschissen gefühlt. Ich habe Weinkrämpfe und gehe jeden Tag früher von der Arbeit nach Hause. Ich werde keinen Job mehr haben, wenn ich mich nicht zusammenreiße – und das bald. Das läuft nicht gut, Deborah.«

Es tat mir leid für ihn. Es war offensichtlich, dass er nicht übertrieb; er fühlte sich vermutlich schlimmer als jemals zuvor in seinem Leben. Aber das waren gute Neuigkeiten. Ich zögerte nicht, ihm einen kleinen Vortrag über den Wert der Depression zu halten.

Donald Winnicott fand kluge Worte über die Depression als Errungenschaft[3]. Jeder, der depressiv geworden ist, hat die Grenze des Schutzmechanismus namens *projektive Identifikation* erreicht. Dave hatte Jodie nicht total vergessen, aber er hatte seinen Schmerz abgespalten und zugelassen, dass sie ihn mitträgt. Als er erwähnte, dass sie einen Selbstmordversuch unternommen hatte und in der Psychiatrie gelandet war, fragte ich mich, ob sie nicht einen Nervenzusammenbruch für zwei erlitten hatte.

In den darauf folgenden Jahren hatte Dave sein eigenes Leid weiterhin in seinen Partnerinnen fixiert, die er wegen ihrer Fähigkeit zu tiefen Gefühlen auswählte. Anstatt sich seinen eigenen Schatten zu stellen, fand er Frauen, die dies für ihn taten. Ihm blieb dann die angenehmere Aufgabe, einen leidenden Menschen zu trösten.

Die projektive Identifikation ist nicht immer etwas Schlechtes. Im Gegenteil, manchmal muss jeder von uns überwältigende Emotionen verbannen oder äußeren Ursachen die Schuld geben, nur um psychisch zu überleben. Wenn das jedoch zum Dauerzustand wird, gefährdet das sowohl die Gefühle als auch das Urteilsvermögen. Da er nicht depressiv werden konnte, wurde er leidenschaftslos. Als ob er seine Gefühle in Schach halten musste, betrachtete er die Welt in absurd einfachen Begriffen. Somit war sein Vater nicht mehr als ein unverstandenes Genie und seine Mutter gutherzig und unfähig. Männer waren egoistische Fieslinge, Frauen Engel mit kaputten Computern.

Dave sagte, er verstehe es, wenn ich vom Wert, der Wichtigkeit der Depression spreche. Aber diese Erkenntnis schwäche den Würgegriff der Depression nicht ab. Er sei an der Arbeit nutzlos und bat um einige Urlaubstage, um sich zu berappeln. Dr. Curtis fragte, ob irgendetwas nicht stimme, und als Dave ihm von der Therapie und der Trauer erzählte, war der Chef verärgert. Einmal hatte er Dave Urlaub genehmigt, um der schwedischen Sekretärin aus dem oberen Stock hinterherzurennen, aber für dieses emotionale Geschwätz hatte er nur Verachtung übrig.

»Reißen Sie sich zusammen, Junge«, sagte Curtis. »Die Welt steht Ihnen offen. Wir haben hier viel zu tun. Keine Zeit für Gejammer.«

Da er keine Möglichkeit hatte, sich frei zu nehmen, fing Dave an, über Medikamente nachzudenken. Ich gab ihm den Namen eines Psychiaters, zu dem er gehen konnte, und wir besprachen das Für und Wider eines medikamentösen Behandlungsversuchs. Dave hatte von den neuen Antidepressiva – den SSRIs wie Prozac – gelesen, weil eine Reihe von Tierärzten sie Tieren verschrieben. Er wusste, dass eine verringerte Libido eine häufige Nebenwirkung bei Menschen ist, und er war sich nicht sicher, ob er damit umgehen konnte. Dave beschloss, sich einen Monat Zeit zu geben, um sich besser zu fühlen. Klappte das nicht, würde er »Vitamin P beantragen«, wie seine Freunde es nannten.

Zwei Wochen später hatte Dave den folgenden Traum:

Es gießt in Strömen. Ein sanfter, sinnlicher Regen, fast sexuell. Ich habe keinen Schirm. Es blitzt auch, aber keine Geräusche. Ein älterer Man fragt, wie lange ich schon da stehe. Ich sage: »Für vier.«

Ich konnte ihm ansehen, dass ihm der Traum nicht besonders bedeutungsvoll erschien. Ich versuchte, vorsichtig zu sein und ihm nicht die Frage um die Ohren zu hauen, die der Traum in mir hervorrief.

»Irgendwelche Assoziationen oder Ideen, Dave?«

»Nicht eine. Was denken Sie, bedeutet er?«

»Sie sagten, der Regen fühlte sich fast sexuell an. Könnte es in dem Traum um Sex gehen?«

»Mit welcher Bedeutung? Dass ich ein Typ bin, der Sex ohne Schirm hat, ohne Schutz? Aber seit Jodie bin ich vorsichtig gewesen.«

»Wäre es für Sie okay, wenn ich Sie fragte, ob Ihre letzte Freundin eine der Partnerinnen war, denen Sie den Herpes-Virus übertragen haben?«

»Habe ich nicht. Sylvie hatte ihn schon, als wir uns kennengelernt haben. Sie hat es mir direkt gesagt.«

»Da Sie beide den Virus haben, hatten Sie da das Gefühl, es ist in Ordnung, dass Sie keine Kondome benutzen?«

»Während der sicheren Phasen im Zyklus, klar. Es war ein schöner Luxus, wenn Sie wissen, was ich meine.«

Dave wusste, dass Sylvie ansonsten nicht verhütete und dass sie gerne Kinder hätte. Das war ein ungeheuerliches Risiko, wenn man all das berücksichtigt, was nach der letzten ungewollten Schwangerschaft geschehen war. Da stand er und ging das Risiko mit ihr ein, während er gleichzeitig verneinte, so etwas zu tun. Ich fragte, was passiert wäre, wäre Sylvie schwanger geworden.

»Ich glaube, darüber habe ich nie nachgedacht«, sagte er und wurde in dem geblümten Sessel immer kleiner, bis er schließlich auf seinen Händen saß. »Ich meine, theoretisch hätte es passieren können. Ich meine, ich weiß, wie Babys gemacht werden, also ging es mir ich natürlich durch den Kopf. ... Es wäre die reine Hölle gewesen. Ich weiß nicht, ob ich ein weiteres ungewolltes Babydrama überstanden hätte. Sylvie wollte so sehr ein Kind, aber sie sagte immer, sie würde keine alleinerziehende Mutter werden. Ich bin gegen Abtreibung, natürlich. Ich denke, ich hätte Sylvie die Entscheidung überlassen; es ist ihr Körper. Ich habe nur nie ... wissen Sie? Ergibt das für Sie einen Sinn?«

»Noch nicht«, sagte ich zu harsch. Das war eine kleine Gegenübertragungs-Unverfrorenheit, die von meinen Erfahrungen mit Abtreibungsgegnern herrührte, die de facto für die Abtreibung sind, sobald ihr eigenes Wohlergehen infrage gestellt wird[4].

Wenn wir nicht in der Lage sind, die Vergangenheit zu betrauern, können wir sie nicht hinter uns lassen. Zu oft entscheiden wir uns – bewusst oder unbewusst – dafür, die Vergangenheit zu wiederholen, entweder, weil das alles ist, was wir kennen, oder, weil wir es beim nächsten Mal besser machen wollen. Freud nannte dies den Wiederholungszwang (vgl. Freud 1920). Aber Dave kam nicht dazu, das erste Trauma zu wiederholen, und wir wissen, warum: Ein Symptom entwickelte sich. Eine Krankheit kam ihm zuhilfe. Aus medizinisch nicht erklärbaren Gründen hatte er sechs Mal häufiger Herpesausbrüche als üblich, und die Medikamente, die ihm früher immer Linderung verschafft hatten (und das in Zukunft auch wieder würden), halfen auf einmal überhaupt nicht mehr. Die Herpes-Schübe mit ihrem damit einhergehenden Verlust des sexuellen Interesses bewahrten ihn vor einer möglichen Katastrophe: wieder Vater zu werden, bevor er bereit dazu war. Um sein Verlangen nach Sylvie loszuwerden, seine eigenen Zweifel an seiner Zwickmühle zu begraben, hatte er sie einfach weggeschickt.

Dave weinte um Sylvie; um die beste Beziehung, die er je gehabt hatte. Der Gedanke, dass sie jemand anderes gefunden hatte, war verheerend, aber er musste hoffen, dass sie glücklich war.

Ich fragte Dave, ob wir weiter an dem Traum arbeiten könnten. (Ich hatte das Gefühl, wie ein Elefant darauf herumgetrampelt zu haben.) Als er sagte, das wolle er gerne, fragte ich, ob er mehr zu dem »sanften, sinnlichen Regen« sagen könne.

»Ich bin schon immer gern im Regen spazieren gegangen. Das ist romantisch, und ich habe es mit allen meinen Freundinnen gemacht.«

Ich fragte nach dem fehlenden Regenschirm.

»Ich mag keine Schirme, okay? Ich glaube, in der High School war man kein ganzer Kerl, wenn man nicht ohne Jacke oder so herumlief, egal, wie das Wetter war. Aber auch jetzt habe ich keinen bei mir. Sie funktionieren doch nie; man macht sie nur kaputt. Genau wie Kondome.«

»Was ist mit dem Blitzen ohne Geräusche?«

»Ich weiß nicht. Als Kind haben mir die Blitze gefallen, bis der Donner kam. Dann hatte ich Angst.«

»Was ist mit dem älteren Mann?«

»Ich konnte sein Gesicht nicht sehen. Ich glaube nicht, dass es jemand war, den ich kenne. Es war nur ein Mann, der eine Burberry-Regenjacke trug.« Wobei Dave hinzufügte: »Mein Vater hat das ganze Jahr über Burberry-Regenjacken angehabt.«

»Was fällt Ihnen zu der Frage ein, wie lange Sie schon da stehen?«

»Nichts. Gar nichts.« (Später in dieser Woche erinnerte er sich daran, dass sein Vater ihn damit bestrafte, ihn aufstehen und sich dafür entschuldigen zu lassen, wenn er gekleckert hatte.)

»Die Antwort in dem Traum ist: ›Für vier‹«, sagte ich.

»Wieder nichts. Für vier. 44? Das wäre das Alter von Donna Miller, mit der ich mit 27 zusammen war. Sie sah viel jünger aus als 44, und trotzdem beängstigte mich der Altersunterschied ein bisschen. Streng genommen hätte sie meine Mutter sein können.«

»Für vier«, wiederholte ich, sollte er noch mehr zu sagen haben.

»Nichts. Eigentlich, wie Sie es gerade gesagt haben, hat es sich wie Stottern angehört. V-v-vier. Ich kann mich nicht daran erinnern, aber meine Mutter erzählte mir, dass ich im Kindergarten eine kurze Zeit lang stotterte. Sie fragte meinen Vater, ob wir das behandeln lassen sollten, aber er sagte Nein, ich würde da rauswachsen. Und das war so.«

Ich fragte ihn nach der Gefühlsstimmung in dem Traum.

»Anfangs war es schön und beruhigend. Der ältere Mann machte mich ein bisschen nervös, so als ob er mich unter die Lupe nehmen würde. Trotzdem war ich froh, dass er da war.«

Daves Assoziationen liefen auf grundlegende ödipale Themen hinaus. Eine Vaterfigur »nimmt ihn unter die Lupe«, als er etwas Romantisches macht (im Regen spazieren gehen). Die Antwort, die er dem älteren Mann gibt, verweist auf eine ältere Frau – eine Person, die seine Mutter »hätte sein können«. Das tatsächliche Stottern, das sich bei ihm im Alter von fünf Jahren offenbar gezeigt hatte, könnte Ängste wegen der Nähe zu seiner Mutter widergespiegelt haben. Die beruhigende Anwesenheit des älteren Mannes in dem Traum ließ vielleicht die Erleichterung erkennen, nicht die einzige Liebe im Leben seiner Mutter zu sein. Daves Assoziationen erinnerten ihn daran, wie froh er war, sowohl eine Mutter zu haben, die sich um sein Stottern sorgte, als auch einen Vater, der an seine Fähigkeiten glaubte.

Dave war höchst erfreut darüber, wie viel aus seinen eigenen Assoziationen hervorging. Vor allem erfüllten ihn diese Kindheitserinnerungen mit Sehnsucht.

Wie sehr wünschte er sich, sein Vater wäre noch am Leben! Irgendetwas gab Dave das Gefühl, dass all dies nicht geschehen wäre, hätte sein Vater noch gelebt. Er wusste nur zu gut, dass sein Vater mehr als ein distanziertes Genie gewesen war, aber wer konnte ihm sagen, wer sein Vater war? Wer konnte ihm erzählen, was dieser Mann vom Leben erwartet hatte, von der Ehe, von seinem Sohn?

Ich sah ihn weinen und stellte mir vor, wie ihn meine Aufmerksamkeit in die Arme schloss. Wenn es auch keine Antworten auf seine Fragen gab, würde sich das Fragen selbst als heilsam erweisen.

Daves drittes und letztes Therapiejahr war das herausforderndste. Die Trauer um seinen Vater, um Sylvie, um das Baby und um seine eigene verlorene Unschuld ließ den Wunsch entstehen, mehr zu erfahren. Dave redete zuerst mit seiner Mutter. Er fuhr nach Vermont, um Zeit mit ihr zu verbringen, bei der Hausarbeit zu helfen und Fragen über seinen Vater zu stellen. Sie beschrieb den Mann, den sie geheiratet hatte, als kreativ, aber als getrieben; ein stiller Mann, der sich erst mit dem Tod seines eigenen Vaters zurückgezogen hatte, als Dave fünf Jahre alt war. Dave trug sogar den Namen seines Großvaters, den sie als »Lebemann« beschrieb. Sie schlug Dave vor, mit seiner Tante zu reden – der Zwillingsschwester und Vertrauten seines Vaters –, die an der Westküste lebte.

Tante Bert Johnson – eine abgebrühte Sozialarbeiterin, unverheiratet, Katzenbesitzerin und großherzig – hieß ihn willkommen. Obwohl sie bestätigte, ihrem Bruder nahegestanden zu haben, behauptete sie, dass ihn keiner gekannt hätte. Sie habe jedoch den Eindruck, dass er als Erwachsener unter Depressionen gelitten hätte. Er habe Andeutungen gemacht, gegrübelt, Hinweise gegeben. Hilfe sei kein Konzept gewesen, das er verstanden hätte.

Im Gegensatz dazu war Daves Großvater gesellig und scherzhaft – bis auf einen Fehler, sagte sie. »Er war ein Frauenheld, Dave, und jeder wusste das. Es gab Gerüchte, dass er einen Haufen unehelicher Kinder habe. Ich glaube, es gab nur eins – einen Jungen. Wir durften keine Fragen stellen, auch nicht als Erwachsene.«

Dave fiel die Ironie dabei auf, dass ein solch frevlerischer Mann wie sein Großvater einen Sohn wie Joe haben konnte, so gradlinig, so ernsthaft; den ernsthaftesten Mann weit und breit.

Seine Tante schwieg und sagte dann: »Na ja … vielleicht nicht so sittlich streng, wie du glaubst.«

Als sie nach Joes Tod seine Unterlagen durchgingen, fanden Daves Mutter und seine Tante zufällig vier oder fünf Kisten mit pornografischen Magazinen. Seine Mutter hatte es mit den Worten abgetan: »Von all diesem Zeug habe ich nichts gewusst. Ich nehme an, Männer sind so.« Bert war neugieriger gewesen und entdeckte, dass sie alphabetisch und exakt chronologisch geordnet waren. Das meiste seien »null-acht-fünfzehn« Pornos gewesen, sagte sie, aber es gab auch viele schwule Magazine.

»Vielleicht waren das nicht seine!«, war Daves erste Reaktion. Seine Tante lächelte wieder.

»Er hatte ein kleines Geheimfach in der Aktentasche in dem Hotel an dem Tag, als er starb.«

»Papa war schwul? Was willst du mir eigentlich sagen?«

Ein paar Magazine zu besitzen, sage noch nicht viel über einen Menschen aus, sagte sie, aber es habe in ihrem Kopf eine Frage aufgeworfen. Fühlte er sich zu Männern hingezogen? Vielleicht war das der Grund, warum er trotz seiner Errungenschaften nie viel von sich hielt und warum er sich von seinen – meist männlichen – Kollegen im Krankenhaus abschottete. Dazu, dass Dave seinem Großvater so ähnlich ist, merkte Bert an, dass bestimmte Verhaltensmuster in einer Familie anscheinend eine Generation auslassen. Oder vielleicht hatte Joe aus Sehnsucht Dave zu seinem eigenen Vater werden lassen. Joe war stolz auf seinen Sohn gewesen; sie wolle, dass er das wisse. Er sah Dave als jemand mit großem Herzen, der hart arbeiten kann, und als Charmeur. Sie sagte, ihm habe Daves Ruf als Herzensbrecher gefallen. Es machte ihm nichts aus, er hätte es vielleicht sogar gefördert.

Es wird allgemein davon ausgegangen, dass jemand, der Frauen nachstellt, einen Hallodri zum Vater hatte. Es gibt Familien, in denen das stimmt. Von den über 20 Don Juans, die ich behandelt habe, traf das jedoch nur bei zweien zu. Diese nicht eingängige Tatsache unterstreicht die Unzulänglichkeit von Theorien, die sich für das Verständnis von Familienpsychologie auf das »Formen« verlassen. Erklärungen des »Nachäffens« sind bei der Interpretation des Lebens, das wir leben, von eingeschränkter Bedeutung. Nur durch ein Verständnis des Unbewussten und von Prozessen wie der projektiven Identifikation lässt sich erklären, wie Verhaltensweisen – in den Worten Tante Berts – »eine Generation auslassen« können.

Als Dave aus Kalifornien zurückkehrte, sah er um Jahre gealtert aus.

»War mein Vater ein Homosexueller? Bin ich vielleicht schwul? Manche glauben, das ist biologisch bedingt, wissen Sie.«

»Lassen Sie uns darüber sprechen«, stimmte ich zu.

»Ich glaube ehrlich nicht, dass es mich zu Männern hinzieht. Vielleicht fällt mir auf, dass ein Typ gut aussieht oder so.«

Dave hatte das Gefühl, dieses Thema sollte oberste Priorität haben. Er entschloss sich auch, mit einem der Ärzte zu sprechen, mit dem sein Vater vor Jahren zusammengearbeitet hatte und der offen schwul lebte. Der fragliche Kollege war sehr freundlich.

»Ich wusste über deinen Vater Bescheid, Dave«, sagte er. »Joe war mir in der Abteilung eine große Stütze, als ich mich zu meiner Homosexualität bekannt habe. Er selbst hat sich mir erst ein oder zwei Jahre vor seinem Tod anvertraut, aber ich habe es immer gewusst. Es hat mir das Herz gebrochen, weil ich sehen konnte, dass er deine Mutter liebte. Er konnte sich derart in der Arbeit verlieren. Es gibt Schwule, die ihr ganzes Leben so verbringen, die nie Frieden mit sich selbst schließen, weil sie ihre Frauen und Kinder nicht verletzen wollen.«

Nicht die Vorstellung von einem schwulen Vater schockierte Dave, sondern die Vorstellung, dass sein Vater ein Doppelleben geführt hatte. Joe war nicht der abwesende Professor, den die Leute gerne aufzogen, sondern ein Mann, der zwischen seinen Sehnsüchten hin und her gerissen war, im Ungleichgewicht, sinnlich. Warum, wollte Dave wissen, hatte seine Mutter nicht begriffen, dass er litt, ob unter Depressionen, sexueller Verwirrung oder etwas anderem? Wie hatte sie 20 Jahre lang mit einem Mann zusammenleben und seine Probleme nicht erkennen können?

Wie anders redete mein Patient jetzt in der Therapie! Dave, der seine Sitzungen oft mit einem Schachzug wie: »Was geht, Doc?« eröffnete, kam eines Abends mit einem einzigen, interessanten Wort in meine Praxis:

»Anästhesie!«

»Ja?«

»Anästhesie, Deborah! Mein Vater hat sein Leben dem gewidmet, anderen Menschen dabei zu helfen, gefühllos zu werden.«

Joe war das letzte Ziel seiner Verachtung. Wie Sal Curtis hatte sein Vater hart daran gearbeitet, nichts zu fühlen. Er muss seiner Mutter sogar dann abwesend vorgekommen sein, wenn er im Raum war. Dave entschloss sich zu versuchen, noch einmal mit ihr zu reden, und sie war offener als zuvor.

»Ich habe alles getan, damit Joe über seine düsteren Stimmungen mit mir spricht«, sagte sie. »Es war auch für mich einsam, weißt du. Ich wusste, dass es … persönliche Dinge gab … die ihn belasteten. Aber vergiss nicht, damals war das alles anders. Wir haben 1954 geheiratet. Glaubst du, die Leute haben sich damals damit beschäftigt, über diese oder jene Art von Sex zu reden? Man hat das für sich behalten. Und ich sage immer noch, dass wir, verglichen mit den meisten Ehen, gut miteinander zurechtgekommen sind.«

Dave empfand einen neuen Respekt ihr gegenüber. Sie war jemand, der still und würdevoll damit gelebt hatte, was sich jetzt als offensichtliche Enttäuschungen herausstellte. Und nach dem Tod ihres Mannes war sie umgezogen und hatte ganz allein neue Freunde und Interessen gefunden.

In der Therapie versuchte Dave, seine Familiengeschichte aufgrund der neuen Informationen neu zu schreiben. Er war in der Vorschule, sagte er, als er zu spüren begann, dass seine Mutter seine Gesellschaft der seines Vaters vorzog. Das war kein Wunder. Joe Johnson war, nach allem, was bekannt ist, emotional distanziert, Dave hingegen aufmerksam und lustig. Joe zog sich noch mehr zurück, als sein eigener Vater starb. Dave war fünf, als sein

Vater seinen Vater verlor. Joe, der mit dem Verlust nicht umgehen konnte, kam es vielleicht gerade recht, dass seine Frau in ihren Sohn vernarrt schien.

Einen fünf Jahre alten Jungen, der einem 30 Jahre alten Mann die Frau »wegnehmen« konnte, werden zukünftige Rivalen nicht schrecken. Aus der Sicht des Unbewussten heraus hat er bereits den größten Fang seines Lebens gemacht. Solche Jungen sehnen sich häufig nach einem Elternteil, das sagen kann: »Du kannst deine Mutter nicht besitzen; sie bevorzugt mich, und ich sie.« Eine derartige Niederlage gibt Sicherheit. Es erspart dem Kind die Angst vor Vergeltungsmaßnahmen und auch die unweigerlich aufkommenden Befürchtungen, wenn es sich fragt, ob es die Bedürfnisse und Wünsche einer Erwachsenen erfüllen kann, so unbegreiflich diese ihm auch erscheinen müssen.

Dies ist der Grund, warum uns die »Don Juan«-Figur im Mythos, in der Literatur und im wahren Leben wie jemand vorkommt, der versucht, erwischt oder bestraft zu werden. Er zeigt uns in Worten und Taten, dass er sich nach jemandem sehnt, der seiner Selbstüberschätzung Grenzen setzt und ihm damit zeigt: »Es gibt eine Macht, die stärker ist als du.«

Gemeinsam erörterten Dave und ich die Vorstellung, dass er getrieben war, selbst Vater zu werden, weil er selbst keinen bedrohlichen Vater gefunden hatte. In dem neuen Dreieck aus Dave, Jodie und Mike starb der Sohn und der Vater lebte. Vielleicht lag darin eine Art unbewusster Abrechnung. Der Priester hatte für kurze Zeit die Rolle einer moralistischen Präsenz übernommen, aber er und Dave hatten sich nie nahegestanden.

Dave war nicht bereit, seine Nachforschungen zu beenden. Plötzlich wollte er wieder zu allen Kontakt aufnehmen. Er versuchte, Jodie zu finden, und erfuhr, dass sie in Alaska lebte. Sie schickte lediglich eine Karte, in der stand, dass es ihr gut gehe und dass sie die Vergangenheit ruhen lassen wolle.

Er machte auch Sylvie ausfindig, die, wie erwartet, wegen seines Verhaltens noch immer wütend und verwirrt war. Sie hatte ihr Ingenieursstudium abgeschlossen und war ebenfalls einige Jahre in Therapie gewesen. Trotz ihrer anhaltenden Gefühle für Dave gehe es ihr »einfach ein bisschen zu gut«, um sich wieder auf ihn einzulassen. Er fragte, ob sie Freunde sein könnten.

Vor allem wurde Dave zu einem Menschen, der es ertragen konnte, mit sich alleine zu sein. Er fing an, abends auszugehen, um Musik zu hören, und obwohl er einsam war, musste er nicht zwanghaft Frauen aufreißen. An den ersten Abenden habe er sich sogar »benommen« gefühlt, beschrieb er. Er habe in einem feuchten Jazzclub in New Jersey nahe an der Bühne gesessen, die Musiker angestarrt und sein Bier kaum angefasst. Mit den Wochen wurde ihm sein Umfeld bewusst. Es gab interessante Frauen und Männer – reizende Frauen allein, Frauen mit Freundinnen, Frauen mit Partnern. Er konnte niemanden ansprechen. Es folgte eine Phase brennender und anhaltender Fantasien. In unseren Sitzungen beschrieb er zum Beispiel eine einfache Konversation, die er mit einer Bedienung gehabt hatte, und erzählte detailliert von der Verlockung, ihrer tiefen, vornehmen Stimme und wie er sie berühren und küssen wollte. Diese Beschreibungen unterschieden sich völlig von den nüchternen Geschichten aus der Anfangszeit der Therapie. Dave entdeckte die Sexualität.

In dieser Phase der Behandlung gestaltete sich Daves Interaktion mit mir wärmer, ein bisschen erotischer. Es stimmt; er hatte mich bereits früher wissen lassen, dass er ältere Frauen mochte, und er hatte mich sogar auf einen Kaffee eingeladen. Doch diese neue Phase war anders. Er drückte seine Neugier auf mich mit Mitteln aus, die nicht vermuten ließen, dass er die Kontrolle über unsere Beziehung erlangen oder sie beenden wollte. Eines Abends ließ er über ein neues Outfit, dass ich trug, eine Bemerkung fallen und stellte sich vor, ich würde mich später mit meinem Partner zum Abendessen treffen. Er stellte sich weiter vor, dass ich ein oder zwei Mal mit sehr erfolgreichen, intellektuellen Männern verheiratet gewesen wäre und ich kürzlich jemand völlig anderes gewählt hätte – vielleicht einen gut aussehenden Zimmermann oder einen Künstler. Seine Kommentare waren wohl überlegt und nicht überschwänglich. Er konnte diese Bemerkungen machen, ohne zu beanspruchen oder zu erwarten, dass ich Einzelheiten aus meinem Privatleben preisgab. Endlich hatte ich das Gefühl, dass zwei Erwachsene im Raum waren und dass die Person, die mit mir redete, ein Mann war. Und ein charmanter Mann dazu.

Dave entschloss sich, mit einem Freund in eine Schwulenbar zu gehen. Er redete dort mit Männern – und tanzte sogar –, aber er musste seinem schwulen Freund zustimmen, dass er ein »ausgesprochener Hetero« war. All das kurbelte seine Fantasien an, die fremde Menschen, verflossene Geliebte und die Bilder aus Magazinen einschlossen. Obwohl ihn das, was er »schmutzige Bilder« nannte, erregte, verloren sie ihre erotische Wirkung immer nach kurzer Zeit. Er hatte das Gefühl, als lauge sein Blick sie aus, und danach erzeugten sie zunächst Abscheu, dann Wut, dann Schuldgefühle. Diese Abfolge von Reaktionen verglich er mit der Erinnerung daran, mit schönen Frauen zu schlafen.

»Ich war total in eine Frau verschossen und wollte unbedingt mit ihr schlafen, und dann habe ich das völlig genossen, wenn ich sie ins Bett bekommen habe. Aber am nächsten Morgen – es hört sich furchtbar an, das zu sagen, aber das letzte, was ich auf der Welt sehen wollte, war das Gesicht eben dieser Frau![5] Gerade das, was sie für mich in der Nacht zuvor so unwiderstehlich gemacht hatte – ihre Augen, ihr Mund oder was auch immer –, stieß mich ab. Dann kam ich mir beschissen vor, weil ich solche Gedanken hatte, und fühlte mich wie gelähmt. Ich hielt eine Zeit lang durch und hoffte, sie würde das Interesse an mir verlieren, bevor ich ihr klarmachen musste, dass ich Zeit für mich brauchte.«

»Ich erinnere mich daran, dass Sie sagten, Sie mögen keine One-Night-Stands. Ihre Beziehungen hätten jeweils mehrere Monate gedauert.«

»Ich habe es gehasst! Ich konnte mich einfach nicht verhalten wie ein Stück Scheiße, wie die anderen Jungs, also musste ich nett sein, aber glauben Sie mir, in neun von zehn Fällen wollte ich einfach *raus*.«

Dave entschuldigte sich bei mir dafür, grob und sexistisch zu klingen, und ich sagte ihm, er höre sich viel realer an als in seiner Blechmann-Rolle vor drei Jahren[6]. Dieser sehr erfahrene Liebhaber fing an, mit seiner eigenen Brutalität, Gleichgültigkeit und seinen eigenen Zweifeln abzurechnen. Das bremste ihn natürlich. Als er schließlich eine Frau fragte, ob sie mit ihm ausgeht, hatte er das Gefühl, ganz von vorne anzufangen. Was, wenn sie seine Gedanken erraten konnte und ihn verwirrt und hilfebedürftig fand? Was, wenn er nicht seinen Mann stehen konnte? Er erzählte mir, dass die Therapie es ihm unmöglich gemacht hätte, weiterhin über seine sexuell übertragbare Krankheit zu lügen, also war er nun mit mehr sexueller Zurückweisung konfrontiert, als jemals zuvor.

Bemerkenswerterweise gab er seinem Vater, seiner Mutter oder sogar mir, der Botin, keine Schuld. Er akzeptierte diese neue Schwachstelle als Beweis seines Daseins. Dies blieb eine Weile so, während sich die Veränderungen verfestigten …

»Übrigens, wie genau kommt es, dass es Ihnen die Therapie unmöglich macht, Ihre Krankheit zu verschweigen?«

»Ich weiß es nicht. Es geht einfach nicht mehr.«

»Haben Sie eine Idee, wie sich das geändert hat?«

»Vielleicht würde ich Ihre Stimme hören, die sagt: ›Was zum Teufel glauben Sie, was Sie hier machen?‹«

»Das wäre *meine* Stimme?«

»Sie haben das nie gesagt. Ich weiß nicht. Ich könnte es einfach nicht tun. Als ich die Diagnose erhielt, wollte ich sterben. Wie könnte ich das einer Anderen antun, nur damit ich sie leichter ins Bett bekomme?«

Fünf Monate später traf er eine attraktive Tierärztin und baute eine Freundschaft zu ihr auf, die sexuell wurde. Sie waren seit sechs Monaten zusammen gewesen, als wir beschlossen, den Termin für unsere letzte Sitzung festzulegen. Dave erwartete keine Zuneigungsbeweise von dieser Frau. Sie sprachen nicht übers Heiraten; sie hatten Spaß.

Drei Jahre, nachdem Dave Johnson die Therapie begonnen hatte, verließ er Trenton. Er hatte die Stadt nie gemocht. Er war dortgeblieben, weil er sich nicht vorstellen konnte, Sal Curtis zu verlassen, den Ersatzvater. Er zog in eine Großstadt und nahm eine Stelle mit größerer Verantwortung an. Er war entschlossen, ein Arbeitsumfeld zu schaffen, in dem jeder seine Meinung sagen konnte und wo auch die Chefs den Patienten gegenüber Rechenschaft ablegen mussten.

Sein Sexualtrieb kehrte so stark zurück wie eh und je, und seine Herpes-Schübe kamen nicht häufiger oder weniger oft, als vor seiner Krise.

Für Dave waren das deutliche Anzeichen für Fortschritte. Für mich auch, aber den größten Respekt hatte ich vor den Veränderungen in seiner Sprache. Als wir uns verabschiedeten, hätte ich schwören können, dass er seit über einem Jahr keines seiner Dave-Klischees mehr verwendet hatte. Bildete ich mir das nur ein? Vielleicht berührte mich sein Redestil einfach weniger, weil ich ihn mehr mochte.

Einem seiner Freunde war diese Veränderung ebenfalls aufgefallen, was uns dieses Thema eröffnete.

»Es ist nur normal, redegewandter und witziger zu sein, wenn man kein Zombie mehr ist, oder?«, fragte er.

Ja, ich glaube, das stimmt.

Wir fingen an, uns alle zwei Wochen zu treffen und dann alle drei. Während einer dieser letzten Sitzungen drängte Dave mit der Frage: »Wie funktioniert eine Therapie? Verraten Sie mir das Geheimnis, denn ich will wirklich wissen, wie ich es geschafft habe, hierher zu gelangen.«

Ich hatte einige Gedanken zu dem Thema, bat ihn aber, zuerst etwas dazu zu sagen. Dave behauptete, das sei alles ich gewesen. Wer sonst, sprudelte es aus ihm hervor, hätte durch seine Träume so viel erkannt, hätte all das aus Details herausgelesen wie den winzigen Füßen auf seinem Shirt, hätte ihn dazu gebracht, all die Monate, die es ihm schlecht ging, durchzuhalten – und das ohne irgendwelche Medikamente!

Es ist keine falsche Bescheidenheit zu sagen, dass dies untergeordnete Faktoren in seiner Wandlung waren. Jedem meiner Kommentare könnten zehn genialere von jemand anderem gegenüberstehen. Wie wir alle, gab

Dave viel von sich preis, wenn er durch die Welt ging. Das Abtreibungsgegner-Shirt hatte ich ihn schließlich häufig tragen sehen, bevor es mir wirklich aufgefallen war. Und in der Tat habe ich mich oft gefragt, was hätte geschehen können, wenn ich in unserer ersten Sitzung seinen Wunsch, »kommunikationsfähiger« zu werden, ernst genommen hätte.

Dave Johnson änderte sich, weil er sich selbst ernst nahm, die Therapie durchhielt, als es ihm durch sie schlechter ging, Nachforschungen in seiner Familie anstellte und es zuließ, dass er trauerte. Ich unterstützte seine Beschäftigung mit dem, was er schließlich die Wahrheit über sich selbst nannte. Und ich tat das, indem ich unserer Beziehung vor allen Dingen Grenzen setzte. Er testete diese Grenzen in den ersten Monaten, indem er vorschlug, dass wir uns privat treffen. Unsere Arbeit gewann an Zugkraft, als ich freundlich, aber bestimmt ablehnte. Die Auswirkungen lassen sich häufig erkennen, wenn man die Sitzung betrachtet, die direkt auf ein solches Eingreifen folgt. Es war in genau der nächsten Sitzung, dass Dave den ersten Traum erzählte, den er zur Therapie mitbrachte; der Traum, in dem sein Vater weder tot noch lebendig war. Mir kam es vor, als würde er sagen: »Wenn ich Sie nicht verführen kann, und Sie wirklich meine Therapeutin sein können, dann kann ich vielleicht das Risiko eingehen, ihr Patient zu sein.«

»Können Sie mir versprechen«, fragte Dave, »dass meine Kinder nicht dieses ganze Chaos erben, dass sie nicht das Gleiche durchmachen müssen?«

Es war leichter, das Gegenteil zu versprechen. Alle zukünftigen Johnson-Kinder, sagte ich, würden ganz sicher mit Intimität, Treue, Liebe und Aggression zu kämpfen haben. Auch sie würden sich eines Tages selbst im Licht der Familiengeschichte verstehen müssen, wozu ein schürzenjagender Urgroßvater, ein depressiver und homosexueller Großvater sowie ein Vater gehörten, dessen Unreife ihn dazu brachte, ein Kind zu zeugen, bevor er bereit war, für eins zu sorgen. Davon abgesehen, hatte ich das Gefühl, dass die nächste Generation einige Vorteile haben würde.

»Sie hatten das Gefühl, erst 15 Jahre nach dem Tod Ihres Vaters angefangen zu haben, ihn kennenzulernen. Sie haben die Möglichkeit, dieses Muster zu durchbrechen, indem sie nicht schweigend ›im Obergeschoss‹ leben.«

»Das Reden hilft, weil es zu mehr Reden führt«, führte Dave an.

»Äh, ja.«

Ich wünschte, ich selbst hätte das gesagt.

»Wissen Sie, was mir an Ihnen gefällt, Deborah? Wissen Sie, was ich schätze? Dass wir uns darauf einigen konnten, uns über Abtreibung uneinig zu sein.«

»Sie hatten Bedenken, dass ich versuchen würde, Ihre Meinung zu ändern.«

»Und das haben Sie nicht. Ich meine, Sie haben mich zum Nachdenken gebracht, aber nicht wie: ›Du Arschloch, siehst du nicht, dass du falsch liegst?‹ Und ich weiß, das Thema ist Ihnen wichtig, oder ich glaube das.«

»Erzählen Sie mir, was Sie glauben.«

»Dass Sie übereifrig sind.«

»Gegenüber Abtreibungsgegnern?«

»Ja.«

»Können Sie mehr dazu sagen?«

»Es ist nicht so, dass ich Sie auf der Straße herumspringen sehe oder so. Ich gehe davon aus, dass Sie der Typ sind, der seinem Kongressabgeordneten schreibt oder Artikel verfasst. Das, was Therapeuten machen, wenn sie übereifrig sind.«

»Das klingt, als hätten Sie den Eindruck, dass Therapeuten ihre Überzeugungen auf die eigenen vier Wände beschränken.«

»Vermute ich. Liege ich damit total falsch? Sie sind ein so zurückhaltender Mensch, ich kann Sie mir nicht auf Demonstrationen vorstellen. Machen Sie so was?«

Es würde mir unangenehm werden, ob ich die Frage direkt beantwortete oder nicht.

»Genau genommen gehen viele Therapeuten auf Demonstrationen. Ich eingeschlossen.«

»Ach ja?« Und dann sah er mich an und kniff sich ein paar Mal in die Nase, während sich in seinem Kopf ein Gedanke formte, der so irritierend war, wie das Rätsel der Sphinx.

»Sie leben in Philadelphia, nicht wahr?«

»Das tue ich tatsächlich.«

Seit dem Beginn von Daves Therapie hatte ich ihn vor der Klinik nicht mehr gesehen. Genau genommen hatte es kaum noch Protestaktionen gegen diese spezielle Klinik gegeben.

»Ich war seit einiger Zeit auf keiner Demonstration mehr gewesen«, sagte er von sich aus. »Es ist nicht so ganz mein Ding, um ehrlich zu sein. Dr. Luepnitz, waren wir auf denselben Demonstrationen?«

Dave konnte genau sagen, wann er vor der Klinik demonstriert hatte. Ich wusste, dass bei mindestens einer dieser Gelegenheiten auch ich dort gewesen war. Wir waren also mindestens ein Mal auf derselben Demonstration gewesen.

Dave wollte natürlich wissen, ob ich das die ganze Zeit gewusst hatte. Ich erklärte, dass wir bereits mitten in der Behandlung gesteckt hatten, als mir diese Möglichkeit klar geworden sei. Und wie hätte ich bei dem Versuch, mich an ein einzelnes Gesicht in einer großen Menge zu erinnern, sicher sein können? Die Frage, ob wir uns auf der Straße in gegnerischen Lagern gegenübergestanden hatten, war mir weniger wichtig erschienen, als die Aufgabe, für die wir uns gemeinsam engagieren konnten.

»Sehen Sie das anders?«, fragte ich. »Wünschten Sie, ich hätte den Punkt angeschnitten, als er mir in den Kopf kam?«

»Ich weiß nicht. Nein. Es ist nur so seltsam. Was, wenn wir uns eines Tages auf der anderen Straßenseite gesehen hätten?«

»Wir hätten in der nächsten Sitzung darüber geredet.«

Therapeuten und Patienten sollten nicht miteinander befreundet sein, aber sie leben normalerweise in der gleichen Gegend und manchmal im gleichen Stadtteil. Es ist nicht ungewöhnlich, irgendwann seinen Therapeuten beim Bäcker oder im Kino zu treffen. Eine meiner Kolleginnen saß einmal mit ihrem Mann im Wartezimmer einer Klinik für künstliche Befruchtung, als einer ihrer Patienten mit seiner Frau hereinkam. Die vier versuchten, sich respektvoll zu grüßen, während sie kleine Behälter mit Körperflüssigkeiten in den Händen hielten.

Sollten sich Psychotherapeuten von Fruchtbarkeitskliniken, Kinos, Bäckereien und politischen Kundgebungen fernhalten, um zu vermeiden, möglicherweise Patienten zu treffen? Sollten Patienten Therapeuten danach auswählen, wo diese hingehen? (»Seit wie vielen Jahren praktizieren Sie, Doktor, und wie viel Zeit verbringen Sie ungefähr im White Dog Café?«)

Das ist nicht möglich.

So unangenehm solche Treffen draußen auch sein mögen, sie müssen die Behandlung nicht zunichte machen oder aus den Fugen geraten lassen, und sie können sogar ein Segen sein. Wenn mir ein Patient erzählt, er habe mich gesehen, wie ich mit einem Mann in ein Restaurant ging, frage ich danach, was er sich vorstellt. Hier sind einige Antworten, die ich innerhalb einiger Jahre auf genau diese Situation erhalten habe, wobei der Mann immer der gleiche war:

- »So, wie sie miteinander geredet haben, war mir klar, dass das Ihr Mann war, aber er hat ganz anders ausgesehen, als ich ihn mir vorgestellt habe.«
- »Es ist mir ein bisschen peinlich, denn so, wie sie miteinander geredet haben, war mir klar, dass Sie nicht miteinander verheiratet waren, und ich habe mich irgendwie gefragt, ob er Ihr heimlicher Liebhaber ist.«

– »Ich war verwirrt. Ich bin immer davon ausgegangen, dass Sie lesbisch sind, warum sind Sie also an einem Samstagabend, in Schale geworfen, mit einem Mann unterwegs? Ich habe mir vorgestellt, dass er schwul ist und Sie gerade von einer Konferenz zurückgekommen sind oder so.«

Solche Fantasien können erforscht werden, da sie unvermeidlicherweise mehr über denjenigen verraten, der sie hat, als über den, von dem sie handeln. Warum neigt ein Patient dazu, einen Therapeuten für »betrügerisch«, schwul oder verheiratet zu halten? Welcher Wunsch, welche Angst oder Identifikation wird damit angesprochen und warum an diesem Punkt der Behandlung? Das Einzige, was vermieden werden muss, ist die Schaffung eines Tabuthemas. Nur dann, wenn ein Therapeut oder Patient das Gefühl hat, »etwas Unangenehmes ist zwischen uns passiert, aber wir haben nie eine Möglichkeit gefunden, darüber zu reden«, ist etwas schiefgelaufen.

Dave fuhr fort: »Sie haben *mir* geholfen – jemandem von der anderen Seite. Als ich Ihnen das erzählt habe, wollten Sie meinen Hintern nicht am liebsten vor die Tür setzen?«

»Nein.«

Wahre Aussage. Nur ein einziges Mal in 25 Jahren musste ich einen Patienten wegen gegensätzlicher politischer Ansichten zurückweisen. In diesem Fall waren die Unterschiedlichkeiten derart extrem, dass ich wusste, ich würde nicht helfen können.

»Haben Sie entschieden, *wann* wir über diese Sache reden würden?«

»Ich wusste, wir würden darauf zurückkommen«, sagte ich. »Und wir können in zukünftigen Sitzungen weiter darüber reden, wenn Sie möchten.«

Und genau das taten wir.

In *The Political Psyche* beschreibt der britische Psychotherapeut Andrew Samuels das Ergebnis einer Umfrage, bei der er praktizierenden Analytikern aus der ganzen Welt Fragebögen zugesandt hatte (Samuels 1993). Sie bestätigten, dass eine Reihe politischer Themen in den Behandlungsräumen zur Sprache kamen, und die Themen waren von Land zu Land unterschiedlich. Amerikaner neigten eher dazu, Geschlechterfragen in den Sitzungen zu besprechen, bei Israelis waren es Ereignisse im Mittleren Osten, bei Deutschen Umweltangelegenheiten (vgl. auch Samuels 2001).

Das sollte nur die schockieren, die naiv genug sind, darauf zu beharren, dass Psychoanalyse und Psychotherapie irgendwie wertneutrale Aktivitäten sind, die über der Welt und der Politik stehen. Tatsache ist, dass gerade unsere Theorien zur menschlichen Entwicklung und therapeutischer Veränderung selbst politisch sind. Sobald wir damit anfangen, Verhaltensweisen auszusondern, die »pathologisch«, »verrückt« oder »unreif« sind, enthüllten wir Teile unseres Weltbilds. Der Ödipuskomplex wird in der Form, wie er von Freud und Rank im Hinblick auf Vater, Mutter und Kind diskutiert wird, von einigen als politisch problematisch betrachtet. Angesichts der Tatsache, dass wenn überhaupt nur die Hälfte der amerikanischen Familien diesem Modell entsprechen, dann könnte es eine Art Verleugnung der Tatsache des sozialen Wandels sein, auf dieser Form zu bestehen. In den vergangenen 50 Jahren haben viele Therapeuten dafür plädiert, den Ödipusmythos in der Psychoanalyse beizubehalten, ihn jedoch im weitesten Sinne zu interpretieren. Andere haben empfohlen, den Ödipuskomplex ganz abzuschaffen, denn sie sind überzeugt, dass er nur die gewalttätigen und von Rivalität geprägten Beziehungen reproduziert, die er beschreiben will[7].

Sicherlich werden neue Theorien und ein neues Verständnis alter Theorien maßgeblich an der Schaffung einer neuen Art der Männlichkeit beteiligt sein – einer, die den Don-Juanismus weniger unausweichlich macht.

Am Abend unserer letzten Sitzung kam Dave mit einem Arm voller bunter Gladiolen herein – orangefarbenen, gelben und roten.

»Weil ich so froh bin ...«, sagte er.

Das war ich auch.

Dave schickte einige Jahre Postkarten aus dem Urlaub. Drei Jahre nach dem Ende der Therapie heiratete er Sylvie. Sie haben einen Sohn.

4 Ein Darwinfink

»Welcher unbedeutende Unterschied muss da oft bestimmen, welche leben bleiben und welche untergehen sollen!«
Charles Darwin in einem Brief an Prof. Asa Gray (1857)

Seit Monaten wachte die Professorin jeden Morgen gegen vier Uhr mit dem gleichen elenden Gefühl auf – zu früh zum Aufstehen, zu spät für eine Schlaftablette. Zu dieser unchristlichen Stunde blieb ihr nichts anderes übrig als zu weinen oder die Tränen mit Grübeleien abzuwehren: über ihre Arbeit, ihr Leben, archaische Worte für Schmerz. Das Altenglische, erzählte sie mir, hatte ein eigenes Wort – *uhtceara* – für in der Stunde vor Sonnenaufgang empfundene Traurigkeit oder Kummer.

Professor Pearl Quincey vereinbarte einige Male Termine mit mir und sagte sie wieder ab. Jedes Mal, wenn wir miteinander sprachen, war sie zu sehr »höllisch beschäftigt« oder zu »leidenschaftlich unabhängig« für eine Therapie. Jedes Mal erfuhr ich ein bisschen mehr von ihrer Geschichte.

Sie wurde in einem Slum in Jamaika geboren und wanderte als kleines Kind mit ihrer Familie in die USA aus. Mit 14 kehrte Pearl auf die Insel zurück und lebte bei ihrer Tante, einer Lehrerin. Als ausgezeichnete Schülerin träumte sie davon, eines Tages in Jamaika oder Amerikas Süden an einem Gymnasium zu unterrichten. An der staatlichen Universität erregten Pearls herausragende Leistungen die Aufmerksamkeit der Professoren, die sie drängten, nach Höherem zu streben. Sie habe das Potenzial, Wissenschaftlerin zu werden, an der Universität zu lehren, anderen jungen Menschen Ansporn und Vorbild zu sein.

Nach 12 mühseligen Jahren an der Hochschule – sie arbeitete gleichzeitig, um ihre Familie zu Hause zu unterstützen – zog Pearl eine Stelle an einem nicht wenig renommierten Englisch-Institut an Land. Als ihr die Stelle angeboten wurde, sagte sie, war das der stolzeste Moment ihres Lebens – und auch der ihrer Familie. Das kleine Mädchen, das in einem selbstgebauten Haus ohne Warmwasser geboren, das von den Kindern ihrer weißen Lehrer angespuckt worden war – dieses Mädchen war jetzt Assistenzprofessorin für Literatur.

Nach einem Jahr in ihrem neuen Leben wurde jedoch klar, das etwas völlig falsch lief. In dem illustren universitären Umfeld, das alles zu bieten schien, fühlte sich Pearl weniger angeregt, isolierter und erschöpfter als jemals zuvor. Nicht einmal der Tod ihrer epileptischen Schwester hatte in ihr ein solches Gefühl der Leere hinterlassen. Weder die Belastungen im Zusammenleben mit einem herrischen Stiefvater, noch der Schmerz mitanzusehen, wie ihr Bruder ins Gefängnis kam – nichts hatte sie annähernd auf die Einsamkeit des Lebens in der akademischen Elite vorbereitet.

Wo Pearl eine gesellige Gruppe von Forschern erwartet hatte, die sich den Studenten widmeten und in der Gemeinschaft engagierten, fand sie kleinkarierte Zyniker vor, die sich um Büroraum stritten. Studenten beschwerten sich, sie hätten nie mit einem Professor gesprochen. Und da sie die einzige farbige Frau am Institut war, hatte Pearl das Gefühl, jeder würde sie geringschätzig ansehen. Die Sekretärinnen sahen einfach durch sie hindurch; im Buchladen folgten ihr die Sicherheitsleute.

Was machte sie an diesem erbärmlichen Ort? Die Antwort: ihr Bestes geben, um eine feste Professur zu bekommen – eine Anstellung auf Lebenszeit. Die Ironie dabei übersah sie nicht.

»Offensichtlich will ich die Möglichkeit haben, auf Dauer – nicht nur vorübergehend – unglücklich zu sein.«

Pearl schwor, es philosophisch zu nehmen, als ihr Antrag auf eine unbefristete Professur bevorstand. Wenn ihre erste Bewerbung abgelehnt würde, was soll's. Sie war jahrelang durch die Mangel gedreht worden, sie würde einfach so weitermachen.

An dem Tag, an dem das Institut ihren Antrag ablehnte, war Pearl jedoch am Boden zerstört. Als sie am nächsten Morgen das Haus verließ, fuhr sie verkehrt herum in eine Einbahnstraße und kam Stoßstange an Stoßstange mit einem wild hupenden Sattelzug zum Stehen. Am folgenden Tag wurde sie von heftigen Ischiasschmerzen geweckt. Die Schmerzen waren so stark, dass sie es kaum ins Badezimmer schaffte.

Letztendlich wurde das Gefühl, ihres Körpers beraubt, in Stücke gerissen zu sein, eigentlich nicht weitermachen zu wollen, viel beängstigender als die Vorstellung, Hilfe zu suchen. Pearl entschloss sich, einen Termin mit mir zu wahrzunehmen, sobald sie wieder fahren konnte.

Ich freute mich, sie endlich zu treffen.

Pearl Quincey war eine hochgewachsene Frau – gut 1,80 m, ungefähr –, gekleidet in ein aquamarinblaues Gewand mit passendem Kopftuch. Ihre Haut hatte die Farbe von englischem Karamell, ihr Tonfall war eine handfeste Mischung aus Amerika und den Westindischen Inseln.

»Ich bin schiffbrüchig«, sagte sie, wobei sie die zweite Silbe betonte. »Ich bin nun doch an Ihren Strand gespült worden. Bitte verzeihen Sie, dass ich blinden Alarm geschlagen hatte.«

Ich bot ihr alle möglichen Sitzgelegenheiten und Fußschemel an, damit sie bequem sitzen konnte.

»Eigentlich geht es mir gut, solange ich nicht atme.«

Ich saß Pearl gegenüber und hatte das Gefühl, den Atem anzuhalten. Dies war der erste Hinweis auf meine Gegenübertragung. Ich identifizierte mich mit ihr, spiegelte ihre angespannte Haltung. Oberflächlich gesehen war Pearl keine Doppelgängerin von mir, einer mittelgroßen Frau aus dem Mittleren Westen. Trotzdem empfand ich eine Seelenverwandtschaft. Ich habe mich nie mit Professuren herumgeplagt, wollte aber mit dem Kopf durch genügend Institutswände, um mir ihren Verdruss vorstellen zu können. Meine Eltern waren nicht mit den Demütigungen durch Rassismus und Einwanderung konfrontiert, doch sie leisteten ihr Leben lang schwere körperliche Arbeit, und wie Pearl war ich die erste in der Familie, die eine höhere Bildung erhielt. Zu guter Letzt hatte ich, wie Pearl, die Eigenständigkeit früher überbewertet und war vor dem Gedanken, mich Fremden anzuvertrauen, zurückgeschreckt. Dass ich meine Atmung ihrer anpasste, machte mir diese Gedankengänge bewusst. Die Empathie hat ihren Platz in der Psychotherapie, aber eine Überidentifizierung bedeutet nur Ärger, denn jeder Patient muss nach seinen eigenen Bedingungen kennengelernt werden.

Professor Quincey lehnte sich nach vorn, stützte sich mit ihren Händen ab und sagte, das momentan Frustrierendste sei, dass sie die Titel der Bücher in meinen Regalen nicht lesen könne. Sie hatte uns kaum zum Lächeln gebracht, da begann sie aus tiefstem Herzen zu schluchzen. Pearl schämte sich furchtbar, weil es ihr schlecht ging. Ich fragte, warum.

»Ich stamme von starken Frauen ab, und ich bin nie zusammengebrochen. Ich kann mich in dem Scherbenhaufen, den Sie vor sich sehen, nicht wiedererkennen. Und wegen einer solchen Nichtigkeit zusammenzubrechen. Es ist demütigend. Haben Sie jemals *irgendjemanden* erlebt, der wegen einer *Professur* derart aufgelöst ist?«

In Gedanken stellte ich eine kleine Liste zusammen.

Das akademische System des »Veröffentlichen oder Verschwinden« und der universitäre Parteigeist stoßen viele angehende Professoren vor den Kopf. Sogar der promovierte Weiße Henry Kissinger behauptete, das akademische Leben aufgegeben zu haben, weil er die Politik »nicht ertragen« konnte.

Das Englische Institut erkannte Pearls ausgezeichnete Lehre und ihre hervorragenden Publikationen an. Allerdings wollten sie mehr Veröffentlichungen und weniger Lehre sehen. Die Vorstellung, Publikationen auf Kosten der Studenten zu produzieren, war für Pearl jedoch beleidigend. Aber die Universität zu verlassen – und damit ihre Familie, Befürworter und Studenten zu enttäuschen – war undenkbar.

Als ich vorschlug, dass wir ihre Hoffnungen und Bedenken hinsichtlich ihrer Therapie bei mir ergründen sollten, sagte Pearl:

»Meine Mutter ist meine engste Vertraute. In einer Therapie taucht man in eine Familie ein, um sie auseinanderzunehmen, und das würde mir nicht helfen. Sie müssen mir mit der Gegenwart helfen, nicht mit der Vergangenheit.«

Ich nickte. Da Pearl Isolation und Einsamkeit erwähnt hatte, fragte ich sie nach den Menschen, auf deren Rückhalt sie sich in der Gegenwart verlassen konnte. Hatte sie einen Ehemann oder Partner? *Nein.* Kinder? *Niemals.* Pearl sagte, sie könne sehen, worauf meine Fragen hinausliefen, und entschied sich, mir vorwegzugreifen. Sie war nie verheiratet oder liiert gewesen, informierte sie mich, und es sei keine Romanze in Sicht.

»Ich habe keine Beziehung«, sagte Pearl. »Ich habe beschlossen, dass ich nicht beziehungsfähig bin.«

»Nicht beziehungsfähig?«

»Ich bin ein Darwinfink«, verkündete sie und verlagerte ihre langen Beine auf die andere Seite des Fußschemels. »Können Sie sich zufällig daran erinnern, ob Sie in *Die Entstehung der Arten* das über die Finken gelesen haben?«

»Die, die Darwin auf die Idee mit der natürlichen Selektion gebracht haben?«

»Genau. Nun, ich bin wie ein Fink, der seine kleine Nische verlassen und eine neue besetzt hat. Ich habe mich in einigen Dingen angepasst, bin aber trotzdem etwas anders als die anderen Vögel, und jetzt kann mich keiner als potenzielle Partnerin sehen.«

Ich war überrascht, dass diese liebenswerte, kultivierte, 34-jährige Frau nie eine ernsthafte Beziehung gehabt hatte.

Was Darwins Finken betrifft – ich hatte an der Universität von ihnen gelesen (wer hat das nicht?), aber ich konnte mich nicht im Detail an ihr Paarungsverhalten erinnern. Pearl benutzte die Probleme der Finken als Metapher für die Probleme von Menschen, die ihre soziale Nische verlassen, um in einer anderen zu leben. Sie kam sich anders vor, nicht erkennbar in ihrer neuen Umgebung. Ich wollte mehr über ihre bisherigen Wege wissen, auch mehr über ihre ursprüngliche Nische, aber sie hatte mich mit ihrer Aussage abgeschreckt: »Das würde mir nicht helfen.«

Ich habe an früherer Stelle über das »Ja« und das »Nein« gesprochen, die in jeder Person existieren, die eine Therapie beginnen möchte. Als ich Pearl zuhörte, hörte ich folgendes: Ja, ich würde mich Ihnen gerne anvertrauen. Nein, das würde meine loyale Familie ausbooten. Ja, ich möchte Hilfe bekommen. Nein, das würde bedeuten, dass ich sie brauche. Ja, ich möchte mein Leben ändern. Nein, ich möchte nicht. All das, was ich tue und was ich bin, hat mich so weit gebracht, wie ich bin.

»Verstehen Sie mich nicht falsch«, sagte Pearl. »Ich bin nicht *nicht* liebenswert. Zu Hause und in Jamaika habe ich wunderbare Freunde.«

»Gehe ich richtig in der Annahme, dass Sie der Mensch sind, auf den sich alle anderen stützen?«

Sie bejahte das. Ihr Spitzname als Kind war »kleine Mama«. Sogar ihre Professoren suchten ihren klugen Rat, so schien es. Ihre Brüder und Schwestern kamen mit den Jahren allein zurecht, aber sie arbeiteten am Existenzminimum. Wenn die Rechnungen der katholischen Schule ihrer Neffen eintrafen, wenn ihre Mutter ein neues Dach brauchte, wurde Pearl gerufen. Das war ein weiterer Grund, warum sie ihre derzeitige Stelle nicht aufgeben konnte. Das Gehalt ermöglichte es ihr, ihnen zu helfen.

Ich fragte Pearl, was sie für sich selbst tat, wenn sie sich schlecht fühlte. Die Antwort: Sie organisierte eine Konferenz, unterrichtete an der Sonntagsschule oder übte sich in Kalligrafie. Die Liste ihrer Aktivitäten pro Jahr war länger als das, was andere in fünf Jahren schaffen. Der Ausdruck, der mir durch den Kopf ging, war von der britischen Psychoanalytikerin Melanie Klein geprägt worden: *die manische Abwehr* (vgl. Klein 1948: S. 43–70). Er bezeichnet die hektische Betriebsamkeit, die manche Menschen dazu benutzen, sogar schwere Depressionen zu verbergen. Das kann jahrelang funktionieren und wird häufig nur durch Krankheit, Erschöpfung oder einen Unfall unterbrochen. Noch während wir redeten, ging mir durch den Kopf, dass die aktuellen Katastrophen vielleicht das Beste waren, was Pearl hätte passieren können. Vielleicht würde gerade dieses Versagen eines überentwickelten Pflichtbewusstseins die Balance wieder herstellen.

Pearl verlagerte erneut ihre Position auf der Couch, presste beide Hände in ihren Rücken und fragte, ob es irgendeine Möglichkeit gäbe, eine Therapie nicht als ein solches »Sich-Gehenlassen« zu empfinden.

Vielleicht, weil sie sich selbst als Fink beschrieben hatte, kam mir das Bild vom Fliegen in den Sinn. Wenn man im Flugzeug reise, erinnerte ich sie, wiesen die Flugbegleiter die Erwachsenen an, zuerst ihre eigene Sauerstoffmaske anzulegen, bevor sie anderen helfen. In dem Moment, in dem ich das gesagt hatte, bedauerte ich die Banalität dieser Analogie, aber Pearl schien das nicht zu stören.

»Sie reden vom notwendigen Egoismus, über das ›eins nach dem anderen‹. Okay. Aber was sind für Sie die Ziele dieser Arbeit?«

Sie glaubte, dass ich immer das individuelle Glück unterstützen würde und nicht die übergeordneten Ziele. Es gebe Tage, sagte sie, da fühle sie genau das gleiche.

»Gestern dachte ich darüber nach, dem Direktor zu sagen, dass ich es schlicht vorziehen würde, keine Professur zu bekommen, und ich könnte einfach nach Hause gehen, an einer Grundschule unterrichten oder Hühner und Schweine züchten.«

»Ist es das, was Sie gerade empfinden? Dass Sie dieses ganze Chaos hinter sich lassen möchten?«

Daraufhin hielt sie die Fäuste vor das Gesicht und weinte, und nach einiger Zeit antwortete sie:

»Nein. Heute möchte ich Ihnen sagen: ›Ich möchte eine Professur. Bitte helfen Sie mir dabei, meinen Job zu behalten‹.«

Pearl war davon ausgegangen, dass meine Hoffnungen für sie in eine bestimmte Richtung gehen würden. Ich war froh, dass sie in der Lage war, diese Annahme auszusprechen. Jeder praktizierende Therapeut muss der Versuchung widerstehen, den Kurs des Patienten zu steuern. Natürlich würde es mir gefallen, Pearl dabei zu helfen, die unsichtbare Barriere zu durchbrechen, die sie am Aufstieg hinderte; aber wer sagte, dass dies das Ziel unserer Arbeit sein sollte? Pearl selbst schwankte von Tag zu Tag zwischen Bleiben und Gehen. Meine Antwort war, dass unsere Arbeit ihr dabei helfen konnte, ihre Wünsche herauszufinden und umzusetzen. Das schien ihr zu gefallen.

Was hatte sie in der Zwischenzeit vor? Mit anderen Therapeuten sprechen? Wiederkommen? Sie werde wiederkommen, sagte sie. Die Bücher, die Atmosphäre im Raum gäben ihr das Gefühl, dass hier Gutes geschehen war. Sie vereinbarte einen Termin für die nächste Woche.

Pearl hatte mich, zumindest zu einem gewissen Grad, in Opposition zu ihrer Familie gesetzt. In ihrer Vorstellung wollte ich ihre Familie »auseinandernehmen«, und dabei würde sie nicht mitmachen. Was meine Identifizierung mit ihr anging, so überbrückte diese vielleicht die Unterschiede zwischen uns. Unsere soziale Herkunft war schließlich nicht wirklich vergleichbar. Vielleicht spiegelte meine Neigung, unsere Erfahrungen zusammenzufassen, etwas über Pearls Beziehung zu ihrer Mutter wieder, ihrer »engsten Vertrauten«. Alles, was ich über ihre Beziehung wusste, waren die wenigen Dinge, die sie beiläufig erwähnt hatte: Sie telefonierten jeden Tag, und beide litten unter chronischen Rückenschmerzen.

Am wichtigsten war für mich, dass sich Pearl mit ihrem Bedürfnis nach Abhängigkeit beschäftigte. In den letzten Jahrzehnten haben Feministinnen aufgezeigt, wie schwierig es für Frauen sein kann, sich helfen zu lassen, statt zu helfen. Dies gilt besonders für diejenigen, die als Kind eine elterliche Rolle übernommen haben (vgl. z.B. Eichenbaum/Orbach 1983). Die Sehnsucht nach Hilfe kann auf vielfache Weise verschleiert werden. Ich hoffte, Pearl würde eines Tages in der Lage sein zu lernen, sich auf andere zu stützen; angefangen bei mir.

Und ich war fasziniert davon, dass sie sich als »Darwinfink« bezeichnete. Sie hatte ihren Namen von dem eines edlen Schmucksteins zu dem eines einsamen Vogels geändert, ihren Spitznamen »kleine Mama« zur Bezeichnung für ein Geschöpf, das sich nicht paaren kann. Ich ging zu meinem Bücherregal, um einen Blick in *Die Entstehung der Arten* zu werfen, bevor mein nächster Patient kam. Dort, zwischen Darwins *Die Abstammung des Menschen* und Charles Dickens' *Bleakhaus* fand ich eine vielsagende Lücke vor. Jemand hatte das Buch ausgeliehen und versäumt, es zurückzubringen. Ich konnte mich nicht daran erinnern, wer es war, aber ich war stinksauer auf den Übeltäter.

Als Pearl zu unserer nächsten Sitzung kam, sagte sie, sie habe zwei Nächte erholsam geschlafen. Sie fühlte sich besser und sah auch etwas besser aus. Sie konnte ihren Kopf ungehindert bewegen und schaute sich mein Behandlungszimmer und die Bücher genauer an. Ich fragte sie, ob ihr etwas ins Auge fiele.

»Hier steht natürlich viel zur Psychoanalyse. Und Feminismus. ... Ja, hallo! Sie haben einen guten Geschmack!«

»Habe ich?«

»*Annie John*! Also, das ist ein Buch, das eine Frau im Bücherregal ihrer Analytikerin sehen möchte.«

Wir lächelten uns vielsagend an. Auch ich liebte Jamaica Kincaids Roman über ein Mädchen, das in Antigua aufwächst. Pearls Blick blieb so lange an dem dünnen Buch hängen, dass ich sie fragte, an was sie denke.

»Das Buch handelt von – aber Sie wissen, dass das Buch von einer Mutter-Tochter-Beziehung handelt. Der Satz, der mir durch den Kopf geht, ist so marginal, ich komme mir fast albern vor …«

Das war ein passender Moment, um die »Grundregel« der Psychoanalyse einzuführen: Sag, was immer dir in den Sinn kommt, egal, wie wichtig oder irrelevant es erscheinen mag; egal, wie angenehm oder unangenehm es ist.

An der Stelle im Buch, an die sie dachte, wird die neun Jahre alte Annie John gebeten, der Klasse etwas laut vorzulesen. Der Satz lautete, »dass der Klang der eigenen Stimme seit jeher beruhigend auf mich gewirkt hatte« (Kincaid 1989: S. 47–48).

Ich brauchte nur zu lächeln.

»Himmel noch mal, natürlich ist das wichtig! Hier geht es um das Sprechen, um die Erleichterung durch das Reden vor einer andern Person und dadurch, gehört zu werden. Nach unserer letzten Sitzung ging es mir besser. Ich war überrascht.«

Jamaica Kincaid schreibt über das Trauma einer Tochter aus einer normalen, liebevollen Familie, die von ihrer Mutter und ihrem Vater unabhängig wird. Die kleine Annie steht auf, um dem Lehrer einen selbst geschriebenen Aufsatz vorzulesen. Der Aufsatz beschreibt den Tag, an dem ein Kind von seiner Mutter am Strand getrennt wird. Es wird panisch, und als sie wieder zusammen sind, sagt die Mutter, sie würde es nie im Leben verlassen (Kincaid 1989: S. 51). Der Lehrer lobt die Geschichte und nimmt sie in eine Sammlung in die Schulbibliothek auf.

Ich wusste, dass Pearl an einem bestimmten Punkt ihre Mutter verlassen hatte, um bei ihrer Tante zu leben. Dieser Schritt machte mich neugierig, und ich war gespannt, was er für die Beteiligten bedeutet hatte. War der Wechsel reibungslos verlaufen, relativ konfliktfrei und nur motiviert davon, dass die Tante eine bessere Schulbildung ermöglichen konnte? Welche Rolle hatte Pearls Stiefvater gespielt? Hatte es eifersüchtige Spannungen zwischen den Erwachsenen gegeben oder wütende Rivalitäten zwischen den Geschwistern? Wie viele Kinder gab es überhaupt in der Familie?

Wieder bat ich Pearl zu reden. Sie konnte überall anfangen.

»Also, am Englischen Institut …«

Pearl setzte ihre Geschichten von der Arbeit fort und beschrieb eine Radiosendung, die sie mit vier anderen Fakultätsmitgliedern gemacht hatte.

Der Moderator hatte die Teilnehmer als Dr. Collins, Dr. Riley, Dr. Rossi, Dr. Levine und *Pearl* vorgestellt. Absurderweise beinhaltete das Thema der Sendung die Rasse- und Geschlechterfrage in Hochschulen.

»Ich spürte, wie jedes Mal die Wut in meinen Ohren trommelte, wenn mich jemand bei meinem Vornamen nannte. Ein Teil von mir war intelligent genug, keine Aufmerksamkeit darauf zu lenken, aber mitten in der Sendung hörte ich mich laut sagen: ›Jetzt mal langsam! Warum werden die anderen mit ihrem Titel angesprochen und ich mit »Pearl«?‹«

»Was passierte dann?«

»Der irritierte Moderator gelobte, mich ab sofort mit ›Professor‹ anzureden, woraufhin die anderen vier Männer fast *einstimmig* schnaubten: ›Persönlich gebe ich nicht viel auf Titel. Nennen Sie mich ruhig *John*, *George*, *Ringo*, *Paul*.‹ Denken Sie, ich bin bescheuert, weil mir das wichtig ist? Du lieber Gott, wir haben 1990!«

»Denken Sie, *Sie sind* bescheuert?«

Pearl wartete nicht auf unterstützende Kommentare von mir. Sie hatte noch zwei weitere Geschichten zu erzählen. Während ich zuhörte, war mir bewusste, dass ich mich für sie engagierte und sie verteidigen wollte. In meiner Fantasie platzte ich in die Situation hinein und verlangte eine Erklärung warum ihre Kollegen nicht verstanden, dass es das Privileg der Anerkannten ist, auf die Anerkennung eines Status' zu verzichten.

Pearl war zu diesem Zeitpunkt ihrer Therapie in gleichem Maße Geschichtenerzählerin wie Analysandin. Sie wehrte jeden Versuch meinerseits, mich einzumischen, behutsam ab. Winnicott hätte gesagt, dass sie meine Bemühungen als *Zusammenprall* erlebte, was die Art elterlicher Aufmerksamkeit bezeichnet, die das Kind als einen widerrechtlichen Übergriff auf sein werdendes Ich empfindet (Winnicott 1989). Jahre später würde Pearl zu mir sagen: »Ich habe darüber nachgedacht, wie wenigen Menschen in der Geschichte zugehört worden ist.« Pearl brauchte mich als Zuhörerin.

Einige Wochen später erhob Pearl Vorwürfe gegen die selbst ernannten Feministinnen des Englischen Instituts. Sie betrachtete sie als »Poser«, die nur heiße Luft hochkochten. Nichts war ihnen »subversiv« genug.

»Gleichzeitig würde diese Tanten ein Politikum nicht einmal dann als solches erkennen, wenn sie darüber stolperten.«

So berechtigt ihre Kritik auch gewesen sein mag, ich musste mich nach ihrer Bedeutung für die Gegenübertragung fragen. Obwohl Pearl in der Therapie kooperativ war, hatte ich das Gefühl, sie war distanziert und mir gegenüber immer noch wachsam. Fiel es ihr leichter, die weißen Feministinnen in ihrem Institut zu kritisieren, als die weiße Feministin, die ihr in diesem Raum gegenübersaß?

Pearl bestand darauf, dass ich völlig anders sei, als diese Frauen.

»Kein Vergleich«, versicherte sie mir. »Äpfel und Birnen. Tag und Nacht.«

Ich sei, sagte sie, eher wie die Frauen in ihrer Familie.

»Wirklich?«

Ich bat Pearl, das zu erklären, und sie sagte, das würde sie, aber zuerst müsse sie mir dringend etwas anderes erzählen. In der lokalen Presse wurde über ein Programm geschrieben, das sie für den *Black History Month*[1] organisiert hatte. Am Tag der Veröffentlichung dieses Berichts gab es eine Institutssitzung, und Pearl war sich sicher, dass der Vorsitzende darauf Bezug nehmen würde. Aber niemand verlor ein Wort darüber.

Pearl hatte sich entschieden, in solchen Sitzungen nicht mehr wütend zu werden. Sie war entschlossen, im Umgang mit ihren Kollegen ausgeglichen und geduldig zu sein. Das klappte jedoch nicht.

Egal, welchen Weg Pearl einschlug, diese Sitzungen hatten eines gemeinsam: Sie hinterließen in ihr das Gefühl, unsichtbar und lächerlich zu sein, manchmal fühlte sie sich vor lauter Selbstkritik tagelang krank. Ich musste sie ausfragen, um herauszufinden, dass sie gelegentlich auch Komplimente von Kollegen erhielt. Sie schaffte es, diese Bestätigungen als unehrlich abzutun. Für Pearl gab es nur zwei Arten von Resonanz: schlechte und unaufrichtige. Während ich ihr zuhörte, begann ich, die Sehnsucht hinter ihrer Wut und Frustration wahrzunehmen. Es sei in Ordnung, sagte ich, die Therapie dazu zu nutzen, Strategien zu erwägen und neu zu überdenken und ihrer Wut Luft zu machen. Es sei auch wichtig, die Sehnsucht nach Anerkennung zu behandeln. Pearl war von dieser Idee wenig begeistert.

»Nicht, weil Sie falsch liegen, sondern weil mir die Vorstellung nicht zusagt, Bestätigung von anderen zu brauchen. Vergessen Sie nicht, in der Regel bin ich diejenige, die sie gibt.«

Eben.

Ein großer Teil der modernen psychoanalytischen Theorie beschäftigt sich mit unserem Wunsch nach Anerkennung von anderen Menschen. Seit Freud hat kein anderes Thema die Diskussion über psychoanalytische Theorie oder Praxis derart beherrscht. Selbstpsychologen in der Tradition Heinz Kohuts schreiben über die »spiegelhungrige« Persönlichkeit (vgl. Kohut 1971). Schüler Winnicotts definieren die »ausreichend gute Mutter« im Wesentlichen über ihre Fähigkeit, ihr Baby *anzuerkennen* (vgl. Winnicott 1971: S. 128–135). Das bedeutet, dass sie das Kind als eigenes Wesen sieht, nicht einfach als eine Erweiterung ihrer selbst. Anhänger Jacques Lacans glauben, dass sich das Ich in der »Spiegelphase« entwickelt, die um den 18. Lebensmonat herum beginnt (vgl. Lacan 1949). Lacanianer betonen die Schwierigkeiten, die durch die lebenslange Suche nach unserem Selbst an einem außerhalb von uns liegenden Ort entstehen (entweder dem physischen Spiegel oder dem anerkennenden Blick anderer). Niemand kann uns sagen, wer wir »wirklich sind«. Sogar das physische Objekt, das wir Spiegel nennen, trügt, da es rechts und links vertauscht.

Feministische Analytikerinnen haben auf die Politik des Spiegelns hingewiesen – im Anschluss an Virginia Woolf und ihre berühmte Bemerkung, Frauen würden als Spiegel dienen »mit der magischen und köstlichen Kraft, das Bild des Mannes in doppelter Größe wiederzugeben« (vgl. Woolf 1929: S. 43).

Wir verwenden unsere Energie darauf, herauszufinden, wessen Anerkennung zählt – welchen Spiegel wir befragen und wie wir die Bilder verstehen sollen, die wir sehen. Manche Menschen werden von Zerrspiegeln angezogen. Sie kontrollieren ihr Bild nur im Spiegel von Personen, von denen sie unter Garantie herabgesetzt werden. Im Gegensatz dazu gehen einige Glückliche ausgerechnet an den Spiegeln vorbei, die Mängel kaschieren und Vorzüge herausstellen.

Am Arbeitsplatz die einzige Frau oder das einzige Mitglied einer ethnischen Minderheit zu sein, kann es sehr viel schwieriger machen, anerkannt zu werden oder an die Anerkennung zu glauben, die einem zuteil wird. Ein Minderheitenstatus erschafft nicht das psychologische Bedürfnis nach Anerkennung; er macht es komplizierter.

Unsere frühesten Erfahrungen haben einen Einfluss auf unsere Fähigkeit – oder bestimmen diese sogar –, andere zu sehen und von ihnen gesehen zu werden. Diejenigen, die von ihren Eltern nicht anerkannt wurden, wissen nicht, was Anerkennung bedeutet, und nicht genau, wie man sie bekommt – und sie sind eventuell verwirrt, wenn sie ihnen zuteil wird. Natürlich interessierten mich Pearls familiäre Erfahrungen. Sie ließ mich wissen, dass sie von ihrem Stiefvater »null« Anerkennung bekommen hatte, aber dass sie von ihrer Mutter »geliebt und bewundert« und von ihrer Tante »voll und ganz verstanden« worden war. Wir kamen überein, dass sie lernen musste, Anerkennung von Menschen außerhalb ihrer Familie anzunehmen, was scheinbar besonders auf männliche Kollegen zutraf. Darüber hinaus glaubte ich, dass es an Pearl Seiten gab – zum Beispiel ihre Sexualität und Attraktivität –, die erst noch von irgendjemandem überzeugend gespiegelt werden mussten.

In dieser Sitzung fragte ich Pearl, ob sie sich von mir anerkannt fühle.

»Das tue ich. In überraschendem Ausmaß.«

Würde sie es mich wissen lassen, wenn ich sie falsch verstünde?

Das wäre schwierig, gab sie zu, aber sie würde versuchen, offen zu sein.

In der Zwischenzeit musste Pearl wieder zur Arbeit gehen. Es gab keine Zusagen, wann sie eine feste Professur bekommen könnte, aber es wurde ihr geraten zu schreiben. Pearl hatte viele Ideen, war aber so ängstlich, dass die Worte nicht kommen wollten. Abend für Abend saß sie an ihrem Schreibtisch, voller Übelkeit, immer voller Angst, unter die Räder ihrer Depression zu geraten, sich in deren Getriebe zu verfangen. Pearl ertappte sich dabei, dass sie die Tage zwischen unseren wöchentlichen Sitzungen zählte.

»Ich bin ein bisschen verärgert«, sagte sie. »Genau davor hatte ich Angst. Eine Therapie erschafft Abhängigkeit.«

Ich gab ihr recht, sagte aber, diese Abhängigkeit habe eine besondere Eigenschaft – sie sei vorübergehend. Sie dürfe sich so lange auf unsere Beziehung stützen, wie sie es brauche, aber unser Ziel sei es, an einem bestimmten Punkt ein Datum festzulegen, an dem wir uns verabschiedeten. Ich fragte, was sie denke.

»Keine Ahnung, was das Verabschieden angeht, aber der Rest ist tröstlich. Sie können fast so beruhigend sein, wie meine Mutter. Früher sagte ich, dass meine Mutter eine gute Rechtsanwältin abgegeben hätte, aber jetzt denke ich, sie hätte Therapeutin werden sollen. Ich habe ihr ein Foto von mir bei einer Institutsfeier geschickt, und sie sagte, der Direktor sehe aus wie ›eine Schlange in einem Anzug‹. Als ich ihr das Neueste erzählte, was er zu mir gesagt hatte, unterbrach sie mich einfach und sagte: ›Pearl Quincey, warum ärgerst du dich über so einen herzlosen Unsinn?‹ Ich wollte mich auf ihrem Schoß zusammenkauern, mit meinen ganzen Einsachtzig.«

Mich mit ihrer Mutter zu vergleichen, war sicher ein Kompliment, obwohl ich mit einem solchen Schoß nicht mithalten konnte!

»Meine Mutter bekam vom Schrubben und Herumhieven diese Verhärtungen in den Schultern und im Nacken, also massierte ich ihren Rücken und setzte mich dann auf ihren Schoß und rieb ihr die Handgelenke.«

Sie hatten sich lange Zeit gegenseitig Trost gegeben.

Pearl wurde wieder an Jamaica Kincaids Roman erinnert:

»Annie John liebt die Umarmungen ihrer Mutter und sagt: ›*In solch einem Paradies lebte ich.*‹ Na ja, das tat ich auch. Das taten wir« (Kincaid 1989: S. 30; eigene Hervorhebung).

Ich fragte Pearl, ob sie näher darauf eingehen wolle, und nach drei Monaten Therapie war das der Punkt, an dem sie begann, die Liebe zwischen ihr und ihrer Mutter zu beschreiben. Diese hatte mit dem Umzug zu ihrer Tante nicht geendet. Die beiden Frauen in ihrem Leben hatten eine starke Verbindung, die über fast 2.000 Kilometer reichte, vom Norden Floridas bis nach Kingston, der Hauptstadt der Insel.

»Ich bin ziemlich viel gereist, und obwohl meine Mutter sagt, sie interessiere sich für das Reisen, kann ich sie nicht dazu bewegen, ihr Zuhause zu verlassen. Sie sagt immer: ›Ich sehe die Welt lieber durch deine Augen.‹«

»Sie haben die Welt zu Ihrer Mutter gebracht.«

»Wenn Sie das so sagen, verstehe ich, warum ich so müde bin!«

Pearl hatte das Gefühl, dass das jedoch das Mindeste war, was sie tun konnte. Es gab niemanden auf der Welt, den sie mehr bewunderte.

»Meine Mutter ist meine Heldin, seit ich sie dem Sheriff habe Kontra geben hören, als der meinen Bruder abholen wollte. Sogar vorher noch. Sie ist meine Heldin seit Haleys Warenhaus.«

Ich fragte, ob sie mich in diese Kindheitsepisoden einweihen würde.

»Das mit Haleys war die berühmte Osterkrise. Meine Mutter nähte alle Kleidungsstücke für uns, wissen Sie, und das waren nicht viele, nachdem mein Stiefvater seine Stelle verloren hatte. Dann arbeitete er wieder eine zeitlang, und lange Rede kurzer Sinn: Wir fuhren in die Stadt und durften zu Ostern Hüte kaufen. Ich bin zehn. Können Sie sich vorstellen, wie es im Innern eines Kaufhauses für mich ist? Ich bin auf Wolke Sieben, wenn ich die rosafarbenen und gelben Chiffonblumen betrachte, und denke: ›Dieses Kunstwerk wird mir gehören!‹ Aber nach 20 Minuten ist klar, dass uns die Verkäuferinnen nicht bedienen. Meine Mutter versucht freundlich, ihre Aufmerksamkeit zu bekommen, aber da stehen wir, während sie jede weiße Frau und jedes weiße Mädchen weit und breit bedienen. Schließlich kommt eine Frau zu uns, mit Haaren so steif wie ein Lampenschirm. Als Mutter auf die beiden rosa Hüte deutet, kramt die Frau irgendsoein Stück fettigen, alten Stoff hervor und stopft ihn über das Futter der Hüte. Warum? Damit unser Haar nicht die Ware der Weißen berührt! Sagen Sie mir, was man in einer solchen Situation machen soll! Meine Mutter probiert den Hut an, aber langsam, und alle anderen müssen warten. Und dann, als die Frau sagt: ›Entscheiden Sie sich langsam mal, oder verschwinden Sie!‹, meint sie, während sie die ganze Zeit in den Spiegel schaut: ›Madame, sehen Sie nicht, dass ich mich entschieden habe? Ich habe mich entschieden, genau so behandelt zu werden, wie jeder anderer hier an diesem Schalter.‹ Ich war so stolz auf sie!«

Ich konnte die kleine Pearl sehen – aufgeregt, aber begeistert in dem Wissen: »*Das ist meine Mutter!*«

»Oh Deborah, was haben wir über diese Frau gelacht! Wenn Sie ihr Gesicht gesehen hätten! Die Sache an Rita Quincey ist, sie ist nicht verbittert. Bis heute sagt sie: ›Das waren eben die *Zeiten*, in denen wir gelebt haben.‹ Wenn ich ihr von Dingen erzählte, die heute an der Universität passieren – das kann sie nicht verstehen. ›Gebildete Leute mit schlechten Manieren?‹ Das kann sie nicht wirklich begreifen.«

Pearl bewunderte ihre Mutter, und wer würde das bei einer solchen Mutter nicht? Ich konnte fast hören, wie sie sich abends leise am Telefon über die Spinner des Englischen Instituts lustig machten und kicherten.

»Ich war 21, als mein Stiefvater starb, und meine Mutter schien irgendwie aufzuleben – das taten wir alle. Und trotzdem ist sie immer noch da unten, als Putzfrau, reist nicht ...«

Pearl unterbrach sich in ihrer dahinplätschernden Erzählung selbst und erklärte, ich würde enttäuscht werden, wenn ich nach Skandalen oder Missbrauch in der Familie suchte.

Ich sagte, ich suche nicht nach Skandalen, ich wolle einfach nur mehr über ihr frühes Umfeld wissen. Wie fühle sie sich jetzt, wo sie mir einen kleinen Eindruck vermittelt hatte?

Pearl wollte nicht, dass ihre Familie »pathologisiert« wird. Sie hatte mitbekommen, wie Sozialarbeiter abfällig über schwarze Familien gesprochen hatten, ohne jegliches Gespür für deren Stärke. Es sei nichts ungewöhnliches oder schädliches dabei, dass sie bei ihrer Tante gelebt habe, sagte sie. Zeitweise habe sie zu beiden »Mama« gesagt, aber das bedeute nicht, dass sie nicht gewusst habe, wer ihre Mutter war.

Pearl fragte geradeheraus, ob ich verstehen könne, warum sie ihre Mutter für ihre beste Freundin hielt. Ich konnte. Sie klang unwiderstehlich.

Pearl schwenkte ihre Bernsteinkette spielerisch in meine Richtung. Sie war froh, dass ich sie verstand. Sie habe Angst gehabt, sagte sie, dass ich ihr ihre Mutter würde wegnehmen wollen.

Zwei Wochen später merkte Pearl an, dass, während ich viel über sie wisse, das umgekehrt nicht der Fall sei. Als ich sie fragte, was sie gerne wissen würde, kam ihre Antwort schnell. Es sei eigentlich eine Erleichterung, sagte sie, nichts über mein Leben zu wissen, denn wenn sie das täte, würde sie sich vielleicht Sorgen machen und sich um mich kümmern wollen. Trotzdem sei sie neugierig ...

Pearls Gedanken sind typisch für Psychotherapiepatienten. Wir sind neugierig auf das Leben des Therapeuten, aber wir wollen eigentlich keine Antwort auf unsere Fragen. Ich schlug vor, dass Pearl es sich angewöhnen solle, ihre Fragen über mich unter der Voraussetzung zu stellen, dass die Fragen nicht beantwortet werden müssen. Die Vorstellungen des Patienten sind immer aufschlussreicher als die Fakten.

Pearl empfand mich als jemanden, der Schweres in seinem Leben durchgemacht hat. Und sie vermutete, dass ich verwitwet oder geschieden sei.

In der Gegenübertragung wurde ich die gute, leicht idealisierte Mutter. Wie ihre Mutter war ich alleinstehend, arbeitete hart (Pearl machte sich Gedanken über meine Überstunden) und opferte mich auf (sie vermutete, dass ich keine Essenspausen machte).

Eines Abends, als ich zufällig gerade an sie dachte, rief Pearl mich an. Sehr entschuldigend fragte sie mich, ob sie mir von einem Problem mit der Arbeit erzählen könne. Innerhalb von zehn Minuten hatte sie ihr Problem geschildert und selbst gelöst, und ich konnte nur zuhören und über die Tatsache staunen, dass sie sich »Gehenlassen« und mich anrufen konnte. Sie sagte, wenn ich nicht beim ersten Klingeln abgehoben hätte, hätte sie vielleicht die Nerven verloren. »Sie haben abgehoben, weil Sie wussten, dass ich Sie heute Abend brauche.«

Während dieser langen Phase unserer Arbeit schaffte es Pearl Quincey, dass ich mich fühlte, als wäre ich in übernatürlicher Weise auf sie eingestimmt und würde mühelos heilen. Sogar wenn ich etwas tat, dass sie hätte verärgern können, wie zu spät zu kommen oder zu sagen »Bis Dienstag!«, anstatt Montag, kehrte sie meine Schwächen ins Gegenteil um. »Sie zeigen mir nur, dass auch Sie menschlich sind.«

In solch einem Paradies lebten wir.

In einer Nachmittagssitzung mehrere Wochen später erzählte mir Pearl von einer guten Unterrichtsstunde. Ein Student hatte sich über die Frauenbewegung ausgelassen und darauf beharrt, dass es in der Natur nichts Stärkeres gäbe als den Mutterinstinkt, und die Studenten verwickelten sich in eine lebhafte Diskussion. In der nächsten Stunde machte Pearl einen einzigen und wirkungsvollen Schachzug: Sie las eine Textpassage von Darwin über Instinkte bei Tieren vor, die stärker sind als der Mutterinstinkt[2]. Die Studenten rumorten vor Erstaunen. Pearl sagte, das Unterrichten würde ihr jetzt, wo es ihr besser ging, wieder Spaß machen.

Ich war von dieser zweiten Bezugnahme auf Charles Darwin abgelenkt.

»Pearl! Schon wieder Darwin!«

»Wieder? Ach ja, die Finken!«

Hatte ich mein Bestes getan, diesen Finken nachzugehen? Als ich herausfand, dass alle vier Exemplare von *Die Entstehung der Arten* ausgeliehen waren, hatte ich die Bibliothek um Rückmeldung gebeten, war dem Ganzen aber nicht weiter nachgegangen. Ich bat Pearl, meine Erinnerung über die Finken aufzufrischen und mir zu erklären, was sie ihr bedeuteten.

»Sicher!«, sagte sie, und notierte sich, mir den Quellenverweis mitzubringen. Im Augenblick jedoch hatte sie dringendere Angelegenheiten für die Sitzung: einen Plan, die Veröffentlichungen für ihre unbefristete Professur zusammenzubekommen, und einen Traum darüber, mit pfaublauer Tinte zu schreiben.

Pearls Meinung zu Träumen unterschied sich von meiner. Während ich in freudscher Tradition von der Vorstellung ausgehe, dass der Traum eine Wunscherfüllung ist, glaubte Pearl, dass Träume vorhersagende Fähigkeiten haben. Der pfaublaue Traum gefiel ihr, da er bedeute, dass sie bald »stolz wie ein Pfau« auf ihre Arbeit sein werde.

»Und warum ein *Pfau*?«

»Warum nicht?«, lachte sie.

Der Sommer stand bevor, und Pearl hatte mir frühzeitig mitgeteilt, dass sie die Therapie unterbrechen würde, um Zeit mit ihrer Familie in Florida zu verbringen. Sie hatte jeden Sommer ihres Lebens dort verbracht und empfand in der Tat, dass sie dorthin gehörte – zu den Menschen, die sie am meisten liebten.

Pearl ging einen Schritt weiter, als ich erwartet hatte. Sie sagte, sie fühle sich so gut, dass sie bereit sei, die Therapie zu beenden. Sie werde im Herbst wiederkommen, um noch ein paar offene Dinge abzuschließen, aber sie sei dankbar und glücklich, fertig zu sein. »Ich fühle mich so viel stabiler. Ich möchte allen meinen Studenten sagen, dass sie eine Psychotherapie machen sollten.«

Ich tat mein Bestes, während dieser kleinen Ansprache zu lächeln, aber ich war verblüfft. Hatte sie wirklich das Gefühl, »eine Psychotherapie gemacht« zu haben? Ich wusste noch immer verhältnismäßig wenig über ihre Geschichte. Manche Patienten geben in zwei Sitzungen mehr Hintergrundinformationen preis als Pearl in vier Monaten. Und was war mit dieser Sache, ein zur Enthaltsamkeit verdammter Fink zu sein? Pearl hatte natürlich offen ihre Angst vor Abhängigkeit ausgedrückt, und ich hatte meine Absicht untermauert, sie gehen zu lassen. Jetzt hatte ich das Gefühl, ein Heftpflaster zu sein, das sie entfernen wollte. Ich vermutete, sie wollte sich lösen, gerade weil sie sich mir so nahe fühlte. Ich deutete an, dass sie vielleicht von einer Beendigung der Therapie spreche, um zu vermeiden, dass sie mich während des Sommers vermisst. Für sie klang diese Auffassung nicht richtig.

Ich fragte, ob sie nicht das Gefühl habe, dass es noch viele Dinge für uns in der Therapie zu erforschen gäbe.

»Freunde haben mich jahrelang damit genervt, Männer zu ›erforschen‹. Sie haben Kontaktanzeigen ausgeschnitten, mir von Partnervermittlungen erzählt, ihre Kinder zum babysitten vorbeigebracht. Inzwischen ist meine Mutter fortschrittlicher als diese Großstadtmädels.«

Rita Quincey hatte ihrer Tochter vor langer Zeit gesagt, dass Frauen heute nicht mehr heiraten müssten. Rita erzählte, sie habe einmal eine Fernsehsendung über die Delany-Schwestern gesehen, die ihr Alter von weit über 100 Jahren auf die Tatsache zurückführten, dass sie nie geheiratet hatten (vgl. Delany/Delany 1995)[3]. »Wir hatten keine Ehemänner, die uns in den Wahnsinn getrieben hätten«, erzählten sie den Reportern.

Ich fragte Pearl, ob sie glaube, dass mein Wunsch, ihr Privatleben zu erforschen, ein Schritt in die Richtung sei, sie zu verheiraten.

»Na ja, ich weiß nicht, was Sie vorhaben, und genau darum geht es. Wer entscheidet, wann ein Mensch gesund ist?«

Hinsichtlich der Ziele der Therapie sagte Freud einfach: lieben und arbeiten. Er war weise genug, keinen der beiden Begriffe zu definieren. Andere haben davor nicht Halt gemacht und teils verheerende Ergebnisse erzielt. Melanie Klein hat eine Arbeit zu den Voraussetzungen für die Beendigung einer Analyse geschrieben (vgl. Klein 1950: S. 71–79)[4]. Bevor sie ihren eigenen Beitrag hinzufügte, fasste Klein zusammen, was sie als die allgemein anerkannten und »wohlbekannten Kriterien« für eine Beendigung betrachtete, darunter »eine gefestigte Kraft und Heterosexualität«. Bei allem, was Freud dazu beigetragen hat, die Homosexualität zu normalisieren, ist dies kein Kriterium, das er akzeptiert oder anerkannt hätte. Liest man die Fallstudien bestimmter britischer und amerikanischer Analytiker, könnte man leicht den Eindruck gewinnen, ihr Ziel sei es gewesen, den Menschen dabei zu helfen, sich den gesellschaftlichen Normen der Mittelschicht anzupassen.

Ich habe bereits einen großen Teil meiner Karriere dem Ziel gewidmet, gegen diese normative Revision Freuds anzugehen. Es fühlte sich seltsam an, mit der konservativen Sichtweise identifiziert zu werden!

Ich finde es nicht suspekt, wenn eine Frau für sich die Möglichkeit wählt, ohne Mann und Kinder zu leben, aber Pearl schien keine Wahl getroffen zu haben. Sie hatte weder Neugier auf Beziehungen und Sexualität anklingen lassen, noch, hatte sie sich damit auseinandergesetzt. Ich sagte das Offensichtliche: Es gibt nicht nur eine einzige Definition eines guten Lebens. Jedoch, so argumentierte ich, habe sie in dieser Psychotherapie, für die sie sich entschieden hatte, eine rätselhafte Erklärung zu ihrer Identität einfließen lassen. Ich schlug vor, mehr über den »Darwinfinken« Pearl in Erfahrung zu bringen, bevor wir unsere Arbeit beendeten.

Sie war einverstanden.

Ich war zufrieden mit Pearls Bereitschaft, mich in dieser Sitzung zu hinterfragen und es zuzulassen, sie zurückzudrängen. Das zeigte ihre Fähigkeit, sich aus der idyllischen Mutter-Tochter-Harmonie heraus- und in etwas Komplexeres hineinzubewegen. Vielleicht war es gerade diese Komplexität, diese Dissonanz, die sie fürchtete, und eher würde sie die Therapie beenden, als sich dem zu stellen.

Die folgenden Monate ließen mir Raum, um über meinen Darwinfinken nachzudenken. Pearl hatte gesagt, an ihr gäbe es etwas, das »ein bisschen anders« sei, was dazu führe, dass Männer sie nicht als attraktiv empfänden. Ich wusste, dass sie damit nichts Offensichtliches wie ihre Körpergröße meinte, die vielleicht die Jungs in der Schule eingeschüchtert hätte. Pearl hatte mir mitgeteilt, dass sie von sehr subtilen, »kaum sichtbaren« Unterschieden sprach. Die einzigen weiteren Hinweise, die sie mir nebenbei gegeben hatte, waren, dass Akademiker sie für anders hielten als andere Akademikerinnen und dass die Männer in ihrer Heimatstadt sie »verstädtert« und »seltsam« fanden.

Selbst wenn ich die Schwierigkeiten berücksichtigte, die durch einen Wechsel der gesellschaftlichen Schicht ausgelöst werden, konnte ich den extremen Charakter von Pearls Situation nicht schlüssig erklären. Warum hatte sie nirgends einen einzigen Mann getroffen, der sie gerade wegen ihrer Andersartigkeit liebte, der sie nicht seltsam, sondern außergewöhnlich fand?

Angesichts der ungeheuer großen Zahl Mädchen, die in jungen Jahren sexuell traumatisiert werden, musste ich mich fragen, ob sie sexuell belästigt worden war. Viele vergewaltigte Mädchen sagen genau das: dass sie sich auf irgendeine vage und schmerzhafte Weise grundlegend »anders« fühlen (vgl.

Herman 1981). Pearl hatte mich frühzeitig ermahnt, ich solle keine Überraschungen oder Geheimnisse erwarten. Wir wissen jedoch, dass viele Menschen traumatische Ereignisse unterdrücken und sich später daran erinnern, manchmal unterstützt durch Beweise von den Schuldigen oder aus Krankenhausakten[5].

Ich fragte mich auch, ob das infrage stehende »Nichtanerkennen« mit der sexuellen Orientierung zu tun hatte. War es möglich, dass sie Frauen begehrte, aber dass das für sie weniger akzeptabel war als Enthaltsamkeit?

Weder in den Inhalten unserer Sitzungen, noch in der Gegenübertragung gab es Beweise für meine Hypothesen. Manche Menschen, die missbraucht wurden, sind mit der Opfer-Täter-Dynamik derart verflochten, dass sie sie überall weiterhin unbewusst wiederholen. Wenn mir Pearl gegenübersaß, hatte ich nie das Gefühl: »Diese Frau erwartet, von mir missbraucht zu werden.« Ich empfand auch nicht das (ebenfalls verbreitete) Gegenteil davon: »Diese Person erwartet von mir, dass ich mich ihrem emotionalen Missbrauch beuge.«

Bevor ich in den Urlaub ging, bekam ich endlich eine Ausgabe von *Die Entstehung der Arten* in die Finger, um das Kapitel über die Finken lesen zu können. Zu meiner völligen Überraschung gab es ein solches Kapitel nicht! Nicht nur das, im Index des Buches war nicht ein einziger Eintrag zu Finken. Ich fand, dass es ein schlechter Index sein müsse, und begann, den Text von Anfang an zu lesen. Tauben, Spottdrosseln und Landschildkröten tummelten sich auf diesen Seiten, die die Welt veränderten, aber keine Finken. Vielleicht beschrieb Darwin sie in *Die Abstammung des Menschen*, seinem Buch, das sich detailliert mit der natürlichen Selektion auseinandersetzt. Kein Eintrag. Schließlich fand ich einen einzigen Absatz über die Galapagosfinken in *Die Fahrt der Beagle* – einem Buch, das ich nie gelesen hatte. Diese weniger bedeutende Arbeit wurde 1837 geschrieben. Warum hatten es die Finken nicht in sein Hauptwerk von 1859 geschafft? Und was hatte Pearl und mich glauben lassen, wir hätten eine nicht existierende Textpassage gelesen? Das war eine ungewöhnliche *Folie à deux*[6], dachte ich, und doch etwas, das ich mit meiner Illusionspartnerin nicht diskutieren konnte, eben weil sie nach Hause geflogen war.

Als sich die Spätsommerluft herbstlich abkühlte, freute ich mich, Pearls Namen wieder in meinem Terminkalender zu sehen.

Sie wirkte entspannt, als sie mit perlenverzierten Rastazöpfen und einer Ausgabe von *Die Entstehung der Arten* in mein Büro kam. Pearl sagte, sie habe einen wunderbaren Sommer verlebt.

»Aber ich habe seltsame Neuigkeiten für Sie. Jemand hat ein Kapitel aus diesem Buch gestohlen«, wunderte sie sich.

Ich wusste, was sie meinte.

»Also, da steht mir eine bibliografische Aufgabe bevor«, sagte sie.

»Pearl, erzählen Sie mir, woran Sie sich bei den Finken erinnern.«

Sie holte tief Luft und begann schließlich mit ihrer Erklärung. Pearl erzählte mir, dass Charles Darwin seine Reise im Glauben an die Beständigkeit der Arten begonnen habe. Auf den Galapagosinseln fand er jedoch 13 unterschiedliche Finkenarten, eine pro Insel. Er erkannte, dass ihre Isolation voneinander es ihnen ermöglicht hatte, sich zu unterschiedlichen Arten zu entwickeln, nicht zu einfachen Varianten der gleichen Art.

»Aber was bedeutet Ihnen die Geschichte?«

»Einige dieser 13 Arten sehen unterschiedlich aus, aber manche sind sich so ähnlich, dass das menschliche Auge sie nicht auseinanderhalten kann. Das können nur die Finken. Auch wenn ein Vogel die gleichen Federn und den gleichen Gesang hat, wird er, wenn er in eine andere Gegend fliegt, ausgeschlossen sein, wenn sich sein Schnabel um Haaresbreite von den anderen unterscheidet.«

»Okay, also diese Vögel entscheiden irgendwie – für uns nicht nachvollziehbar –, dass ein neu auf der Bildfläche erschienener Vogel nur ein kleines bisschen anders ist und befinden diesen Vogel dann als …«

»Nicht beziehungsfähig.«

Pearl fühlte sich wohler dabei, das Problem intellektuell anzugehen, als sich in die Nähe ihrer Gefühle zu begeben. Sie hatte nicht viel Zeit darauf verwendet, darüber nachzudenken, warum gerade diese Geschichte so stark in ihr nachhallte. Sie hatte jedoch angefangen, alles nachzuschlagen, was sie zu dem Thema finden konnte. Es gab eine Menge nützlichen Materials, und Pearl machte Kopien für mich mit gelb markierten Passagen.

Der Schlüssel zu unserem Rätsel lag in einem Artikel des Wissenschaftshistorikers Frank Sulloway. Pearl kam eines Nachmittags hereingerauscht und wedelte damit in der Luft herum.

»Dieser Artikel heißt: ›Darwin und seine Finken: Die Evolution einer Legende‹. Sind Sie bereit?«

Sie saß kaum auf der Couch, da begann sie, mir laut vorzulesen:

> »Weit davon entfernt, für seine Evolutionsargumentation wichtig zu sein, wie der Mythos uns glauben machen will, wurden die Finken in *Die Entstehung der Arten* nicht einmal erwähnt. … Trotz des offenkundigen Widerspruchs

zwischen Mythos und den historischen Tatsachen, hat er sich heute erfolgreich in den großen Biologie- und Ornithologielehrbüchern durchgesetzt, und man trifft ihn häufig in historischer Literatur über Darwin an. Er ist in der Tat zu einer der am weitesten verbreiteten Legenden in der Geschichte der Biowissenschaften geworden und steht in einer Reihe mit der berühmten Geschichte von Newton und dem Apfel.« (Sulloway 1982: S. 40)

Pearl sah zu mir hoch. Zu verblüfft, um mich zu bewegen, stand ich immer noch. In dem Moment, als ich mich setzte und wir uns ansahen, platzten wir beide vor Lachen.

»Nein, warten Sie – da ist noch mehr!«, sagte sie.

Offensichtlich fielen Darwin die Finken auf, doch er nahm relativ wenige mit. Nachdem er sie zusammengepackt hatte, hatte er Schwierigkeiten, sie zu kennzeichnen. Die Finken zu beobachten machte ihn nicht zum Evolutionstheoretiker. Es war vielmehr seine Hinwendung zu evolutionären Ansichten im darauffolgenden Jahr, die es ihm ermöglichte, diese Finken mit anderen Augen zu sehen. Ein Kollege, der ironischerweise nicht an die Evolution glaubte, musste ihm sagen, dass die Finken eigentlich verschiedenen Arten angehörten.

»Die Legende verklärt also einen Haufen chaotischer Ereignisse«, sagte ich, »und blendet die Geschichte mit seiner Abhängigkeit von anderen Denkern aus.«

»Richtig. Und offensichtlich wurden die Finken erst 1947 ernsthaft erforscht, von einem Mann namens David Lack. Er war derjenige, der herausfand, dass sogar die scheinbar identischen Finken darauf achteten, sich nicht miteinander zu kreuzen« (Lack 1983).

Wie wir erfuhren, waren einige Forscher der Meinung, sie sollten »Lackfinken« genannt werden. Die Geschichte ist damit jedoch noch nicht zu Ende. Die Evolution, wie wir sie kennen, ist nicht etwas, das vor Äonen passiert ist, sondern sie ist unablässig am Werk. Forscher fanden später heraus, dass Finken verschiedener Arten unter bestimmten Bedingungen »Beziehungen« haben und sich paaren. Ganze zehn Prozent der Finken auf den Galapagosinseln sind inzwischen Kreuzungen. Und die Vögel, die sich mit solchen außerhalb ihrer Gruppe gepaart haben, sind die widerstandsfähigsten von allen (vgl. Grant/Grant 1992 und Weiner 1994)[7]!

Pearl war fasziniert von diesem Thema. Die Studien über die Finken waren wie ein Menetekel für sie, und ihre Begeisterung war ansteckend. Zeichnungen glänzend schwarzer Vögel mit beeindruckenden Schnäbeln und Kopien von Datenmaterial in unendlich vielen Graustufen nisteten wirr ganz oben auf meinem alten IKEA-Bücherregal.

Pearl zog aus ihrer umfangreichen Lektüre den Schluss, dass das Dasein als Darwin- oder Lackfink keinesfalls bedeutete, zu Missachtung oder Ablehnung verdammt zu sein.

Es ärgerte Pearl unablässig, nicht den Moment einordnen zu können, an dem sie sich einen Darwinfinken genannt hatte. Sie erinnerte sich nur daran, dass sie in der Oberstufe ein Referat über Darwin verfasste und ihn als sympathisch empfand – sogar als intellektuellen Helden.

Dieser Mann, dessen Ideen die Welt erschütterten, war ein demütiger Prediger, der zu Beginn an die Beständigkeit der Arten glaubte. Er ließ es zu, dass sowohl die Beobachtung, als auch Argumente seine Meinung änderten. Das ist es, was ein guter Wissenschaftler tun muss, erzählte sie ihren Studenten. Oder ein guter Student.

Biografen haben Darwin als häuslichen, durchschnittlich intelligenten Menschen beschrieben, der schlecht in Rechtschreibung war und sich bei der Einordnung seiner Proben fürchterliche Ausrutscher leistete. Er schien mir ein unpassender Held für Pearl zu sein, die elegante Intellektuelle, sorgfältig in ihrer Arbeit, besessen von pointiertem Humor. Doch auf den zweiten Blick war es überhaupt nicht seltsam. Eine der wenigen Dinge, die sie mir über ihren Stiefvater erzählt hatte, war, dass er immer recht haben musste; seine Meinung stand unabänderlich fest. Mir fiel auf, dass Darwin damals in ihrem jungen Leben als der fehlerhafte, aber sanfte Vater auftauchte, nach dem sie sich sehnte.

Schließlich entschied Pearl, dass es egal war, wo sie den – um einige Details aktualisierten – Finkenmythos gefunden hatte; er war ihr im Gedächtnis hängen geblieben, weil sie ihn brauchte. Eine »Paarung« hatte für sie die Aura des Unmöglichen, und es war tröstlicher, das poetisch als Schicksal anzusehen anstatt als Wahl. Was war aus der schönen Pearl geworden, der Frau, die in der Geschichte gefangen war? Warum nicht ein paar Nachforschungen über ihren eigenen Namen anstellen?

Pearl konnte mir aus dem Stegreif einiges zum Thema ihres Namens erzählen. Anderes erfuhr sie erst später, nachdem sie mit ihrer Mutter gesprochen hatte.

Ihr Vorname hatte ihr immer gefallen, und sie konnte sich lebhaft an den Tag erinnern, als ihr ihre Tante zeigte, dass kostbare Perlen Schwarz-Weiß-Abstufungen aufweisen. Und während sie wusste, dass sie nach der Mutter ihrer Mutter benannt worden war, hatte sie nicht gewusst, warum.

»Meine Mutter hat mir immer erzählt, dass sie sich mit ihrer Mutter nicht verstanden hat, die verrückt war und sie schlug, nicht aber ihre Schwester, meine Tante. Meine Mutter hoffte, dass sie ihre Mutter für sich gewinnen könnte, wenn sie ihr hübsches Baby ›Pearl‹ nennt.«

Pearl hatte ihr Nachname »Quincey« nie gefallen, da er dem Stiefvater gehörte, den sie verachtete. Das könnte der Name irgendeines Sklaven von vor 150 Jahren sein, sagte sie. Sie hatte einfach niemals etwas über ihn oder seine Familie erfahren wollen.

Ich ließ Pearl wissen, dass ich viel davon hielt, unsere Namen zu hinterfragen. Sie stimmte prinzipiell zu, machte aber deutlich, dass es vielleicht Jahre dauern würde, bis sie bereit wäre.

Der Name »Pearl Quincey« steckte voller Bedeutungen: der Versuch einer Tochter (Rita), eine »verrückte« Mutter für sich zu gewinnen; die Geschichte der Rivalität dieser Tochter mit ihrer bevorzugten Schwester; die Assoziation mit schönem schwarzen und weißen Schmuck; eine Verbindung zur Sklaverei mit all ihrer grausamen Zerstörung von Namen und Subjektivitäten. Als sie mit ihrer Mutter über Namen sprach, achtete Pearl darauf, die Therapie nicht zu erwähnen. Es war wichtig, dass Frau Quincey Pearl für unbesiegbar hielt, nichts anderes. Sie war enttäuscht zu hören, dass Pearl »nach all den Mühen und Aufregungen« noch immer keine feste Professur hatte.

»Aber sie werden dein Gehalt erhöhen, oder?«, fragte ihre Mutter.

Pearl gab mir gegenüber zum ersten Mal zu, dass sie Erfolgsdruck von Seiten ihrer Mutter verspürte. Sie erzählte mir auch, sie habe ein schlechtes Gewissen gehabt, Literatur zu studieren, da ihre Mutter gewollt hatte, dass sie eine berühmte Wissenschaftlerin oder Ärztin wird und ein Heilmittel gegen Krebs entdeckt. Wer könnte es dieser Mutter übel nehmen, deren Leben erdrückend schwer gewesen war, durch ihr Kind leben zu wollen? Natürlich wollte die Familie, dass Pearl berühmt würde. Das wollte auch Pearl.

Die Entschlüsselung des Finkenmythos war ein Wendepunkt in unserer Arbeit. Pearl sagte: »Das würde jeden dazu bringen, zu fragen: ›Was sonst noch halte ich für richtig, das falsch ist?‹ Es ist wie eine offene Tür, wo man keine erwartet hat.«

Ich fragte mich, wie sie die Tatsache empfand, dass auch ich an die Legende von Darwins Finken geglaubt hatte.

»Sie haben und Sie haben nicht«, sagte sie. »Sie haben mich immer wieder gebeten, darüber zu sprechen, ansonsten hätte ich nie im Leben Nachforschungen dazu angestellt.«

Dass ich Fragen über ihren Namen gestellt hatte, ist etwas, das ich meinem Interesse an Jacques Lacans Arbeit verdanke. Seit Freud hat kein Analytiker derart leidenschaftlich anerkannt, dass wir als menschliche Wesen in der Schuld der Sprache, der Sprachebene der Symbolik stehen (Lacan 1973)[8]. Noch bevor wir sprechen, wird über uns gesprochen, sagt Lacan (vgl. Lacan 1954–1955). Bevor wir von Müttern und Anderen geliebt und gehalten werden, vor der Geburt und manchmal Jahre vor unserer Zeugung, waren wir bereits Gegenstand von Unterhaltungen. In manchen Familien wird ein Mädchen oder ein Junge heiß ersehnt – oder gefürchtet. In anderen wird ein Kind vielleicht als Ersatz für ein verlorenes Baby oder einen verlorenen Verwandten gezeugt. Reiche und arme, kranke und gesunde Eltern erhoffen sich alles Mögliche für ihre Kinder. Diese Erwartungen – zusammen mit kulturellen Diskussionen über den Wert von Kindern, männlichen oder weiblichen, in der Ehe oder außerehelich geborenen, mit jungen oder alten Eltern, heterosexuell oder homosexuell – müssen die Subjektivität der Kinder beeinflussen; die Art, in der sie sagen: »Ich bin«. Manchmal ist alles, was eine Person über diese komplexe Geschichte des Über-sich-gesprochen-Werdens weiß, ihr Name und wer ihre Namensvettern sind. Namen, die uns in täuschend schlichten Gesten gegeben werden, sind voll gestopft mit Hoffnungen, Erinnerungen und Ängsten.

Den »Stoff« zu ergründen, aus dem unser Name und unsere Herkunft sind, kann Angst hervorrufen; es aber nicht zu tun, ist häufig die gefährlichere Möglichkeit. Nach einem Beispiel für eine solche Gefahr müssen wir in den Legenden und in der Literatur nicht lange suchen, bis wir auf Sophokles' Ödipus stoßen. Der Name »Ödipus« bedeutet »Schwellfuß«, was daher rührt, dass sein biologischer Vater ihn als Säugling verstümmelte, bevor er ihn in den Wäldern aussetzen ließ. Ödipus wird von einem Hirten gerettet und von Adoptiveltern aufgezogen. Als der erwachsene Ödipus von einem Orakel hört, er werde seinen Vater töten und seine Mutter heiraten, verlässt er seine Adoptiveltern, da er davon ausgeht, dass sich das Orakel auf sie bezog. In dem vergeblichen Versuch, seinem Schicksal zu entkommen, erfüllt es Ödipus natürlich stattdessen, tötet seinen biologischen Vater und heiratet seine biologische Mutter.

Ödipus bewies außerordentliche Intelligenz, als er das Rätsel der Sphinx löste. Aber er war weder schlau noch neugierig genug, sein eigenes Rätsel zu lösen, das Rätsel seines Namens. Für Lacan geht es bei Ödipus weniger um die schändliche familiäre Dreiecksgeschichte, als um einen Fall von falscher Identität. Der alternde Ödipus, blind und im Exil, führt schließlich eine Art

Eigenbetrachtung durch. Als er sein verwundetes Selbst anerkennt und akzeptiert, entsteht etwas, das wir Transformation oder Erlösung nennen könnten. Der ehemals stolze Ödipus spricht auf Kolonos ergreifend zu König Theseus:

> »Ich bin hier, um dir meinen elenden Leib zum
> Geschenk zu machen. Nichts Kostbares daran zeigt sich den Augen –
> doch der Gewinn durch ihn überwiegt die Schöngestalt.«
> (Sophokles, *Ödipus in Kolonos*, Zeilen 576 –578)

Jacques Lacan sah den Ödipus-Komplex analog im Leben realer Männer und Frauen. Wir haben uns auf eine Reise begeben, die falsche Identitäten beinhaltet, jeder einzelne von uns. Um mit anderen Menschen in Verbindung zu treten – um für uns selbst die Frage »Wer bin ich?« zu beantworten –, benutzen wir Namen, akademische Titel, medizinische Diagnosen, Familienprophezeiungen und Gesellschaftsmythen. Ich bin »ein armes, kleines reiches Kind«, »die Tochter von Alkoholikern«, »leistungsorientiert«, »das benachteiligte mittlere Kind«, »ein Darwinfink«. Viele von uns stellen sie nie infrage, können nicht aufhören, sie als gegeben hinzunehmen – bis wir ins Wanken geraten, in irgendeiner Hinsicht zusammenbrechen.

Als Pearl mit der Therapie begonnen hatte, dachte sie von sich selber eher als Darwinfink denn als, zum Beispiel, »Professor Quincey«. Man könnte natürlich argumentieren, dass »Professor Quincey« ebenfalls eine falsche Identität ist, die alleine für sich genommen nicht die Wahrheit über Pearl aussagt. Für Lacan sind alle Identitäten in dem Sinne falsch, als dass sie oberflächlich, nur Teile sind. Wir benutzen sie, um in der Welt zu funktionieren, aber wir müssen immer berücksichtigen, um welchen Preis. Es geht nicht darum, namenlos zu werden oder sich der Frage »Wer bin ich?« zu verweigern, sondern, dass unsere Identität im Gespräch bleibt. Das ist die Aufgabe der Psychotherapie: zu lernen, sowohl eine Identität anzunehmen, als auch, diese in Frage zu stellen. Es ist einer der hauptsächlichen Wege, auf denen das Reden hilft.

Es war um diese Zeit herum, im zweiten Jahr ihrer Therapie, dass Pearl damit anfing, über den Rest ihrer Familie zu sprechen und mir mehr von ihrer Geschichte zu erzählen.

»Meine Mutter wurde mit mir schwanger, als sie das erste Mal Sex hatte, mit 15, mit einem 14-jährigen Jungen namens Owen Platt. Meine Tante heiratete einen Weißen, der genug Geld hatte, uns zu helfen, Jamaika zu verlassen. In Florida traf meine Mutter Derek Quincey, einen dunkelhäutigen, breitschultrigen Mann, der sie wegen ihres Aussehens heiratete. Ich glaube, anfangs war sie in ihn verliebt. Er war älter und schien für uns sorgen zu wollen. Sein Vater wurde bei einer Schlägerei getötet, bei der es um Spielschulden von 50 Cent ging. Da geriet seine Trinkerei außer Kontrolle.«

Herr Quincey schlug seine Söhne, und Pearl lebte in Angst vor seinen Wutausbrüchen.

Als Pearl die Möglichkeit bekam, bei ihrer Tante zu leben, war Derek dagegen, weil »der Rasta-Bastard« dort ausflippen und bald ein Baby nach dem anderen in die Welt setzen würde. Ihre Mutter führte ihren Fleiß an und sagte, sie sollten sie gehen lassen. Der Gedanke daran, ihre Mutter zurückzulassen, raubte Pearl den Atem, aber sie wollte von ihrem Stiefvater wegkommen. Als ihr Bruder sich den Arm brach, kniete sich der betrunkene Herr Quincey – der Ärzte hasste, seit ein weißer Arzt sich weigerte, seine Mutter zu behandeln – wüst schimpfend auf den Brustkorb des Jungen und bestand darauf, dass er den Bruch selbst richten konnte. Pearl sah die Hilflosigkeit ihrer Mutter gegenüber seiner Bösartigkeit und empfand auch ihr gegenüber Hass. Pearl schwor, nie das Opfer eines Mannes zu werden.

Eine Ausnahme von Dereks Anti-Arzt-Regel stellte die kleine Ellie dar, die eine angeborene epileptische Störung hatte. Dass Derek – von allen Kindern – dieses kranke und schwache bevorzugte! Pearl erinnerte sich daran, dass sie sich Ellie überlegen fühlte, weil die Haut des kleinen Mädchens viel dunkler war als ihre eigene. Pearl hatte ihre Abneigung gegenüber diesem Kind niemals gegenüber irgendjemandem erwähnt. Nicht mit einem Wort.

Ich achtete darauf, Pearl in diesen Sitzungen zu fragen, wie es ihr dabei ging, über ihre Familie zu sprechen.

»Es schmerzt. Als ich angefangen habe zu reden – ist Ihnen das aufgefallen? –, habe ich praktisch geflüstert, so als ob sie im Nachbarraum wären und zuhören könnten. Aber wissen Sie, sie sind es nicht. Das ist mein Leben, und diese Geschichten gehören zu mir, und ich will sie erzählen.«

Pearl sagte, sie wolle noch ein bisschen mehr erzählen, bevor wir die Sitzung beendeten.

Als Teenager, fuhr sie fort, machten sich die Jungs nicht an sie heran, und sie war erleichtert. Sie hätte alles getan, um ihrem Stiefvater nicht recht zu geben und nach Hause geschickt zu werden. Es war besser, die Erwachsenen in Sachen »gutes Benehmen« zu übertreffen.

Viele Mädchen in diesem Alter fühlen sich natürlich unsicher, oder so, als würden sie übersehen. Pearls unangenehme Lage setzte sich an der Universität fort. Sie beharrte darauf, dass sie von Männern nicht wahrgenommen wurde – nicht von kleinen oder großen Männern, nicht von Männern, die im Süden, Norden, auf den Westindischen Inseln oder sonst wo aufgewachsen waren. Sie fühlte sich nicht hässlich, nur anders. »Es war, als ob ich ein Schild um den Hals hängen hätte, auf dem stand: ›Ich mache keinen Sex, keine Hochzeitspläne oder Babys.‹«

Mir gefiel das Bild mit dem umgehängten Schild. Es legte nahe, dass ihr bewusst war, dass sie – weit davon entfernt, auf irgendeine grundlegende Weise nicht wiedererkennbar zu sein – eine Wahl getroffen hatte. Das »Schild« hatte ihr gute Dienste geleistet. Als farbige Frau musste sie immer unter den Besten ihrer Klasse sein, um zu beweisen, dass sie so gut war, wie alle anderen. Ohne finanziellen Rückhalt und mit einer Familie, die sie unterstützen musste, hatte sie immer verschiedene Jobs gehabt. Pearl war mit ihrer Arbeit eins geworden. Ein Mann hätte sie abgelenkt.

Ich fragte, ob sie heute manchmal anders empfinde – dass eine Beziehung ihr Leben bereichern könne. Pearl sah weg und schüttelte den Kopf. Ich hatte das Gefühl, jetzt würde mich eine Standpauke erwarten. Sie fragte, ob ich eine Vorstellung davon hätte, wie schlecht statistisch gesehen die Chancen stünden, als gebildete schwarze Frau ihres Alters einen passenden Partner zu finden. Ich teilte ihr mit, ich wisse, dass die demografischen Fakten nicht ermutigend seien.

»Trotzdem frage ich Sie, Pearl: Was, wenn Sie jemanden treffen würden, der Ihnen gefällt? Wären Sie an einer Beziehung interessiert?«

»Wenn ›Männer vom Himmel fallen‹ würden? Ja, aber trotzdem, wen könnte ich finden, der es mit mir aushalten würde? Ich bin nicht mehr jung; ich bin in meinen Gewohnheiten festgefahren.«

»Reden Sie weiter.«

»Wer würde mich nehmen? Ich bin eine fürchterliche Köchin. Ich möchte mich nicht um noch mehr Kinder kümmern. … Ich passe in keine Schublade, oder? Gibt es irgendwo einen Mann, der eine große, ahnungslose schwarze Frau sucht, die pro Tag ein Buch liest und in ihrem Kühlschrank nur Eis am Stiel aufbewahrt?«

Ihre Fragen fingen an, sich zu verändern. Tatsächlich wusste ich in dieser Phase nie, worüber sie reden würde.

Pearl kam zu ihrer nächsten Sitzung herein und fragte: »Wie machen Sie das, Deborah?«

»Wie mache ich was, Pearl?«

Sie fragte sich, wie ich die Arbeit und das gesellschaftliche Leben, Ehe, Kinder, Romantik, Zeit für mich selbst unter einen Hut bringe. Sie glaubte, ich habe bestimmte Geheimnisse; sowohl den Schlüssel zu ihrer eigenen Mythologie und den Schlüssel zum Leben. Würde ich sie mit ihr teilen oder für mich behalten? Wenn sie jemanden träfe, könne sie auf meinen Rat zählen? Was, wenn sie sich in jemanden verliebte, den ich nicht mag? Würde ich es ertragen können, die Einzelheiten ihres Strebens und Werbens mit anzuhören?

Pearl wollte die Bestätigung, dass ich es zulassen konnte, wenn sie sexuell aktiv würde. Ihre Eltern hatten es geschafft, ihre Neugier und ein Experimentieren zu verhindern. Pearl wollte sicher sein, dass mich ihre neuen Abenteuer nicht verstimmen, ängstigen, kritisch oder eifersüchtig machen würden.

Nachdem wir drei Monate an diesem Thema gearbeitet hatten, trank Pearl eines Tages Kaffee mit einem Psychologieprofessor. Das führte mehrere Wochen lang zu Treffen, bei denen eine sexuelle Spannung in der Luft lag. Sie genoss den körperlichen Kontakt sehr, den sie hauptsächlich als »Rumknutschen« bezeichnete (Betonung auf »knutschen«).

Als Pearl mir von diesen Ereignissen erzählte, stieß ich fast die Schale mit Rosen um, die zu meiner Rechten stand. Nach nur drei Verabredungen war sie von Kaffee zum Knutschen übergegangen? Einfach so?

Erst dann stellte Pearl klar: Obwohl sie an der Universität keine offiziellen Beziehungen gehabt hatte, hatten ihr einige Jungs gefallen, es wurde mit ihr geflirtet und viel getanzt. Sie hatte sogar ein paar sexuelle Erfahrungen gemacht. Es sei nur einfach nicht auf irgendetwas hinaus gelaufen, sagte sie. Weder auf Liebe, noch auf Hoffnung.

Was ihren neuen Psychologie-Freund anging, kamen die Probleme zwischen den Verabredungen, wenn sie darauf wartete, dass er anrief. Sie fühlte sich hilfsbedürftig und erbärmlich. Wie sie es vermisste, alles unter Kontrolle zu haben.

Ich meinte, sie klänge keineswegs erbärmlich. Der Wunsch, perfekt zu sein, die völlige Kontrolle zu haben, war zu einem Leitmotiv geworden, und ich fragte sie, ob sie mehr dazu sagen könne. Es war ein Wunsch, den sie auf die Liebe ihrer Mutter zurückführte. Sie war zur perfekten Tochter ihrer Mutter geworden und rechtfertigte damit Ritas aufopferungsvolles Leben. Pearl begann, den Fehler darin zu entdecken: Es gab keine perfekten Töchter, und Schwäche zu zeigen, Sehnsüchte zuzulassen, waren keine Entscheidungen gegen ihre Mutter.

Als der Psychologieprofessor zu seiner Exfreundin zurückkehrte, war Pearl sehr enttäuscht, aber sie bereute die Erfahrung nicht. Sie hatte das Gefühl, dass der Bann gebrochen sei. Pearl schien entspannter und zuversichtlicher, weniger streng mit sich selbst. Sie war sogar losgezogen und hatte ein gebrauchtes Klavier gekauft; nicht für ihre Nichten und Neffen, sondern für sich selbst!

Ich war daher bestürzt als ich von einem verlängerten Wochenende nach Hause zurückkam, von Pearl die Nachricht zu erhalten, sie habe einen Rückfall. Ihr Ischias bereitete ihr quälende Schmerzen. Es begann nur wenige Stunden, nachdem sie per Post eine Neuigkeit erfahren hatte. Auf Basis von vier Kapiteln hatte ein großer Wissenschaftsverlag ihr Buch angenommen, was ihr praktisch die unbefristete Professorenstelle sicherte.

Pearl erzählte mir das alles am Telefon. Sie wusste, dass sie allen Grund zur Freude hatte, aber sie fühlte sich schrecklich. Warum hatte die gute Nachricht ihre Beschwerden ausgelöst? Warum sollte Erfolg so eng mit Schmerz verbunden sein? Als ich Pearl nach ihren Gedanken fragte, erzählte sie mir einen Alptraum, den sie an diesem Morgen gehabt hatte.

Ich sitze hoch oben in einem Baum und genieße die Aussicht. Ich kann nicht glauben, dass ich so hoch geklettert bin. Ich schaue nach unten und sehe ein ertrinkendes Geschöpf. Es ist teils Kätzchen, teils Kaninchen oder Ratte. Ich bin entsetzt und doch froh, dass das Ding nicht mir gehört. Ich wachte schweißgebadet auf.

Ich bat Pearl, mir zu sagen, was auch immer ihr zu dem Traum einfiel.

»Das da oben im Baum bin ich und sehe hinunter. Und das Geschöpf wird Ellie sein, denke ich.«

Das war noch so ein Hinweis, den ich übersehen hatte. Während unseres allerersten Gesprächs hatte Pearl die verstorbene Schwester erwähnt. Ich hatte angenommen an, sie sei als direkte Folge der Epilepsie gestorben. Es stellte sich jedoch heraus, dass sie in dem kleinen Fluss in der Nähe ihres Hauses ertrunken war.

Pearl erzählte, dass ihre Brüder am Fluss ein Paddelboot liegen hatten und ihnen eingeschärft worden war, Ellie davon fernzuhalten. Eines Tages war sie losgelaufen und gerade lange genug dort, um ihre Spielsachen in das Boot zu werfen und zu versuchen, es ins Wasser zu schieben. Möglicherweise hatte sie einen Anfall, bevor sie hinfiel, denn niemand hörte sie schreien. Man fand sie mit dem Gesicht im Wasser.

Die 15-jährige Pearl hatte panische Angst, dass Derek sie für Ellies Tod verantwortlich machen würde. Und das tat er. Wäre Pearl zu Hause gewesen, wo sie hingehörte, sagte er, wäre das Kind noch am Leben. Pearl war zwischen der Sehnsucht, zurückzugehen und ihre Mutter zu trösten, und dem Wunsch, bei ihrer Tante zu bleiben und die Schule zu beenden, hin und her gerissen. Ihre Mutter traf die Entscheidung für sie und bestand darauf, dass Pearls Ausbildung Vorrang hatte. Pearl war angeblich erleichtert, und niemand ahnte ihre Schuldgefühle. Freunde und Familie hatten sich im Hause Quincey versammelt, um den Tod des Kindes zu betrauern, während Pearl in einer Mädchenschule saß und Algebra und Französisch paukte.

Der Traum machte den Konflikt fast unerträglich deutlich. Pearl war höher geklettert, als sie es sich je vorgestellt hatte, und liebte die Aussicht. Sie hatte diesen Punkt jedoch nur auf Kosten des Lebens ihrer Schwester erreicht. »Das Ding gehört nicht mir« waren die Worte aus ihrem Traum, die ihre eifersüchtige Verunglimpfung Ellies ausdrückten.

Pearl ging mit ihrer Verlegenheit wegen des finanziellen Wohlstands auf die Weise um, die ihr vertraut war – indem sie so viel wie möglich verschenkte. Ellies Tod, sagte sie, verdoppelte den Drang, ihre privilegierte Stellung zu rechtfertigen. Niemand würde ihr vorwerfen können, auf dem hohen Ross zu sitzen. Sie arbeitete härter und nahm weniger Honorierungen an, als sonst jemand. Es war keine Überraschung, dass sie sich über die Aussicht auf Erfolg nicht freuen konnte.

Pearl war nicht meine erste Patientin, die wegen guter Nachrichten niedergeschlagen war. Ein kluger Mann beobachtete, dass das Unbewusste Ereignisse mit einem »Absolutwert« zu markieren scheint. Große Veränderungen, egal ob positiv oder negativ, bringen uns daher durcheinander. Menschen haben sowohl wegen des Gewinns als auch wegen des Verlusts von Reichtümern Selbstmord begangen.

Während des zweiten Jahres ihrer Therapie sprach Pearl viel von Botschaften, die ihr ihre Familie über Bleiben und Gehen, über Unabhängigkeit und Familienloyalität, über Dankbarkeit und Genusssucht vermittelt hatte. Es kann für alle Familien schwierig sein, diese Unklarheiten zu entwirren, aber bei denjenigen, in denen junge Familienmitglieder die soziale Schicht wechseln, erinnern sie an gordische Knoten. Arme Eltern und solche aus der Arbeiterschicht wollen im Allgemeinen, dass ihre Kinder die Möglichkeiten bekommen, die sie selbst nicht hatten. Die Kinder nehmen diesen Erfolgsauftrag wahr und gelangen dadurch in eine Welt, die ihren Eltern fremd ist. Sie erledigen nicht nur eine andere Art von Arbeit, sie essen auch andere

Nahrungsmittel, genießen eine andere Art der Unterhaltung und haben andere politische Ansichten. Ein junger Mensch aus einer solchen Familie kann das Gefühl haben, er käme nicht umhin, die Traditionen der Familie abzulehnen, um sich loyal (also erfolgreich) zu zeigen. Und dieser junge Mensch kann sich unglaublich schuldig dabei fühlen, Geschwister und Cousins finanziell zu übertreffen. In einigen Familien versucht die erfolgreiche Person, die Zurückgelassenen zu neuen Vorlieben zu bekehren, als ob sich der Neid einfach magisch auflösen ließe, wenn jeder Brioche isst und im Designer-Schlafanzug die *New York Times* liest.

Pearl hatte ihr Bestes versucht, Teil der Sippe zu bleiben. Sie erlaubte sich, im Ausland bestimmte Früchte zu essen – aber nur dann, wenn sie einige nach Hause schickte. Es war ihr gestattet, dass sie gut verdient – aber nicht, dass es ihr gut geht. Den Traum von einer romantischen Liebe aufzugeben, entschied sie, war eine Art Handel, den sie mit Gott geschlossen hatte. Er habe ihre Schwester genommen; sie würde weitermachen und für zwei leben und arbeiten. Die Einsamkeit sei der Preis, den sie für ihr schwindelerregendes Glück zahlen würde.

Freud schrieb auf bewegende Weise über Menschen, die er als »die am Erfolg scheitern« beschrieb. Er fand es verblüffend, aber wahr, »dass Menschen gelegentlich gerade dann erkranken, wenn ihnen ein tief begründeter und lange gehegter Wunsch in Erfüllung gegangen ist. Es sieht dann so aus, als ob sie ihr Glück nicht vertragen würden« (Freud 1916: S. 371). Freud führte einige Beispiele an, darunter das eines Professors, dem eine begehrte universitäre Position zuerkannt worden war, nachdem der bisherige Inhaber verstorben war.

»[Er] verfiel in eine Melancholie, die ihn für die nächsten Jahre von jeder Tätigkeit ausschaltete« (ebd.: S. 372).

Wie Freud es sah, lag das Problem in diesen Fällen darin, dass der unmittelbare Erfolg mit einem begehrten, aber tabuisierten Erfolg aus den ersten Lebensjahren verknüpft ist, und zwar dem ödipalen Wunsch, ein Elternteil zu besitzen und damit das andere zu ersetzen. Das Gefühl als Erwachsener, man habe es endlich »geschafft«, aktiviert in bestimmten Menschen die Auswirkungen eines lange unterdrückten heimlichen Wunsches.

In Pearls kürzlichem Erfolg steckte das Wiederaufleben einiger Aspekte ihrer Familienkomplexe. Pearls unterschätzte Rivalität mit Ellie – dem Liebling ihres Stiefvaters – hatte, wie wir folgerten, zu ihrer jahrelangen eingefleischten Enthaltsamkeit beigetragen. Ihre Auswahl der Bezeichnung »Darwinfink« brachte eine erstaunliche Anzahl von Facetten ihrer Persönlichkeit auf den Punkt. Die Bezeichnung übertrug den stolzen Namen Charles Darwins, eines einflussreichen Forschers mit sanftem Wesen, auf sie. Sie beinhaltete, dass Pearl ein Vogel war, also ein zur Migration bestimmtes Wesen, von dem daher erwartet werden konnte, dass es das Zuhause verlässt. Pearl wollte keinen Mann oder Kinder, um somit den Demütigungen zu entgehen, die ihre Mutter durchgemacht hatte – mit einem Tyrannen und Säufer zu leben, der ihre Kinder misshandelte, und ihr eigenes Leben aufzugeben.

Ein weiteres Element kommt bei dieser als »unvollständige« oder »eingefrorene Trauer« bekannten, schwierigen Angelegenheit ins Spiel[9]. Manchmal gehen wir mit dem Verlust einer geliebten Person dadurch um, dass wir uns unbewusst mit dieser Person identifizieren. Indem sie zum Finken wurde, gab Pearl nicht nur einen Teil von sich selbst auf, sie wurde auch zu Ellie. Als Ellie Kind war, war immer klar gewesen, dass sie nicht heranwachsen und das Leben eines normalen Erwachsenen führen würde. Sie lief eines Tages los, träumte von irgendetwas vor sich hin und zog und zerrte an dem kleinen Paddelboot herum, in das sie einsteigen wollte. Stattdessen erlitt sie Schiffbruch – genau wie Pearl. Das war tatsächlich das erste, was sie bei Betreten meiner Praxis über sich gesagt hatte: »Ich bin schiffbrüchig ... nun doch an Ihren Strand gespült worden«.

Im dritten Jahr unserer Therapie traf Pearl auf Joshua, einen Arzt und gebürtigen Kameruner. Joshua hörte zu und redete. Er liebte seine eigene Arbeit, und er genoss Pearls Leidenschaft für ihre. Er freute sich an ihrer Schönheit und Begabung, und er idealisierte sie nicht.

Der Fink war zum ersten Mal verliebt. Täglich ertrug sie die Höhen und Tiefen. Ich unterstützte sie gerne in diesen schwindelerregenden Zeiten. Wenn sie Angst hatte, dass sie »das nicht verdiene«, erinnerte ich sie daran, *dass* sie es verdiente. Wenn sie fragte, ob ihre Mutter sich darauf einstellen könne, dass sie verliebt war, versicherte ich ihr, dass wir weiter daran arbeiten würden.

Als ihre Beziehung sexuell zu werden begann, war ich voller Freude für Pearl und nur ein kleines bisschen nervös. Hatten wir genügend über ihre Angst vor dem Verschlungenwerden und dem Verschlingen, vor Penetration und Schwangerschaft gesprochen? Und darüber, sexuelles Vergnügen zu akzeptieren?

Offensichtlich ja. Pearl konnte ihre Intimität mit Joshua genießen. Das Schwierigste daran war, dass sie die verlorene Zeit bedauerte (vgl. Freud 1917).

»Diese ganze Welt, die man Körper nennt«, sagte sie in schönen Worten, »all diese Jahre hätten mir gehören können.«

Pearls Zöpfe wuchsen auf Schulterlänge und die Perlen wurden kunstvoller. Ermutigt, flügge, nicht länger auf der Hut genoss sie alles, was sie tat, in verstärktem Maße.

Diese schwebenden Momente des Glücks – wie lange können Menschen sie ertragen? Pearl war sich nicht sicher, wie sie Joshua sagen sollte, dass sie mehr Zeit für sich allein brauchte. Schließlich »redeten« sie darüber, Zeit gemeinsam und Zeit allein zu verbringen. Das hätte das Problem lösen müssen, dachte sie. Es gab jedoch Tage, da hätte sie alle Freuden der Liebe gegen einen Monat allein, zum Schreiben und Denken, eingetauscht. Manchmal wünschte sie, sie hätte gar keine Beziehung.

»Ich schäme mich. Ich muss die lehrbuchhafte Definition der Neurose sein. Glauben Sie, ich bin vielleicht einer dieser Menschen, die einfach nicht glücklich sein können?«

Das glaubte ich nicht. Ich glaubte, dass sie mitten im Stachelschwein-Dilemma steckte. Wann immer Joshua sich zurückhielt, drängte sie zu ihm; war er für sie da, zog sie sich zurück. Für mich war sie kein exotischer Vogel, ungewählt und unwählbar, sondern ein Stachelschwein wie jeder andere Mensch – eine soziales und fortpflanzungsfähiges Wesen, das aber immer nach der richtigen Distanz zwischen den schmerzhaften Extremen des Miteinanders und des Alleinseins sucht.

Pearl wollte unbedingt, dass ihre Mutter Joshua kennenlernte, aber Rita hatte ein Dutzend Gründe, warum sie nicht konnte. Ich fragte mich, ob das etwas damit zu tun hatte, dass Joshua Arzt oder dass er Afrikaner war. »Ich glaube, es hat damit zu tun, dass er ein Mann ist«, sagte Pearl. »Damit, dass er nicht sie ist.«

Pearl war immer froh gewesen, nicht eine von diesen Müttern zu haben, die ihren Töchtern ständig damit in den Ohren liegen, sie sollen heiraten. Sie war jedoch nicht darauf vorbereitet gewesen, was sich als anhaltende Gleichgültigkeit – sogar Feindseligkeit – ihrer Mutter gegenüber ihrer Beziehung herausstellte. Es machte Pearl wütend, dass sich ihre Mutter, die auf ihre Leistungen immer stolz gewesen war, nicht mit ihr zusammen über diese Entwicklung freuen konnte.

Hieran arbeiteten wir lange. Es war vielleicht die tief greifendste Trauerarbeit, der Pearl sich stellen musste – weniger dramatisch, aber unendlich bitterer als die Trauer über ihre Schwester oder gar über ihre »verlorene Zeit«.

Rita Quincey hatte ihrer Tochter die Enttäuschungen der Ehe ersparen wollen. Zweifelsohne fühlte sie sich von ihrer unverheirateten Tochter auch beschützt, und sie liebte es, Pearls Vertraute zu sein. Trotz ihrer Wanderschaft schien Pearl das einzige Kind zu sein, das sie nie verlassen würde.

An diesem Punkt der Therapie überdachte Pearl eine Deutung, die ich Jahre zuvor gemacht hatte: dass die Ischiasbeschwerden ein weiteres Mittel waren, mit ihrer Mutter verbunden zu bleiben. Vor drei Jahren war diese Sichtweise für sie bedeutungslos gewesen; es sei einfach Zufall, sagte sie, dass sowohl sie als auch ihre Mutter unter chronischen Rückenschmerzen litten. Jetzt sah sie dies anders. Den Schmerz, den sie in diesem speziellen Teil des Körpers teilten, kennzeichnete sie beide als Frauen, die harte körperliche Arbeit leisteten. Sie konnten sich bemitleiden, gegenseitig mitfühlen. Pearl erkannte, dass der Schmerz ihr als Teenager ermöglicht hatte, sich nicht so zu fühlen, als sei sie ein verwöhntes Mädchen oder ständig auf Urlaub. Wie ihre Mutter war sie eine schwer arbeitende schwarze Frau, die sich abmühte, ihre Familie zu ernähren. Ihr wurde bewusst, dass ein Symptom, durch das sie sich mit dem Körper ihrer Mutter verbunden fühlte, kein leicht aufzugebendes Symptom sein würde.

In den letzten Jahrzehnten ist viel über die Mutter-Tochter-Beziehung geschrieben worden. Einiges davon widerlegt die eher vage Sichtweise, die Freud von der Verbindung zwischen Müttern und ihren Töchtern hatte. Freud sah die Ursache für das »geringere Vermögen« der Frauen zur Autonomie und Objektivität in der Neigung der Mütter, sich in der frühen, »präödipalen« Phase zu sehr mit den Töchtern zu identifizieren (vgl. Freud 1931). In den 70er und 80er Jahren des 20. Jahrhunderts schrieben psychoanalytische Feministinnen differenzierter über die Mutter-Tochter-Identifikation. Die verschwommenen Ich-Grenzen zwischen ihr und ihren Mädchen könnten eine Mutter tatsächlich dazu bringen, anzunehmen, dass sie glaube, deren Gefühle zu kennen, noch bevor die Mädchen das selbst tun. Ja, es könne dazu führen, dass sie sich aneinander klammern. Was jedoch an Autonomie aufgegeben werde, könne durch die positiven Aspekte von Einfühlungsvermögen und Treue ausgeglichen werden.

Die Psychoanalytikerin Nancy Chodorow schreibt über die Unterschiede zwischen Jungen und Mädchen in der präödipalen Phase[10]. Die erste intime Bindung im Leben eines Jungen besteht zu einem gegengeschlechtlichen Elternteil, im Leben eines Mädchen zu einem gleichgeschlechtlichen Elternteil: der Mutter. Von Jungen erwartet man, dass sie ihre Identifikation ändern und werden wie die Männer in ihrer Familie. Mädchen erleben diesen Bruch nicht; es wird erwartet, dass sie ihre ursprüngliche Identifikation beibehalten. Chodorow behauptet, diese Tatsache trage dazu bei, dass Mädchen eher zu Kontinuität und zur Bindung an andere neigen. Es kann die Mädchen jedoch auch in genau diesen Dingen gefangen halten.

Therapeuten, Romanautoren und Biografen haben es sich zur Aufgabe gemacht, diesen Themenkomplex zu beschreiben. Zum Thema Mutter und Töchter ist Jamaica Kincaid wiederum äußerst wortgewandt. Die pubertierende Annie John überlegt:

> »Etwas Unaussprechliches überkam uns einfach, und mit einem Mal hatte ich noch nie jemanden so geliebt oder so gehasst. Aber hassen – was meinte ich damit? Wenn ich früher jemanden gehasst hatte, wünschte ich mir den oder die Betreffende einfach tot. Aber ich konnte mir meine Mutter nicht tot wünschen. Was sollte denn aus mir werden, wenn meine Mutter starb? Ich konnte mir mein Leben ohne sie nicht vorstellen. Schlimmer noch, wenn meine Mutter starb, würde ich auch sterben müssen, und noch weniger konnte ich mir mich selbst tot vorstellen«. (Kincaid 1989: S. 96)

Pearl begann, ihre Wünsche von denen ihrer Mutter zu trennen, wie es manche Mädchen in der Pubertät machen. Sie schrieb wütende, anklagende Briefe nach Hause. Sie las mir die Entwürfe vor, bis sie genau den richtigen Ton traf. Pearl hörte nie auf, ihre Mutter zu lieben, aber ihre Fähigkeit zu lieben, zu bewundern und zu ersehnen dehnte sich aus. Statt jeden Tag für ein paar Minuten zu Hause anzurufen, telefonierte sie ab jetzt sonntags eine Stunde lang. Pearl konnte ihre Brüder und Schwester dazu überreden, sich um einige der Bankangelegenheiten und Arztbesuche ihrer Mutter zu kümmern – Dinge, die sie aus der Entfernung erledigt hatte.

Pearl übte es an mir, sich zu distanzieren. Sie, die eine Sitzung nie ohne guten Grund hatte ausfallen lassen – und auf keinen Fall, ohne Bescheid zu geben –, sagte nun häufig ab. In drei Fällen hätte ich ihr die Sitzungen sogar in Rechnung stellen müssen, wenn ich meine Grundsätze genau genommen hätte. Ich hatte ihr das Vorgehen bei einer Absage am Anfang der Therapie erklärt. Als ich diesen Punkt nochmals auf den Tisch brachte, weigerte sich Pearl, sich mit mir auf das Thema einzulassen, und beharrte darauf, dass sie in letzter Zeit »höllisch beschäftigt« gewesen sei. Ich berücksichtigte diese Tatsache und untermauerte sie mit diesem vagen Gefühl, dass sie etwas Besonderes sei. Letzteres, erkannte ich schließlich, war etwas, das ich in mir selbst analysieren musste.

Die Worte, die mir durch den Kopf gingen, waren: »Es ist Pearl. Wie kann ich ihr das berechnen, wo sie … es im Leben so schwer hatte … von vorneherein nie an die Therapie geglaubt hatte … sich so gut gemacht hat … jemand ist, der sich für andere aufopfert, und die nicht versteht, dass ich ihr ausgefallene Sitzungen in Rechnung stellen muss?«

Das war nicht belanglos! Viele Patienten sind zunächst skeptisch gegenüber der Therapie. Viele haben es im Leben schwer gehabt. Pearl war keineswegs die am meisten benachteiligte Person, um die ich mich jemals gekümmert hatte. Was genau ging hier vor sich?

Ich glaube, wir wiederholten die Beziehung, die sie zu ihrer Mutter hatte: in der klare Grenzen geopfert wurden und Konflikte durch den Wunsch verhindert, einander nahe und füreinander einzugartig zu sein. Ich musste mich fragen, ob auch kulturelle Faktoren im Spiel waren. Wie sonst sollte ich mein Nachdenken darüber einordnen, dass »sie meine Grundsätze nicht verstand«? Je mehr ich über diese freie Assoziation nachdachte, desto herablassender und suspekter klang sie. War das ein Stück unbewussten Rassismus, verkleidet als Großmut? Ich hoffte halbherzig, dass die Frage verschwinden würde, aber das tat sie nicht. Pearl sagte dann eine Sitzung ab, weil sie sich nicht gut fühlte. Wir setzten einen neuen Termin fest, aber sie kam nicht. Sie rief am Abend an, um mir zu sagen, dass sie ihn völlig vergessen habe. Ich erwähnte, dass ich ihr die verpasste Sitzung würde berechnen müssen.

Während des Telefongesprächs hatte Pearl nicht protestiert, aber in unserer nächsten Sitzung fiel mir auf, dass sie mit den Tränen kämpfte, als sie mir den Scheck ausstellte. Ich ermutigte sie, darüber zu sprechen.

Die Therapie sei ohnehin Luxus, sagte sie. Diese deftige Summe für überhaupt keine Sitzung zu zahlen, sei unverschämt. Sie wisse, dieses Vorgehen sei üblich für Therapeuten, aber das zeige nur, wie realitätsfremd dieser Berufsstand hinsichtlich des Lebens der Menschen sei.

Ich spürte, dass sie etwas zurückhielt, und bat sie, weiterzureden.

»Ich habe meine Gedanken noch nicht formuliert und will nicht mit diesem ganzen Zeug einfach so herausplatzen.«

»Manchmal will die Wahrheit herausplatzen.«

»Ich weiß nicht! Aber ich muss daran denken, wie hart die meisten Menschen auf dieser Welt für 110 Dollar arbeiten müssen. Das schließt die Menschen in meiner Familie ein; sie arbeiten hart für soviel Geld! Können Sie das wirklich wertschätzen, mit Ihrer Herkunft? Es schmerzt mich einfach irgendwie, dass sogar bei jemandem wie Ihnen eine Grenze zwischen Schwarz und Weiß auftaucht, eine Verständnisgrenze.«

Nur wenige Dinge sind so beunruhigend, als wenn man sich seinem eigenen Rassismus stellt oder als unsensibel gegenüber Hautfarben beschrieben wird. Ich war beschämt und traurig, aber auch ermutigt von ihrer Bereitschaft zu sagen, was ihr durch den Kopf ging. Ich fragte mich, ob sie diese Grenze auch an anderen Stellen in unserer Arbeit empfunden hätte.

»Letztes Jahr erzählte mir eine Freundin von der Universität, dass ihr Therapeut schwarz ist, und das machte mich neugierig auf mögliche Unterschiede, wissen Sie. Aber nein, bisher habe ich mich nicht so gefühlt, als gäbe es diese Grenze zwischen uns, dieses: ›Sie begreifen einfach nicht, was ich meine‹.«

Wir redeten ein wenig über ihre Vorstellung davon, wie es gewesen wäre, eine schwarze Therapeutin zu haben, und darüber, was genau es war, das ich nicht »begriff«. Wir waren am Ende der Stunde angelangt, und ich wies darauf hin, dass wir das nicht in einer Sitzung abschließen mussten. Wir könnten zur Frage der Hautfarbe und ihrer Bedeutung für unsere Beziehung zurückkommen (was wir auch taten).

Pearl hatte recht, was die Grenzen anging. Keine weiße Person, unabhängig von Sympathien, die auf beiderseitiger Erfahrung von Intoleranz oder Armut beruhen oder auch nicht, kann in ihrem Innersten das Erleben einer farbigen Person nachvollziehen. Die Hautfarbe macht einen Unterschied, und wir irren uns gewaltig, wenn wir diese Kluft nicht anerkennen[11]. Und kein Therapeut kann einen Patienten voll und ganz verstehen, auch wenn dessen Hautfarbe und Gesellschaftsschicht ähnlich sind. Dass wir praktisch darauf vertrauen können, einander falsch zu verstehen, ist eine wertvolle, wenn auch ernüchternde Erkenntnis. Die psychoanalytische Therapie zielt darauf ab, unsere Sehnsucht nach hellseherischer Liebe kenntlich zu machen sowie unsere Schwierigkeiten damit, alle anderen als anders anzuerkennen.

Hinsichtlich der Regeln über Zeit und Geld war mir klar, dass Pearl sich diese Offenheit nie erlaubt hätte, hätte ich nicht endlich beschlossen, meinen Grundsätzen zu folgen. Sich weiter an Unausgesprochenem zu orientieren wie: »Wie kann ich das dieser armen schwarzen Frau in Rechnung stellen?«, war ein Problem der Gegenübertragung, wie mir bewusst wurde – eine einfache, befreiende Vorstellung: Vielleicht, wenn ich ihr das Privileg gewähren könnte, nicht zu zahlen, wäre ihr Leben weniger entbehrungsreich, das Spielfeld etwas weniger holprig für sie …

Wie wir in anderen Fällen gesehen haben, betrifft der »Widerstand« dagegen, das Unbewusste bewusst zu machen, sowohl den Therapeuten als auch den Patienten. Für beide gibt es immer ein Ja und ein Nein. Ich sah die

Tatsache, dass ich Pearl keine Rechnungen gestellt hatte, als einen kleinen Widerstand gegen meine Arbeit. Das heißt, ich spürte, dass Pearl durch ihr Nichterscheinen Wut oder Ablehnung ausdrückte, trotzdem zog ich es vor, das durchgehen zu lassen anstatt sie aufzufordern, ihre Vorwürfe zu äußern. Das war ein Akt des Selbstschutzes. Diese Erkenntnis brachte die Erinnerung an die Geschichte hoch, die sie mir früh in der Therapie erzählte hatte, die über die rassistische weiße Verkäuferin, die ihre Hüte mit Papier ausgelegt hatte, um die Köpfe der weißen Kunden zu »schützen«. Alle Therapeuten konstruieren bei jedem Patienten an irgendeinem Punkt eine Art Schutzschild, um sich von dem abzugrenzen, was im Kopf des Patienten vorgeht. Man möchte es wissen und man möchte es auch nicht wissen ... Die psychoanalytische Ausbildung ist einzigartig in ihrer Betonung der Selbstdisziplin dahingehend, sich den eigenen Widerständen zu stellen anstatt sie zu verleugnen[12].

Was, wenn Pearl einen schwarzen Therapeuten gehabt hätte? Die Hautfarbe wäre immer noch ein Thema gewesen, aber anders, wie die Erfahrungen von farbigen Therapeuten gezeigt haben. Die Psychoanalytikerin Kimberly Leary, zum Beispiel, schreibt über ihre Erfahrungen mit afroamerikanischen Patienten, die Bedenken hatten, ob sie »schwarz genug« (oder auch »zu schwarz«) sei (vgl. Leary 2000). Die Hautfarbe ist auch dann ein Thema in der Therapie, wenn sowohl Patient als auch Therapeut kaukasisch sind. Vor Jahren hatte ich eine weiße Patientin, die ab und an, wenn sie in meine Praxis kam, rassistische Bemerkungen über unsere schwarze Sprechstundenhilfe machte. Innerhalb weniger Minuten waren die Patientin und ich in hitzige und unproduktive Diskussionen über rassistisches Schubladendenken verstrickt. Eines Tages erkannte ich ein Muster: Sie gab solche Kommentare immer dann von sich, wenn sie sich eigentlich über mich geärgert hatte – weil ich zu spät gekommen war, ihre Sitzung verschoben oder sie einfach zu sehr zum Reden gedrängt hatte. Dieser Frau war es fast unmöglich, wütend auf jemanden zu sein, den sie mochte. Es war viel angenehmer, sich vorzustellen, dass sie sich mit mir gegen jemanden verbündete, der ein scheinbar leichtes Ziel war. Meine Deutung ihres Gebrauchs des Themas Hautfarbe stellte einen Wendepunkt in unserer Therapie dar.

In der Woche nach unserer Diskussion über das Honorar rief Pearl an, um sich für das Gesagte zu entschuldigen. Sie schien überrascht zu hören, dass ich nicht wütend auf sie war und dass ich mich nicht weniger auf ihre Sitzung in der kommenden Woche freute. Dies half ihr dabei, zu begreifen, dass es möglich sein könnte, auf enge Freunde, auf Joshua und vielleicht sogar auf ihre Mutter böse zu sein. Ein stachelschweinähnlicher Rückzug war nicht die einzige Art, in der Liebe Distanz auszuhandeln.

Pearl genoss ihre neue Beziehung, ihre Freunde, ihren Unterricht. Sie war sich jedoch überhaupt nicht sicher, ob sie an der Universität bleiben würde. An manchen Tagen fühlte sie sich ethisch dazu verpflichtet zu bleiben. Es gab inzwischen drei Studenten, die an diesem Institut waren, weil sie mit ihr arbeiten wollten, und tagsüber verfolgten sie deren Bedürfnisse. An anderen Tagen hatte sie das Gefühl, gehen zu müssen, weil sie an einer Institution wie dieser nie würde glücklich sein können. Zum ersten Mal durfte ihr Glück eine Rolle spielen.

Pearl richtete es ein, dass sie unbezahlten Urlaub bekam, um ihr Buch zu beenden und sich diskret nach anderen Stellen umzusehen. Sie arbeitete den größten Teil dieser Zeit zusammen mit Joshua in Afrika und lernte seine Familie kennen. Sie waren eng miteinander verbunden, obwohl die Beziehung ihre Knackpunkte hatte, besonders die Kinderfrage. Joshua wollte acht. »Also, das sind sicherlich sieben oder acht mehr, als ich haben möchte, aber er ist nicht unerbittlich. Sie werden sehen, über kurz oder lang handele ich ihn herunter.«

Pearl wusste, dass wir nicht alle Probleme in ihrem Leben gelöst hatten und die Kinderfrage ernst war. Sie habe nie wirklich darüber nachgedacht, Mutter zu sein, bis sie Joshua getroffen habe, sagte sie. Sie habe das Gefühl, dass er ein engagierter Vater sein würde und dass sie nicht alles aufgeben müsse, wenn sie eine Familie hätten.

Bevor sie das Land verließ, reduzierten wir unsere Sitzungen auf eine alle zwei und dann auf alle drei Wochen. Pearl weinte wie ein kleines Mädchen, als wir uns verabschiedeten. Sie gab mir ein kleines, mit lieben Worten adressiertes Päckchen mit ihren Veröffentlichungen. Fast ein Jahr lang hörte ich nichts von ihr. Dann, an einem Frühjahrsmorgen, rief Pearl an und sagte, sie sei zurück in den USA und würde gerne Hallo sagen. Ich freute mich, sie in meiner Praxis zu begrüßen.

Die Zeit in Afrika hatte ihr sehr gefallen, und sie zeigte mir Fotos von sich in traditioneller Kleidung neben einem gut aussehenden Mann mit sehr schwarzer Haut. Ihr Buch war fertig, und sie hatte auch einige Gedichte geschrieben.

Und welche Entscheidung hatte sie hinsichtlich ihrer beruflichen Laufbahn getroffen?

Sie hatte eine Stelle an einer Universität in Georgia angenommen – diese war weniger angesehen als diejenige, die sie verlassen hatte, versprach aber, lohnenswerter zu sein. Dort wurde die Lehre höher bewertet.

Die Kinderfrage – wie viele, adoptiert oder biologisch, wann – blieb ungelöst. Und dann war da die Frage mit ihrer Mutter. Frau Quincey wollte näher zu dem Paar ziehen, und obwohl Joshua diese Vorstellung gefiel, war sich Pearl nicht so sicher.

Ich sah Pearl an. Sie war an diesem Tag so anders als die Frau, die vor über vier Jahren in meine Praxis gekommen war. Damals wurde sie von einem entzündeten Ischiasnerv geplagt, sie war einsam, litt unter Schlaflosigkeit, grübelte über veraltete Worte für Trauer – sie lebte in der Tat mit einer veralteten Selbstdarstellung. Jetzt wirkte sie lebendig, entspannt, hoffnungsvoll.

Ich fragte, ob sie mir erlaube, sie in einem Buch zu berücksichtigen, dass ich über Psychotherapie schreiben wolle. Sie gab mir ihr ausdrückliches »Ja!«, als ob eine Last weggefallen wäre.

»Unsere Arbeit hat so viel ermöglicht: mein Buch, Joshua zu finden, meine Trübsal zu überleben. Ich würde Ihnen gerne etwas zurückgeben.«

Und das hat sie.

5 Der Sündenschlucker

Acht Dollar und zehn Cent pro Stunde. So viel verdienten wir, ein erstklassiges Team von Psychologen und Sozialarbeitern, in den frühen 80er Jahren an unserem weltweit anerkannten Kinderkrankenhaus und Zentrum für psychische Krankheiten.

Innerlich hatte es deswegen schon eine Zeit lang in mir gebrodelt, es war aber nie übergekocht – bis unser Klinikleiter ein außerordentliches Treffen anberaumte. Dr. Claude Bradley wollte uns mitteilen, dass die Zahl der von uns zu behandelnden Fälle ab sofort um 20 % angehoben würde. Gab es Fragen?

Ich hob die Hand.

»Wir arbeiten jetzt schon 12 Stunden pro Tag, Claude. Einige von uns sind noch in Analyse, und viele haben Partner und Kinder. Ich habe gestern Abend meinen Stundenlohn ausgerechnet, und das kam dabei heraus: Ich kann kaum glauben, wie viel ich momentan für acht Dollar die Stunde leiste, und ich reiße mich nicht darum, noch mehr zu tun.«

Niemand rührte sich.

»Wann hast *du* eine Gehaltserhöhung bekommen?«, sagte eine Stimme hinter mir.

Das war Jeff, der Klassenkasper.

Claude hatte Verständnis. Er war ein anständiger, überarbeiteter Kerl, der woanders ein Vermögen hätte verdienen können. Als ob wir das nicht selber wüssten, erinnerte er uns daran, dass wir es uns ausgesucht hatten, hier zu arbeiten, weil wir soziale Aspekte wichtiger fanden als das Gehalt. Innovative Programme und klinische Lehrgänge waren die einzigen anderen Gründe, aus denen Menschen jemals dort gearbeitet hatten, wo wir arbeiteten, und das würde sich nicht ändern. Die psychische Verfassung hatte nicht länger nationale Priorität; sein Budget war gekürzt worden, und es pfiff ein scharfer Wind …

Seit einem Jahr kursierten Hiobsgerüchte, aber niemand außer Claude hatte sie geglaubt. In der Rückschau erkenne ich, dass nicht einmal er sich hatte vorstellen können, was uns bevorstand: der völlige Abbau der staatlichen Leistungen bei psychischen Erkrankungen. Es kam zu großen Entlassungswellen beim Personal, und für die Patienten öffnete sich eine neue Welt des Krisenmanagements, die die alte Präventions- und Behandlungsethik verdrängte. Claude war ein guter Mensch, ein fähiger Arzt und jemand, der im Allgemeinen auf uns achtete.

»Ihnen allen möchte ich sagen, dass mir das leid tut. Und für Luepnitz möchte ich hinzufügen: Hören Sie auf zu Jammern.«

Er war noch nicht fertig.

In Anerkennung unserer niedrigen Gehälter gestattete uns die Klinik, Privatpatienten anzunehmen und 70 % des Honorars einzubehalten, das wir berechnen wollten, wie hoch es auch sei. Wenn es hier nicht genügend wohlhabende Patienten gäbe, könnten wir abends und an den Wochenenden in der Außenstelle arbeiten, die 15 Meilen entfernt in einem reichen Vorort lag. Diese Option sprach sicher eher die Leute an, die ein Auto hatten.

Für die Verwaltung waren Privatpraxen das Allheilmittel, für diese Gruppe von Klinikärzten war es Verrat. Viele von uns waren an der Universität radikalpolitisch aktiv gewesen, und alle waren von dem Menschen-vor-Gewinn-Ethos der 60er Jahre beeinflusst worden. So seltsam das heute erscheinen mag: Viele von uns fanden die Vorstellung, zahlende Patienten anzunehmen, ungehörig.

»Ich kam hierher, um mit Menschen aus meinen Kreisen zu arbeiten, Claude«, bemerkte ich spitz. »Die Reichen werden immer die Hilfe bekommen können, die sie brauchen.«

»Wir leben in den 80ern, Deborah«, konterte er. »Dürfen Frauen schon Geschäftssinn haben?«

Das war alles, was Dr. Bradley dazu sagen wollte.

Gefolgt von Fran, meiner langjährigen Supervisorin, zog ich los in Richtung Cafeteria. Die Zeiten ändern sich, sagte sie. Man könne sowohl reiche als auch arme Patienten behandeln, oder? Man könne doch für sozialen Wandel einstehen, ohne in Overalls herumzulaufen und wie ein Hobbit zu leben, richtig? Es sei ja nicht nötig, so astronomische Summen in Rechnung zu stellen wie einige dieser Seelenklempner in der Innenstadt, fügte sie hinzu. Es würde schon einen riesigen Unterschied machen, nur die Hälfte der üblichen Gebühr zu verlangen. Gewöhne dich einfach dran, drängte sie mich halb im Spaß, es zu sagen: »Mein Honorar beläuft sich auf 50 Dollar.«

Ich war schockiert, dass sie dort weitermachte, wo der Chef aufgehört hatte. Das war die anspruchslose Fran aus Brooklyn, der Anti-Yuppie, die immer in dem viel zu großen blauen Pulli herumlief, den wir gelegentlich zu verbrennen drohten. Und mein Lieblingssatz: »Die Reichen werden immer die Hilfe bekommen können, die sie brauchen« – was glaubte sie, von wem ich den hatte?

Fran und ich kamen überein, dass wir uns nicht einig waren.

Später in diesem Frühjahr wurde mein Mietshaus in West-Philadelphia verkauft. Der neue Inhaber ließ den Eingangsbereich neu streichen und verdoppelte die Miete. Ich begann, die Dinge anders zu sehen, und auch das, was meine frühere Mentorin gesagt hatte. Sicherlich würde ein Privatpatient pro Woche nicht wehtun. Ich übte: »Guten Abend. Ich bin Dr. Luepnitz, und mein Honorar beläuft sich auf 50 Dollar.«

Eines Nachmittags tänzelte ich zum Aufnahmeschalter, um mir für 21.00 Uhr einen Privatpatienten zuteilen zu lassen. Ein Teenager, der Kondome kauft, hätte selbstsicherer gewirkt.

»Könnten Sie bitte … also, sehen Sie … eine Geschäftsperson oder jemand … der es sich leisten kann, wissen Sie.«

Zwei Wochen später überwies mir die Aufnahme ein 25-jähriges »Fräulein Green«. Fräulein Green hatte einen Job in Chicago, der ihr gefallen hatte, aufgegeben, um ihrem Verlobten nach Philadelphia zu folgen, aber der hatte ihre Verlobung gelöst. Sie war depressiv und wollte eine längerfristige Behandlung. Marion, die Mitarbeiterin in der Aufnahme, hatte unten auf das Formular geschrieben: »Geschäftsperson, die es sich leisten kann, *wissen Sie …*«

Dann kam der große Abend. Ich trug meinen Erstgesprächs-Hosenanzug und legte mir ein schönes Tuch über die Schultern. Es war seit Wochen heiß und trocken in Philadelphia gewesen, aber an diesem Juliabend wurden alle von einem Wolkenbruch überrascht. Bis 21.00 Uhr war jeder klatschnass.

»Hier ist eine sehr durchnässte Patientin für Sie«, sagte die Aushilfe, die Telefondienst hatte.

Ich ging hinaus, um Fräulein Green zu begrüßen, eine winzige Frau mit einem kaputten Regenschirm. Sie war gerade einmal 1,50 Meter groß, und in Jeans und Pulli sah sie jünger aus, als sie war. Ihr blondes, schulterlanges Haar klebte ihr hinter leicht abstehenden Ohren am Kopf. Der Wind hatte ihre Taschen durcheinandergewirbelt, so dass sie eher wie eine Obdachlose aussah als eine innerstädtische Geschäftsfrau.

Sie war sprachgewandt und einnehmend und unterbrach gelegentlich um zu fragen, ob sie zu schnell redete oder um mir eine Zigarette anzubieten. Ihr Mund zitterte, als sie von Enrique zu erzählen begann; dem Mann, der sie verlassen hatte. Der Treuebruch war so frisch, dass sie es noch nicht schaffte, die Zärtlichkeit aus ihrem Tonfall herauszunehmen, wenn sie seinen Namen aussprach. Sie senkte den Kopf, wie es Katholiken machen, wenn sie den Namen Jesu aussprechen. *Enrique*.

Dann erwähnte sie ihre Tochter Inez, von der ich auf dem Aufnahmeformular nichts gesehen hatte.

Ich ließ sie weitermachen, auch als mir bewusst wurde, dass sie nicht nur keine gut bezahlte Geschäftsfrau war, sondern dass sie eine der am meisten heruntergekommenen Patientinnen war, die ich je gehabt hatte. Zum Beispiel war sie obdachlos.

»Lassen Sie es mich so ausdrücken: Ich habe eine Adresse, aber kein eigenes Zuhause.«

Auf dem Formular hatte sie die Straße und Hausnummer, aber nicht den Namen des Heims eingetragen, in dem sie lebte. Sie versicherte mir, dass sie erst seit zwei Wochen dort sei und nicht beabsichtige, noch länger zu bleiben. Fräulein Green hatte in ihrem Leben in hübschen Wohnungen gelebt. Sie war bisher nur einmal obdachlos gewesen, und das war in Chicago als junge Frau, lange bevor ihre Tochter geboren worden war. (Aus Gründen, die ich nie ganz verstanden habe, zählte sie nicht das Jahr mit, in dem sie im Postamt gelebt hatte.)

»Margie aus dem Heim hat mir Ihren Namen genannt.«

Margie, Studentin an der renommierten University of Pennsylvania, arbeitete ehrenamtlich in diesem Heim. Offensichtlich hatte sie einen Vortrag von mir gehört, in dem ich darüber gesprochen hatte, wie wichtig es ist, jedem, der es braucht, eine langfristige und erkenntnisorientierte Psychotherapie zu ermöglichen, Menschen mit geringem Einkommen eingeschlossen. Mein Argument war, dass Therapeuten nur aufgrund reiner Vorurteile glauben konnten, arme Menschen hätten keine unbewussten Konflikte oder Geld mache die Menschen nachdenklicher. Fräulein Green lag Margie am Herzen, sie schrieb ihr die Telefonnummer der Klinik auf und riet ihr, nach »Deborah oder Fran« zu fragen.

»Margie sagte, es sei fantastisch hier. Sie sagte, Sie würden zu den Leuten halten und ihnen helfen, ihr Leben auf die Reihe zu bekommen. Sie sagte, Sie würden ganze Familien hier leben lassen, um an ihren Problemen zu arbeiten.«[1]

»Fräulein Green, hat unsere Aufnahme das Honorar erwähnt?«

»Ja. Sie sagten, dass Leute, die nicht zahlen können oder medizinische Hilfe benötigen, auf die Warteliste einer anderen Abteilung gesetzt werden. Aber ich sagte ihr, ›kein Problem‹, denn ich kann zahlen.«

»Das können Sie?«

»Ich habe vergangene Woche gearbeitet. Danke, dass Sie nicht erschüttert dreinblicken. Sie wissen, dass viele Obdachlose Vollzeit arbeiten, oder?«

Genau genommen wusste ich das nicht. Erst später erfuhr ich, dass 20 % von ihnen voll erwerbstätig sind – dass eine Arbeit keine Garantie gegen Obdachlosigkeit ist[2].

»Ich bin heute Abend ausbezahlt worden. Was wird das alles zusammen kosten?«

Mein eingeübter Satz kam wie auf Kommando. Ich klang, als wäre ich von Außerirdischen entführt worden, als ich sagte: »Mein Honorar beläuft sich auf 50 Dollar.«

»Das ist perfekt!«, sagte sie. »Man hat mir gesagt, dass ich mit ungefähr einem Jahr Behandlung rechnen müsste, stimmt's? Das macht etwa einen Dollar die Woche. Hier, bitteschön.«

Sie klebte eine feuchte Dollarnote auf den runden Tisch, der zwischen uns stand, und strich ihn einige Male mit ihrer winzigen Hand glatt.

Das passierte sicher jemand anderem.

»Wie reden Ihre Patienten Sie an?«

Ich wollte sagen: »Fran«.

»Wenn ich Sie Dr. *Loo*-pen-itz nenne, ist das zu lang und ich rede Sie gar nicht an. Ihren Vornamen zu verwenden, wäre zu freundschaftlich. Was, wenn ich Sie ›Dr. L‹ nenne? Ginge das? Und bitte sagen Sie nicht ›Fräulein Green‹. Nennen Sie mich bei meinem Vornamen.«

Mir fiel auf, wie ernst sie unsere Beziehung nahm. Die Bedeutung ihres Vornamens war mit Traurigkeit verbunden. Ich werde sie »Emily« nennen.

Als die Formalitäten geregelt waren, fragte Emily, ob sie ans Eingemachte gehen und darüber reden könne, was ihr in letzter Zeit passiert war.

Passiert war, dass der einzige Mann, der sie je geliebt hatte, ihr Herz und ihre Seele in Stücke gerissen hatte. Alle vorherigen Freunde hatten sie schlecht behandelt. Einer hatte sie mit einem Hammer geschlagen, ein anderer ihre Kamera gestohlen – das letzte Erbstück, das sie von ihrer Mutter besessen hatte.

Enrique Marron dagegen war wunderbar. Andere Männer hatten sie »Winzling« oder »Däumeline« genannt. Enrique nannte sie sein »Porzellanpüppchen«. Er zeigte ihr, wie man Autos repariert. Er half ihr auch, den besten Job zu bekommen, den sie je hatte: in einem Postamt. Enrique hatte bereits herausgefunden, dass es in harten Zeiten eine praktische Lösung war, am Arbeitsplatz zu leben, da die Hauptpost 24 Stunden am Tag geöffnet und mit Spinden und Duschen ausgestattet war. Bevor sie ein Paar wurden, waren sie Freunde und sozusagen Mitbewohner im Postamt.

Leider hatte Enrique eine schlechte Angewohnheit. Eigentlich waren es zwei: Alkohol und Kokain. Emily war clean und hatte genügend Geld, um für die beiden eine kleine Wohnung zu mieten. Sie freute sich riesig auf das Kind, das sie von ihm bekam, und er schlug vor, sie Inez zu nennen. Ja, er war immer wieder längere Zeit geschäftlich unterwegs, aber wenn er nach Chicago zurückkehrte, freute er sich immer, sie zu sehen.

Emily hatte im Alter von 16 Jahren das letzte bisschen Familie verloren, das sie gehabt hatte. Sie war hungrig, mitgenommen und vernachlässigt gewesen. Enrique war der Beweis, dass doch alles gut werden konnte. Er sagte, wenn er zurückkäme, würden sie heiraten. Eine glückliche Familie, das ganz besondere Glück lag für sie in Reichweite.

Erstickt schluchzend erzählte sie mir das letzte Kapitel. Enrique war zu lange weggeblieben. Er rief eines Nachts an und sagte, es gäbe Ärger; er würde nach ihr schicken, wenn alles wieder in Ordnung wäre. Sie hatte Angst um ihn und gab die Hälfte des Geldes, das sie besaß, für ein Busticket nach Philadelphia aus. An der Tür wurde sie von seiner Frau begrüßt, der Mutter seiner vier anderen Kinder. Diese Frau fing an, Emily auf Spanisch anzuschreien, bevor sie davonstürzte und mit einem offensichtlich geladenen Revolver zurückkehrte. Enrique rang ihr die Pistole aus der Hand und schob Emily gleichzeitig hinaus. Er sagte, er habe nur die vier Kinder, die sie gerade gesehen hatte. Sie würden abgeschoben, und er nahm sie mit zurück in die Dominikanische Republik.

Emily hatte eine Stunde lang hyperventiliert. Wäre Inez nicht gewesen, die in ihren Armen zitterte, sie wäre vor den nächsten Lastwagen gerannt. Sie hatte kein Interesse an dieser neuen Hölle, die ihr Leben ab jetzt sein würde. Ihr Geliebter war fort; ihr Kind hatte keinen Vater. Sie würden ihn nie wiedersehen.

Mutter und Tochter verbrachten die Nacht auf dem Busbahnhof, wo sie Kekse aus dem Automaten aßen und zusammengerollt auf einem Plastikstuhl schliefen. Als Emily aufwachte, war ihr Portemonnaie weg.

»Geklaut! In der Stadt der beschissenen brüderlichen Liebe!« Es war eine entmutigende Geschichte, und mir wurde bewusst, dass ich nur einen Überblick erhalten hatte. Sie wollte, dass ich weiß, dass Inez ein glückliches Kind gewesen, jetzt im Heim aber unglücklich und verschlossen war. Dieser schmutzige, laute Ort könne jedes Kind verschrecken, sagte sie. Die ganze Nacht hörten sie Frauen, die in den Waschraum hinein- und hinausgingen, redeten und sich stritten. Eine Frau schrie herum, Home Depot[3] lese ihre Gedanken.

»Ich brauche Hilfe dabei, eine gute Mutter zu sein. Ich brauche Hilfe bei vielen Dingen, aber zuerst muss ich aufhören, Enrique zu lieben. Mein Vater verließ uns, als ich sieben war; meine Mutter war ein Engel, aber sie starb, als ich zehn war, und meine Großmutter starb im Schlaf neben mir. Trotzdem hat nichts so wehgetan, wie das hier. Ich hasse es, Ihnen das zu sagen. Ich schäme mich. Aber ich zog am Arm dieser Frau – dem Arm seiner Frau –, weil ich wollte, dass die Pistole losgeht. Ich wollte, dass sie mich umbringt. Halten Sie mich für böse, weil ich eine Sekunde lang mein Kind im Stich lassen wollte? Ich bin nicht so schlecht. Ich muss das von Ihnen hören. Ich muss wissen, was Sie von mir halten.«

Ich sagte ihr, was ich dachte: dass sie in wenigen Jahrzehnten mehr Schmerz erlebt hatte, als viele Menschen in einem ganzen Leben. Ich kam nicht umhin, ihre Stärke zu bemerken.

»Man hat mich in meinem Leben vieles genannt, aber nicht ›stark‹. Danke für … Sehen Sie, ich würde Ihnen gerne etwas versprechen, okay? Helfen Sie *mir*, und ich werde mich um *sie* kümmern«, sagte sie und zeigte auf den leeren Stuhl neben sich. »Werden Sie das tun?«

Fast ohne nachzudenken, sagte ich, dass ich das würde. Natürlich.

Ich schlug vor, dass Emily Inez zu unserer nächsten Sitzung mitbringen solle, und sie wirkte erleichtert. Dann fügte sie hinzu: »Bitte schreiben Sie mir den nächsten Termin auf. Wir werden hier sein, es sei denn, ich entscheide mich, dass ich dieses Nest keinen weiteren Tag länger ertrage. Wenn ich nicht komme, wissen Sie, dass wir weitergezogen sind.«

Sie stand auf.

Während ich sie dabei beobachtete, wie sie ihr Terminkärtchen faltete und es als Aschenbecher benutzte, fragte ich mich, ob ich sie jemals wiedersehen würde. Es hätte das Leben einfacher gemacht, wenn sie einen Bus zurück nach Chicago genommen hätte. Auf der anderen Seite empfand ich bereits Interesse für sie, sorgte mich um ihre Kleine und war den beiden irgendwie verbunden.

Und so kam es, dass ich zustimmte, mein Bestes für sie, für Emily zu geben. Der Name fiel mir bereits damals, in eben dieser Nacht ein, und mir war klar, warum. Emily ist der Name eines Mädchens, das in Doris Lessings

Roman *Die Memoiren einer Überlebenden*, den ich gerade gelesen hatte, vor der Haustür einer Frau zurückgelassen wird. Die Geschichte spielt in einem entfernten postnuklearen Winter, in dem das tägliche Überleben aus der Suche nach Nahrung und nicht verseuchtem Wasser besteht. Halbstarke Jugendliche ziehen durch die Straßen und überfallen Überlebende. Ein unbekannter Mann kommt mit dem Mädchen zur Tür der Erzählerin und sagt: »Sie sind für sie verantwortlich. … Kümmern Sie sich um sie.«, bevor er wieder verschwindet (1974: S. 19).

Ich kann mich nicht erinnern, wie ich in jener Nacht die Klinik verließ und die Straße hinunter zu dem chinesischen Restaurant ging. Auch kann ich mich nicht erinnern, einen großen Teller von irgendetwas bestellt und jeden Bissen davon gegessen zu haben. Ich weiß, dass all das passiert war, weil ich mich daran erinnere, einen leeren Teller zu sehen und mich zu vollgestopft zu fühlen, um meinen Glückskeks zu öffnen. Ich war zu gedankenverloren über das Fehlschlagen meines ersten Ausflugs in die freie Wirtschaft.

Emily war beileibe nicht die kränkste oder hilfloseste Patientin, die ich je gehabt hatte. Im Stationsdienst hatte ich regelmäßig mit Kindern zu tun, die geschlagen, verbrannt, bei Behörden ausgesetzt oder auf andere Art von Eltern brutal behandelt worden waren, die wiederum selbst als Kinder das Gleiche oder Schlimmeres erlebt hatten. Der Grund, warum ich mich wie betäubt fühlte, war, dass ich eine andere Patientin erwartet hatte. Wie ließ sich diese Wende des Schicksals erklären? Doris Lessings Protagonistin nimmt die kleine Emily auf, weil sie keine Wahl hat. Ich hatte sie. Ich hätte die Verwirrung aufklären, sie auf die andere Seite des Gebäudes begleiten und sie nie wiedersehen können. Offensichtlich war ich nicht bereit, das zu tun; eine Geschäftsfrau zu werden, eine Frau der 80er Jahre. Zu gegebener Zeit würde ich das, oder so etwas Ähnliches. Im Moment lagen meine Prioritäten woanders. Ich zog die Möglichkeit in Betracht, dass ich Emily fast so bewusst ausgesucht hatte, wie sie mich, um mich daran zu erinnern, wer ich war. Dieser Gedanke war hilfreich, konnte aber nicht meine Enttäuschung, Erschöpfung oder meine sehr reale Angst vor einem Burnout mildern.

Emily kam tatsächlich zu unserem nächsten Termin. Und zum nächsten. Wir hatten mindestens ein Mal, manchmal sogar neun Mal pro Woche Kontakt – für die kommenden 14 Jahre.

Emily und die vierjährige Inez kamen pünktlich zu unserer nächsten Sitzung. Weil das Mädchen für ihr Alter sehr hochgewachsen und Emily so klein war, schien es, als seien sie gleich groß. Emily trug schwarze Leggings und ein weites, schwarzes Oberteil, das trotzdem erkennen ließ, dass ihr Busen im Vergleich zu ihrem restlichen Körper sehr groß war. Ihre Augen hatten die Farbe von blauem Topas und wirkten fast schrill bei ihrem ansonsten milchig-blassen Teint.

Inez war äußerlich das genaue Gegenteil ihrer Mutter. Sie hatte dunkle Haut und große, schwarze Augen, die abwechselnd erschrocken und leer dreinblickten. Sie trug einen Jogginganzug von Tommy Hilfiger und kleine Reebok-Turnschuhe. Eine verknitterte weiße Schleife hielt ihren Pferdeschwanz zusammen. Sie lutschte am Daumen, rieb ihren Bauch und starrte vor sich hin, während ihre Mutter redete. Wann immer Emily weinte, weinte auch Inez. Inez hatte eine schlimme Erkältung und wahrscheinlich auch eine Bindehautentzündung. Emily wollte unbedingt mit ihr zum Arzt gehen, aber ohne Ausweis konnte sie keine medizinische Hilfe beantragen und ohne festen Wohnsitz nicht ihre Geburtsurkunde für einen neuen Ausweis.

Meine erste Handlung würde die hilfreichste der ersten zwei Jahre sein. Ich beschloss, zukünftig mit Emily alleine zu arbeiten, so dass sie mich nicht mit Inez teilen musste. Ich verwies das Mutter-Tochter-Gespann an die Gruppe einer älteren Therapeutin und ihrer beiden AIPler. Dort trafen sich Mütter und ihre kleinen Kinder für zwei Stunden, um gemeinsam etwas zu machen und zu reden. Der Auslöser für diese Gruppe war, dass Mütter, die Probleme haben, die Fähigkeit verlieren, mit ihren Kindern einfach zu spielen und Spaß mit ihnen zu haben. Jede Gruppe schloss auch ein, dass die Mütter alleine miteinander sprechen konnten, während die AIPler die Kinder ins Nachbarzimmer brachten, wo diese die Zeit unter sich verbrachten. Die Mütter erkannten, dass sie nicht allein kämpften. Sie halfen sich gegenseitig bei der Sozialfürsorgebürokratie, und viele fanden Freundinnen fürs Leben.

In der Zwischenzeit machte Emily deutlich, dass sie ihre Individualtherapie ernst zu nehmen gedachte. Manchmal zu ernst. Es macht mir nichts aus, wenn ein Patient mich bei Krisen zu Hause anruft. Emily hatte dauernd Krisen.

Montag: Ich muss wenigstens versuchen, Enrique noch ein Mal zu sehen. Sollte ich Inez mitnehmen?

Dienstag: Jemand hat mit mir zwei Beruhigungstabletten gegen eine Zigarette getauscht. Die erste hat mich entspannt, aber jetzt geht es mir schlecht.

Mittwoch: Wenn Sie glaubten, dass es Inez bei Pflegeeltern besser ginge, würden Sie es mir sagen?

Donnerstag: Ich kann die Erschöpfung nicht ertragen, den ganzen Tag mit ihr herumzulaufen. Ich will nur noch sterben.

In diesem ersten Behandlungsmonat wurde mir bewusst, dass ich gut auf mich selbst aufpassen musste, um mit Emily arbeiten zu können. Ich entschied, eine zusätzliche Supervisionsstunde pro Woche anzusetzen. Ich rief Grace Strauss an, eine Frau außerhalb unserer Abteilung, mit der ich als Studentin einige Jahre zuvor gearbeitet hatte. Emily unterschrieb eine Erklärung, die mir gestattete, unsere Arbeit mit meiner ehemaligen Lehrerin zu besprechen.

Grace war 50 und die derbe Variante des Muttergöttinnen-Archetyps, der keine Gefangenen macht. Gerade einmal eine Handvoll platinfarbenes Haar umrahmte ihr wie bei einer 30-Jährigen zart pfirsichfarbenes Gesicht. Sie war 1,80 Meter groß und trug ihre zusätzlichen 20 Kilogramm so gut es eben ging. Ihre Kleidung war furchtbar. Alles hatte Fransen, Schleifen oder Troddeln. Sie war klug, selbstlos und irrsinnig witzig. Menschen, denen kein Therapeut hatte helfen können, fanden Hilfe bei Grace.

Grace hörte der Beschreibung meiner unbeabsichtigten Patientin zu und brach in ihr lautes, wieherndes Lachen aus.

»Lass uns zusammenfassen: Diese Emily ist momentan obdachlos. Sie wurde mit zwölf Waise, hat eine vierjährige Tochter in Not und ist gerade von dem Mann, den sie liebt, verlassen worden. Geld und Ausweis sind ihr gestohlen worden, und sie hat auf der ganzen Welt keine Verwandten, keine Freunde in der Stadt, eine Therapeutin, die seit dem Schulabschluss keinen richtigen Urlaub gemacht hat, und eine Supervisorin, die sich vom Krebs erholt. Das ist eine Katastrophe, Deborah.«

Sogar von ihrem Krankenhausbett aus hatte Grace Therapien und Supervisionen abgehalten. Es war mehr als offensichtlich, dass sie uns alle überleben würde.

»Sag ja, Grace.«

Sie sagte ja. Ihr Supervisionshonorar belief sich auf 50 Dollar. Sie würde mir 25 berechnen.

»Das ist das Honorar pro Stunde, nicht pro Jahr, Deb.«

»*Überhaupt* nicht witzig, Grace.«

Sie hörte noch ein bisschen weiter zu und sagte: »Bei Patientinnen wie dieser denke ich in Jahrzehnten, nicht in Jahren.«

Bemerkenswerterweise erleichterte mich diese Information. Grace hatte Erfahrung und war mit vielen Menschen, deren Leben schon früh zerstört worden waren, diesen langen Weg gegangen. Wenn ich dazu bereit war, die Zeit zu investieren, würden wir alle diese Erfahrung mehr als überleben können.

Emily war in ihren Ansprüchen häufig sehr überwältigend, genauso wie in ihren Bedürfnissen. Aber sie war auch unwiderstehlich. Eines Abends brach sie mitten in einer Erzählung ab und sagte:

»Ich glaube, die Therapie ist eine gute Sache, wenn ich die Regeln richtig verstehe. Ich meine, ich kann die ganze Zeit über mich reden und darauf zählen, dass Sie zuhören, stimmt's?«

»Das stimmt.«

»Und auch, wenn Sie einen harten Tag hatten und ich nichts Spannendes zu erzählen habe, hören Sie trotzdem zu.«

»Natürlich.«

»Sie reden nicht über Ihre eigenen Probleme, Sie hören mir weiter aufmerksam zu.«

»Äh, ja.«

»Das gefällt mir.«

»Ja?«

»Es ist, als sei man ein *Kerl* bei einer *Verabredung*!«

Wer hätte Emily nicht zuhören wollen?

Enrique hatte zwischenzeitlich das Land verlassen, aber sie dachte noch immer Tag und Nacht an ihn. Sie stellte sich vor, wie sie in die Dominikanische Republik flog und ihn anflehte, seine Tochter anzuerkennen. Gelegentlich dachte sie daran, seiner Frau Säure ins Gesicht zu schütten.

Vor Enrique, vor ihren Jahren des Verlusts und des Pechs, sei sie ein glückliches Kind gewesen, sagte sie. Ihre Eltern, angehende Künstler, waren 18 Jahre alt, als sie sich entschlossen hatten, sie zu bekommen. Sie waren unreif und rebellierten gegen ihre Eltern, besonders gegen seinen Vater, der Marinesoldat war. Sie lebten im vierten Stock ohne Aufzug und wechselten sich dabei ab, als Bedienung zu arbeiten, ihrer Kunst nachzugehen, Drogen zu kaufen und sich um Emily zu kümmern. Sie kifften viel, und mit Mitte 20 begann ihr Vater, zuerst Metamphetamine zu nehmen und dann Heroin. Ihre Mutter war lebhaft und liebevoll. Emily erinnerte sich daran, wie sie beide stundenlang zusammen mit Puppen spielten. Sie sah ihrer Mutter beim Malen zu und bekam sogar ihre eigenen kleinen Leinwände.

Die Probleme fingen an, als sie fünf war. Ihre Mutter bekam Depressionen und verließ tagelang ihr Bett nicht. Emily erinnerte sich daran, wie sie in der ersten Klasse weinte, weil sie sich um ihre Mutter zu Hause Sorgen machte. Es gab Vorfälle häuslicher Gewalt, wo sich die Eltern schlugen. Und dann zog ihr Vater aus, als sie sieben war. Ihre Mutter, die seit zwei Jahren unter schwerem Pfeifferschem Drüsenfieber litt, ging einige Tage für Tests ins Krankenhaus. Emily wurde für eine Woche zu ihrer Großmutter väterlicherseits verfrachtet. Sie sah ihre Mutter nie wieder.

»Wie genau starb sie?«

»Herzversagen. Sie war kein Junkie wie mein Vater, aber sie hatte bis dahin viele Drogen konsumiert und war in einem fürchterlichen Zustand.«

Emilys Großmutter hatte gehofft, der Tod der Mutter würde ihren Sohn zurückkommen lassen, damit er Emily großzieht. Dem war nicht so. Er starb bei einem Motorradunfall, als Emily 12 war.

Glücklicherweise war die Großmutter bereit, sie bei sich bleiben zu lassen, und glücklicherweise kamen die beiden gut miteinander zurecht.

»Sie erinnern mich an meine Oma«, sagte Emily. »Sie war ein dunkler Typ wie Sie, und sie lachte gern. Sie war Italienerin; ich wette, Sie auch. Wie auch immer, sie war ruhig und ausgeglichen, anders als meine Mutter. Ich habe keinen Ärger gemacht, bis ich 14 war. Dann hat sie mich zu einem Seelenklempner geschickt, der ihr sagte, ich habe eine Borderline-Persönlichkeitsstörung.«

Mit 14 fing Emily an, ihre Arme und Beine mit einer Rasierklinge zu ritzen. Sie habe Aufmerksamkeit gewollt, sagte sie.

»In diesem Jahr war ich wirklich fett geworden und überhaupt ging es mir erbärmlich. An mir sehen zehn Kilo aus wie 20 bei jemand anderem. Ich glaube, ich habe mich geritzt, weil ich es gehasst habe, ein dickes Kind zu sein.«

Emily machte in der Therapie gute Fortschritte und in der Müttergruppe auch. Ein Arzt, der ehrenamtlich ins Obdachlosenheim kam, hatte sich Inez angesehen; sie aß wieder und spielte mit den anderen Kindern. Emily rief mich seltener zu Hause an, aber immer noch fast täglich in der Klinik.

Montag: Ich glaube, ich habe Läuse. Sie sollten sich untersuchen, denn heute Morgen habe ich auf Ihrer Couch gesessen und Ihr Kissen an mich gedrückt.

Dienstag: Ich hatte einen Alptraum; die Frau neben uns erstach Inez. Können Sie meinen Traum deuten?

Mittwoch: Eine Frau aus der Müttergruppe möchte, dass ich mit ihr zusammenziehe. Ist das eine gute Idee?

In der Gruppe hatte Emily Nesta getroffen, eine iranische Frau mit einer

Tochter in Inez' Alter. Sie hatten Schutz vor ihrem gewalttätigen Ehemann gesucht, einem Arzt, und würden ausziehen, sobald sie über einen Rechtsanwalt wieder Zugriff auf ihr Bankkonto hatte. Sie konnte es sich leisten, eine Wohnung zu mieten, hatte aber Angst, alleine zu leben. Nesta mochte Emily und hatte vor der Gruppe gesagt, dass Emily eine »schöne Seele« habe. Den Müttern in der Gruppe gefiel die Vorstellung, dass die beiden ihre Probleme gemeinsam bewältigen. Wenn Nesta in ihrem Beruf als Lehrerin genügend Geld verdienen konnte, konnte Emily zu Hause bei den Mädchen bleiben und so das Problem der Kinderbetreuung lösen.

Emily hatte Bedenken wegen Nestas religiöser Überzeugungen. Ihre Ansichten zu Alkohol, Drogen und Homosexualität gefielen ihr nicht. Emily war aber auch bewusst, dass es das Beste für sie beide und ihre Kinder wäre, zusammen eine Wohnung zu nehmen. Innerhalb weniger Tage hatten sie eine gefunden.

Ich glaubte, sie würde weniger oft bei mir anrufen, wenn sie in einem sicheren Umfeld lebte. Das war nicht der Fall. Zwei Mal tauchte sie bei Krisen sogar unangekündigt bei mir auf. Beide Überraschungsbesuche waren abends, als ich die Klinik gerade verließ und Verabredungen hatte. Ich hatte das Gefühl, keine Wahl zu haben und etwas Zeit mit ihr verbringen zu müssen. Sie war impulsiv und lief Gefahr, sich selbst oder Inez zu verletzen. Sie konnte noch nicht sagen: »Ich habe Angst, dass sie mich verlassen, so wie jeder andere auch und wie ich glaube, dass ich es verdiene.« Stattdessen zeigte sich ihre Verzweiflung in ihrem Handeln, und sie brachte mich soweit, dass ich sie nur zu gern hätte verlassen wollen. Kein Tag ging vorbei, an dem ich mich nicht von Emily gefangen fühlte.

Freitag: Inez will nichts anderes essen als M&Ms. Sollte ich ihr das durchgehen lassen oder sie dazu zwingen, etwas anderes zu essen? Ich brauche hier wirklich Hilfe.

Samstag: Sie haben mich gestern Abend nicht zurückgerufen, und ich bin etwas besorgt. Vielleicht sind Sie übers Wochenende weggefahren. Rufen Sie mich einfach an, wenn Sie zurück sind, in Ordnung?

Samstag: Ich mache mir langsam mehr Sorgen, denn ich glaube nicht, dass Sie weggefahren wären, ohne dass Sie jemand vertritt. Wenn Sie das hören, rufen Sie bitte an, okay?

Samstag: Äh, das wird jetzt ziemlich frustrierend, denn bei Ihnen war gerade besetzt. Hören Sie, wenn Sie keine Lust mehr haben und mich nicht mehr sehen wollen, sagen Sie es einfach, und ich haue ab.

Grace hatte einen Tipp.

»Ich hasse es, das zu sagen, Deborah, weil ich weiß, dass du überfordert bist, aber Emily braucht mehr als eine Sitzung pro Woche. Sie fragt dich auf die einzige ihr mögliche Weise. Das ist kein Mensch, zu dem du sagen kannst: ›Ich bin immer noch da, ich habe Sie nicht vergessen.‹ Du musst es zeigen. Sie wäre bescheuert, dir jetzt zu vertrauen, und Emily ist nicht dumm. Was denkst du?«

»Dass ich von zu Hause weglaufen möchte.«

»Das kenne ich …«

»Zum Teil ist es das, was Emily jeden Tag fühlt. Sie macht das unbewusst, damit ich mir wirklich vorstellen kann, wie sie durchs Leben geht«, sagte ich.

»Es ist wunderbar von dir, sie zu behandeln, Deborah. Weder du noch ich mögen diagnostische Schubladen besonders, aber man erkennt deutlich, warum sie mit 14 als ›Borderliner‹ diagnostiziert wurde. Du kennst den Witz, oder? ›Wie behandelt man einen Borderliner? Verweise ihn weiter!‹«

Von allen unbeliebten Diagnosen ist der Begriff »Borderline-Persönlichkeit«[4] einer der unangenehmsten. »Borderline« wirkt nicht greifbar und euphemistisch. Viele junge Frauen mit dieser Diagnose haben gesagt, sie würden sich lieber als »einfach verrückt« oder »Bekloppte« bezeichnen lassen. Emily erzählte mir später selbst, dass ihr dieses Etikett sehr zuwider war, und bat mich, es zu erklären.

Zum Thema dieser Diagnose ist massenhaft geschrieben worden. Bezieht sie sich auf ein echtes Leiden? Wenn ja, ist es behandelbar? Was kann über die Ursachen und die Prognose gesagt werden?

»Borderline« ist ein Terminus, mit dem Ärzte die Menschen beschreiben, die psychologisch gesehen irgendwo zwischen normal/neurotisch und psychotisch stehen. Neurotiker – also die meisten von uns – haben ihre Konflikte und Symptome, aber wir finden uns an der Arbeit und in der Liebe die meiste Zeit besser oder schlechter zurecht. Psychotiker kommen an der Arbeit und in der Liebe üblicherweise gar nicht zurecht. Psychotisch zu sein bedeutet, nur in Beziehung zu einigen Teilen seines Selbst zu stehen – oder der Welt als eine Erweiterung seines Selbst.

Als »Borderliner« bezeichnete Menschen kommen in der Welt klar, aber ihre Beziehung zu ihr und zu Anderen ist stark beeinträchtigt. Sie neigen dazu, selbstzerstörerisch und impulsiv zu handeln. Emilys frühere Selbstverstümmelung und ihre Entscheidung vor einigen Monaten, ihren letzten Dollar für eine Fahrkarte auszugeben, damit sie den Mann treffen kann, der alles tat, um ihr aus dem Weg zu gehen, würden als typische »Borderline«-

Verhaltensweisen gelten. Man erachtet schwere Störungen in der frühen Eltern-Kind-Beziehung als den Grund für dieses Leiden. Das Schlüsselwort, das mit »neurotisch« assoziiert wird, ist »Konflikt«; bei »Borderline« ist es »Mangel«. Das bedeutet, während Neurotiker Schwierigkeiten haben, die eigenen Ansprüche mit denen der Anderen zu vereinbaren, hat der »Borderliner« bereits auf der Ebene, ein Selbst zu haben oder zu sein, Probleme. Es versteht sich von selbst, dass Menschen mit dieser Diagnose als Erwachsene außergewöhnliche Beziehungsprobleme haben. Darum glauben einige Fachleute, dass die Psychotherapie nur bei Neurotikern hilft. Der »Borderliner«, sagt man, wird einem Therapeuten nicht vertrauen können und einen Helfer nach dem anderen verschleißen. Diese Patienten seien nicht in der Lage, das vom Therapeuten angebotene »neue Abkommen« von Beständigkeit und Fürsorge zu akzeptieren, da sie immer auf die inneren, abweisenden Eltern reagierten.

Bei Emily traf Folgendes zu: Sie war impulsiv, und ihr Umfeld hatte die Bildung eines stabilen Selbstwertgefühls nicht gefördert. Ihre Fähigkeit, eine therapeutische Allianz zu bilden, blieb abzuwarten. Sie war zurückgewiesen und alleingelassen worden, ja, aber sie hatte auch bestimmte ausreichend gute Erfahrungen mit ihrer Mutter und besonders mit ihrer Großmutter väterlicherseits gemacht. Konnten wir auf diese aufbauen? Würde sie in der Lage sein, bis zum Ende durchzuhalten, wenn ich bereit war, alles zu bewältigen, was kommen würde?

Die meiste Zeit hatte ich das Gefühl, mit meinen Empfindungen für Emily umgehen zu können, aber es gab Momente, in denen ich ihren Angriffen mit Sarkasmus begegnete. Bei einer der vielen Gelegenheiten, an denen Emily sich verpflichtet fühlte, mir zu sagen, wie wenig ich für sie tue, brachte sie die Vorstellung auf, sie könne ihre Zeit besser in einem Fitnessstudio oder einem Ernährungszentrum verbringen. Anstatt ihren Kommentar so zu verstehen, dass sie mein Engagement für sie infrage stellte, gab ich schnippisch zurück: »Wenn Sie Angst haben, Sie könnten Inez weh tun, können Sie dann Weight Watchers anrufen?« Ich schämte mich.

Grace versicherte mir, sie habe schon dümmere Dinge zu Patienten gesagt, und schlug vor, dass wir noch einmal Winnicotts klassischen Artikel *Der Hass und die Gegenübertragung* lesen sollten (Winnicott 1975).

Winnicott ist bekannt dafür, die ausreichend gute Mutter als jemanden zu definieren, der fähig ist, zu seinem Säugling eine Beziehung offener Hassliebe zu haben. Er verstand das, was wir den ausreichend guten Therapeuten nennen könnten, auf ähnliche Weise.

Die Betonung in dieser Definition liegt eindeutig auf »offen«. Das verweist darauf, wie wichtig es ist, Gefühle anzuerkennen, anstatt sie abzustreiten oder nicht wahrhaben zu wollen. Eine Mutter, die ihren Säugling hasst oder es hasst, eine Mutter zu sein, dieses Gefühl aber nicht ertragen kann, kann in einer Vielzahl von Möglichkeiten destruktiv handeln, um das zu verbergen: mehr Kinder bekommen, um sich selbst zu bestrafen; es untergräbt, dass die Menschen um sie herum Gefühle zeigen; versuchen, Selbstmord zu begehen usw. Ein Therapeut, der nicht in der Lage ist, die Mischung aus Liebe und Hass zu ertragen, die er für einen bestimmten Patienten empfindet, bleibt anfällig für eine Reihe nachteiliger Verhaltensweisen: Termine vergessen oder zu spät erscheinen, bis der Patient frühzeitig aufhört; jede Forderung erfüllen, um den Hass zu überdecken; den Hass durch wütende Kommentare ausleben usw. Winnicott behauptete, dass Mütter (und analog Therapeuten), die ihre Zwiespältigkeit als unvermeidlich akzeptieren, viel weniger wahrscheinlich Schaden anrichteten als die leugnenden Mütter.

Grace mutmaßte, dass der Therapeut, zu dem Emily mit 14 gegangen war und der sie nach drei Sitzungen verloren hatte, mit seinem Hass gegenüber Emilys launischem, wütendem, vermutlich Borderline-gestörtem Teenager-Ich nicht hatte umgehen können.

Die haltende Umgebung, die Grace (wie auch indirekt Winnicott) mir an diesem kritischen Punkt bot, ermöglichte mir, das Gleiche für meine Patientin zu tun. Ich empfand eine erneute Wärme für und Neugier auf Emily, die die Gelegenheit ergriff, mehr Termine zu vereinbaren (weiterhin zum Honorar von einem Dollar pro Sitzung). Dies beendete die unangekündigten Besuche und verringerte auch die Anzahl der Telefonanrufe bei Krisen.

Als wir begannen, uns für zwei Termine pro Woche zu treffen, erzählte mir Emily einige der schmerzhaftesten Details ihrer Geschichte. Als Kind hatte sie davon geträumt, zu studieren und Lehrerin zu werden. Das alles wurde zunichte gemacht, als ihre Großmutter starb. Während der Highschool hatten Emily und die Oma es sich angewöhnt, zusammen fernzusehen, und oft schliefen sie in Omas großem Bett ein. Eines Samstagmorgens wachte Emily auf, und ihre Großmutter lag reglos und kalt neben ihr. Unfähig, die Wahrheit begreifen zu können, legte sich Emily zurück auf ihr Kopfkissen, um nachzudenken. Sie schlief wieder ein und träumte. Sie erzählte mir, im Traum seien sie und Oma Ski gefahren. Die Sonne blendete auf dem weißen Schnee, und Gram sagte: »Es ist Zeit, hineinzugehen, Emily. Uns ist zu kalt.« Sie wachte ein zweites Mal auf und lag so lange nah bei ihrer Großmutter, wie sie konnte.

Schließlich – es können zehn Minuten oder zwei Stunden gewesen sein – lehnte sie sich hinüber, nahm wie betäubt den blauen Hörer ab und wählte die Notrufnummer.

»Meine liebe Oma starb friedlich an einem geplatzten Aneurysma. Zumindest hat sie nicht gelitten. Für sie war es der perfekte Weg zu sterben – aus ihrer Sicht. Aber ich glaube nicht, dass Sie sich vorstellen können, wie beschissen es mir ging. Wie viel Angst ich hatte. Ich war völlig allein auf der Welt, nicht ein einziger Mensch kümmerte sich um mich. Ich schloss die Augen und versuchte, abzudriften und nicht zu atmen, für den Fall, dass Gott auch mich holen könnte. Das war das letzte Mal, dass ich gebetet habe. Es gibt keinen Gott, Dr. Luepnitz. Wenn es einen Gott gäbe, wäre ich damals an Ort und Stelle gestorben.«

Nach der Beerdigung bestanden die Eltern einer Schulkameradin darauf, Emily aufzunehmen. Sie wurde als Familienmitglied willkommen geheißen und konnte in der Schule bleiben. Sie war jedoch kein Teil der Familie, das spürte sie nur allzu genau. Man sagte die richtigen Worte zu ihr, aber sie konnte nicht die Grenzen testen und wie andere Kinder wissen, dass sie trotzdem geliebt würde. Sie wurde nicht geliebt. Man tat ein gutes Werk.

»Ich fing an, Sachen zu klauen und die ganze Nacht wegzubleiben, um zu beweisen, dass sie mich nicht wirklich wollten. Sie hatten keine andere Wahl, als mich rauszuschmeißen.«

Die Familie sprach mit dem örtlichen Pfarrer über Emily, der sich dann mit ihr traf und anbot, sie aufzunehmen. Er war ein junger Mann, und die Leute nannten ihn »Greg«.

»Er half mir bei meinen Schulaufgaben, aber er behandelte mich mehr wie eine Freundin. Er sagte: ›Lass uns das Bildungsprogramm im Fernsehen vom Bett aus ansehen, in unseren Schlafanzügen.‹«

Bald war es zum Ritual geworden, sich vor dem Fernseher aneinanderzukuscheln, was dazu führte, dass er sich von ihr befriedigen ließ.

»Anfangs war es schön. Er sah gut aus und roch gut. Ich fand es toll, dass er mich nach all dem, was ich der Familie Jones angetan hatte, überhaupt leiden konnte. Später hätte ich nur noch kotzen können, aber ich konnte nichts sagen. Mein Onkel hatte etwas Ähnliches mit mir versucht, und ich war weggegangen. Aber mit Greg … wo hätte ich hingehen sollen, wenn ich weggelaufen wäre?«

Es gab niemanden, mit dem sie hätte sprechen können. Sie war sich sicher, dass die Polizei ihr nicht eine Sekunde zugehört hätte. Sie versuchte einige Male, wegzurennen, also hatte Pfarrer Greg keine andere Wahl, als das Sozialamt anzurufen. Emily verbrachte das letzte Jahr der Highschool in Pflegefamilien.

Die Pflegeunterbringung ist häufig die letzte Station vor der Obdachlosigkeit. Das liegt nicht daran, dass es keine engagierten, kompetenten Pflegeeltern gibt, sondern dass viele überlastete Familien nur deswegen Kinder aufnehmen, weil sie das Geld brauchen. Auch wissen junge Menschen, dass sie ganz unten angekommen sind, wenn sie in Pflegeunterbringung kommen, und fangen an, sich entsprechend zu verhalten.

Emily war entschlossen, die Highschool abzuschließen, aber bis dahin machte sie so vielen Pflegefamilien wie möglich das Leben schwer. Eines Abends, als eine Pflegemutter sie »faul« nannte, verbrachte Emily die ganze Nacht in einem nicht abgeschlossenen Auto und erhielt, wie sie es nannte, ihren »ersten Geschmack von Freiheit«. Der Sommer nach dem Schulabschluss war besonders warm, und sie schlief im Park unter den Sternen. Keine Pflegemütter oder idiotischen Sozialarbeiter mehr, keine unheimlichen Onkel oder masturbierenden Pfarrer. Es gab nur Emily und ihre neuen Straßenfreunde, die tagsüber Geld schnorrten und nachts in Chicagos Hyde Park das Essen miteinander teilten. In ihrer Stimme schwang Nostalgie mit.

»Es ist furchtbar, obdachlos zu sein, wenn man ein Kind hat. Aber damals in Chicago, allein, das war toll. Man konnte den Tag in der Bücherei verbringen oder in diesen Buchläden, in denen es kleine Cafés gibt, wo immer irgendjemand ein halbes Sandwich oder ein Stück Karottenkuchen übrig gelassen hat. Wenn die zumachten und es draußen kalt wurde, konnte man in einem Obdachlosenasyl schlafen. Wenn dir die Durchgeknallten und die Langfinger auf die Nerven gingen, bist du raus gegangen und hast deine Freiheit genossen, bis dir wieder kalt wurde. Es mag sich verrückt anhören, aber die Straße hat einen Rhythmus. Verstehen Sie, was ich sagen will?«

Das wahre Stachelschweinleben.

Ich hatte sie nach einer Romanfigur benannt, die vor der Haustür einer Frau ausgesetzt worden war. Jetzt aber erinnerte mich meine Patientin an eine andere Emily; Emily Dickinson, die geschrieben hatte: »Die Seele wählt ihre eigne Gesellschaft« (Dickinson 1970: S. 50–51).

Diese Emily, die »Schöne von Amherst«, hatte auch geschrieben:

»I am alive – because
I do not own a House –
Entitled to myself – precise –

And fitting no one else –«
(Gedicht 470)

Emily Greens Freiheitsliebe half mir, die nächste Phase in ihrem Leben mit Nesta und ihren Töchtern zu verstehen. Ihr Apartment in einer sicheren Wohngegend, war warm und gut eingerichtet. Nesta war großzügig und umgänglich. Emily war nicht undankbar.

»Es ist besser«, sagte sie lakonisch. »Ich kann nicht sagen, dass es der Himmel auf Erden ist.«

Emily war mit einer Vierjährigen bereits ausgelastet gewesen. Zwei waren mehr als die doppelte Last. Sie rief mich jetzt öfter an, und nicht nur, weil sie ihr eigenes Telefon hatte.

Montag: Razi hat irgendein Pulver geschluckt, das ein Reinigungsmittel oder Gift oder so was sein könnte, und die Beschriftung auf der Packung ist in Farsi. Ich kann ihre Mutter nicht erreichen. Was soll ich tun?

Dienstag: Gott verzeih' mir. Ich habe Inez heute eine gescheuert, und das hat sich so gut angefühlt, dass ich nicht aufhören wollte. Ich habe mich im Bad eingeschlossen, damit ich sie nicht umbringe. Ich muss mit Ihnen reden.

Mittwoch: Danke dafür, dass Sie gestern mit mir geredet haben. Heute habe ich mich beruhigt. Aber Sie haben etwas gesagt, das ich nicht ganz verstanden habe, und ich kann mich nicht daran erinnern, was es war. Rufen Sie mich heute zurück?

Mittwoch: Ist egal, rufen Sie nicht an. Ich schaffe das auch selbst.

Donnerstag: Vielen Dank, dass Sie mich gestern zurückgerufen haben. Es tut mir leid, dass ich Sie angeschrieen habe. Ich will weglaufen. Können Sie mir nicht irgendein Medikament geben? Ich würde gern mit Ihnen darüber reden, wenn es geht.

In Wahrheit gab es damals keine wirksamen Antidepressiva auf dem Markt. Ihr Arzt verschrieb ihr niedrig dosiertes Valium, was ihre brutalsten Stimmungen zu lindern schien.

Ich hasste sie an diesem Punkt nicht, aber ich war extrem desillusioniert. Ich hatte angenommen, dass es ihr sehr helfen würde, eine Wohnung zu teilen. Stattdessen war sie depressiver und reizbarer als zuvor. Den ganzen Tag zu Hause zu verbringen, war das völlige Gegenteil zum Leben auf der Straße. War sie früher zu sehr auf Achse gewesen, so war sie jetzt unerträglich sesshaft. Mit zwei schreienden Kindern war es unmöglich, zu lesen oder zu telefonieren. Stattdessen sah sie fern und futterte.

Der Höhepunkt ihres Tages war die Wiederholung der Science-Fiction-Serie *Rod Serling's Night Gallery*. Einmal hinterließ sie mir eine Nachricht über eine Folge, die »Der Sündenschlucker« hieß. Sie liebte gruseliges Zeug, aber diese Folge war wirklich widerlich, und sie wollte wissen, ob ich sie gesehen hatte. Das war einer der Anrufe, bei denen ich mich entschloss, nicht zurückzurufen. Wenn das Thema wichtig war, würde es in einer Sitzung wieder auftauchen.

Sooft sich Emily auch danach sehnte, wegzulaufen, war ihre größte Angst, ihre Tochter zu verlieren. Grace und ich hatten von Anfang an darüber gesprochen. Niemand wäre überrascht gewesen, wenn sie am Ende eines der Kinder grün und blau geschlagen hätte. Da sie wusste, was in ihr steckte, war sie jedoch entschlossen, immer mich anzurufen, bevor sie die Kontrolle verlor. Inez vorsorglich in Pflegebetreuung zu geben, wäre die brutalere Alternative gewesen.

»Du bist enttäuscht, dass ihre Situation keine größere Erleichterung gebracht hat«, bemerkte Grace. »Es ist offensichtlich, dass du nie Hausfrau gewesen bist, Deb. Das hat viele Frauen durchdrehen lassen.« Unter den Hausfrauen gebe es mehr depressive, rauchende und fettleibige als unter den Frauen, die nicht zu Hause blieben, betonte Grace. Später erfuhr ich, dass viele obdachlose Frauen, die von der Straße wegkommen, im ersten Jahr der Sesshaftigkeit mehr als zehn Kilogramm zunehmen. Grace sagte vorher, dass sich die Dinge verbessern würden, wenn die Mädchen zur Schule gingen. Dies erwies sich als wahr.

Im ersten Schuljahr begann Inez, nach ihrem Vater zu fragen. Das tat Emily sehr weh. Sie hatte aufgehört, Enrique zu lieben, aber noch nicht, ihn zu hassen. Was sollte sie ihrer Tochter sagen?

Ich lud sie ein, in meiner Praxis gemeinsam darüber zu sprechen.

Inez: »Warum können wir ihn nicht sehen oder ihn anrufen?«

Emily: »Seine Frau will das nicht. Weißt du, er hatte ihr nichts von uns erzählt. Sie waren lange getrennt gewesen, aber dann haben sie sich entschieden, wieder zusammen zu sein.«

Inez: »Ist sie eine Hexe oder so, Mama?«

Emily: »Ist sie eine Hexe? Ich kenne sie nicht wirklich, Schatz. Ich glaube, sie ist an dem Abend damals ausgerastet, weil sie wollte, dass Enrique für ihre Kinder sorgt, und sie hat für sie gekämpft, so, wie ich für dich kämpfen würde. Eine Mutter kämpft wie eine Löwin für ihre Jungen.«

Inez: »Werden wir einen neuen Papa bekommen?«

Emily: »Das weiß ich nicht. Das Wichtige ist, dass wir eine Familie sind. Ich werde dich immer lieb haben. Ewig. Und Nesta und Razi haben dich auch lieb.«

Ich verbrachte viel Zeit damit, mich über Emily zu ärgern. Und gelegentlich war ich von ihrer Treue und Klarheit geblendet. Ich beobachtete, wie Emily und Inez kuschelten und redeten, und ich stellte mir Wunderbares für diese Mutter und ihre Tochter vor.

»Emily, ich habe gerade gedacht, was für eine glückliche Mama Sie sind, Inez zur Tochter zu haben. Sie ist so pfiffig. Sie hat diese Fragen so wunderbar gestellt. Geht es in Ordnung, dass sie Sie wieder einmal fragt, wenn sie das muss?«

»Inez kann mich jederzeit alles fragen. Und sie weiß, dass ich gerne rede, rede, rede.«

»Inez, wie geht es dir jetzt?«

»Gut.«

»Du bist ein glückliches Mädchen, dass du eine solche Mutter hast.«

»Bekommen wir eine Goldmedaille, dass wir ein gutes Team sind, oder was?«

»Die bekommt ihr! Ich bin stolz darauf, euch zu kennen.«

Und in Wahrheit war ich das auch.

Da beide Mädchen in die Schule gingen, fing Emily an, in einem Imbiss zu arbeiten. Dort traf sie Jimmy, einen gut aussehenden Vietnam-Veteranen. Sie freute sich wie ein Kind, als er mit ihr flirtete, und war niedergeschlagen, als er sagte: »Lass die Frühstückswurst lieber weg. Ich mag keine fetten Mädchen.«

Als »Hausfrau« hatte Emily sechs Kilo zugenommen, und als sie abnehmen wollte, kamen noch vier dazu. Schon in der Highschool hatte sie mit ihrem Gewicht gekämpft und sich fast immer unattraktiv gefühlt, unproportioniert, sogar sonderbar. An dem Tag, an dem Jimmy mit ihr gesprochen hatte, schaltete sie in den »höchsten Diätgang«. Für Nesta und die Kinder brachte sie Hackbraten und Kartoffeln mit, während sie selbst am Tisch saß und eine Apfelsine aß. Ihre Stimmung wurde immer euphorischer, je mehr sie ihre Körperfülle wegschmelzen sah. Die Leute fingen an, sie als

»zierlich« und »gertenschlank« zu bezeichnen. Ich fand es schwer, das zu begreifen: eine ehemalige Obdachlose, die wie verhungert aussehen wollte, um für einen Mann anziehend zu sein.

»Es ist eine gute Faustregel, Deb, dass keine Bevölkerungsschicht weniger verrückt ist, als der Rest«, sagte Grace.

Ich verstand das und würdigte Emilys Entschlossenheit, während ich gleichzeitig ihre Abmagerungskur infrage stellte.

»Natürlich sind die Frauen bescheuert, das zu tun!«, stimmte Emily mir zu. »Aber ich bin Jimmy dankbar, denn er ist meine Motivation.«

Jimmy tat etwas für sie, was ich nicht tun konnte: sie auf Diät setzen und die Peitsche schwingen. Dies sprach zweifelsohne für ihre Sehnsucht, von einem fürsorglichen Vater oder einer fürsorglichen Mutter diszipliniert zu werden. Einige Therapeuten versuchen, ihre Patienten dazu anzuregen, zwanghaftes Essverhalten zu beenden (und versagen im Allgemeinen). Andere berücksichtigen die übermäßige Betonung des Dünnseins von Frauen in unserer Kultur und halten sich bei Gewichtsangelegenheiten völlig zurück. Was die Psychotherapie tun kann und tun sollte, ist, das Gespräch über krankhaftes Essen am Laufen zu halten: seine Ursachen, seine Höhen und Tiefen, seine offensichtlichen und heimlichen Befriedigungen (vgl. Chernin 1981 und Bloom u.a. 1994).

Emily war einverstanden, über das Essen zu reden. Sie wusste genau den Monat und das Jahr, in dem die Diäten angefangen hatten. Es begann mit einer Gruppe Freundinnen, die sich gegenseitig anstachelten, die ganze Woche zu hungern und dann an den Wochenenden gemeinsam zu fressen. Einige hatten gelernt, sich selbst zum Erbrechen zu bringen.

Wir arbeiteten mehrere Monate lang an ihrem Essverhalten und Körperbild, und in dieser Zeit berichtete Emily von einem wiederkehrenden Alptraum. Sie ging irgendwo hin – manchmal zur Schule, gelegentlich an die Arbeit oder in meine Praxis – und musste über »irgendein ekliges Zeug« steigen. Das konnten Dreck, Fäkalien, Erbrochenes oder eine Kombination dieser drei sein, aber es hatte immer eine quadratische oder viereckige Form, »wie eine Fußmatte«. Zunächst weckte das keine Assoziationen. Meine kreisten um ihre frühere Obdachlosigkeit und die schmutzigen Orte, an denen sie geschlafen hatte. Das Wort »Matte« kam immer öfter auf, bis ich sie schließlich bat, alles zu sagen, was ihr zu »Matte« einfiel. Das Wort habe keine besondere Bedeutung für sie, sagte sie. Es sei nur ein alltäglicher Gegenstand. Außer, dass es ähnlich wie der Name des Bruders ihres Vaters klänge, Matt. Dieser Mann – ein Alkoholiker und Taugenichts, der hin und wieder bei Emilys Großmutter wohnte – hatte sie einige Male begrapscht, als sie in der Highschool war. Verglichen mit dem, was der Pfarrer getan hatte, spielte Emily das herunter. Schließlich hatte Matt ihr nur ein paar Mal an die Brust und in den Schritt gefasst. Als sie ihm sagte, er solle damit aufhören, tat er das. Auf bewusster Ebene war es keine große Sache. Er hatte sie nicht bedroht oder verfolgt, und sie verlor dabei nicht einen Freund.

Trotzdem; er war ihr Onkel und sie ein vaterloses Kind.

»Können Sie mir mehr über diesen Mann und Ihre Gefühle ihm gegenüber erzählen?«, fragte ich.

Sie erinnerte sich daran, dass sie zuerst neugierig auf ihn war, sich fragte, ob er ihr etwas über ihren Vater erzählen könnte, und sogar hoffte, er würde sich für sie interessieren. Aber er schien sie nur als Quälgeist zu empfinden, der zwischen ihm und dem Fernsehen stand und immer aß.

»Er nannte mich den kleinen Fettsack und so was. Ich glaube, ich war überrascht, dass er mich anfassen wollte.«

Es stellte sich heraus, dass dies das Jahr war, in dem ihr Gewicht außer Kontrolle geriet. Sie aß ganze Packungen Toastbrot und gläserweise Nuss-Nougat-Creme. Ihre Großmutter beobachtete, wie sie ihre Kleider sprengte, und bekam einen Anfall. Nachdem die Oma die Fressorgien verboten hatte, fing Emily an, sich die Arme und Beine mit einer Rasierklinge zu ritzen.

Emily hatte immer geglaubt, depressiv geworden zu sein, weil sie fett war. Sie hatte es nie anders herum gesehen: dass sie fett wurde, weil sie depressiv war. Und sie hatte dieses Verhalten nie mit dem »widerlichen Matt« in Verbindung gebracht[5]. Auf bewusster Ebene betrachtete Emily ihre Interaktion als unbedeutend. Ihre Traumwelt ließ etwas anderes vermuten. Zu ihren Füßen lag immer noch eine Schweinerei und blockierte ihr den Zugang zu einer Reihe erstrebenswerter Dinge: Bildung, Lebensunterhalt, Hilfe.

Ich fragte sie, ob sie ihrer Großmutter von Matt erzählt habe. Emily erinnerte mich daran, dass sich dieser Vorfall in den 60er Jahren ereignet hatte, also bevor man öffentlich über solche Themen sprach. Es gab keine Talkshows. Man brachte Kindern nicht den Unterschied zwischen »guten« und »bösen« Berührungen bei.

»Auch das mag für Sie seltsam klingen, aber ich hätte nicht einmal gewusst, wie ich es Oma erzählen soll, selbst wenn ich das gewollt hätte. Es war, als ob es für so was keine Worte gäbe, ob Sie es glauben oder nicht.«

Ich glaubte es! Sieben Jahre hatte ich damit verbracht, meinen Doktor in

Klinischer Psychologie zu machen, ohne den Begriff »sexueller Missbrauch« oder das Wort »Inzest« zu hören. Die Forschung hat inzwischen gezeigt, dass ungefähr eines von sechs Mädchen ungewollten sexuellen Kontakt mit einem Erwachsenen hat, bevor es 18 wird (vgl. Herman 1981). Dieses verbreitete Phänomen – an dem meist weibliche Kinder und männliche Täter beteiligt sind – war etwas, von dem die Gesellschaft nichts wissen wollte, bis die Frauenbewegung das Schweigen brach. Nach zwei Jahren Präsenz in den Medien beschwerten sich die Leute bereits, sie seien »dieses Thema leid«, und begannen, die Überlebenden wie ewige Nörgler zu behandeln, die auf Hexenjagd sind.

Es heilte Emilys Essstörung nicht über Nacht, an diesen Themen zu arbeiten. Sie war jetzt daran gewöhnt, ihren Körper für sich sprechen zu lassen. Schnell nahm sie die zehn »Jimmy-Kilos« wieder zu, die sie abgenommen hatte. Durch das zusätzliche Gewicht fühlte sie sich distanzierter von ihm, weniger verliebt und verletzlich. Ein weiterer Grund, warum sie schnell zunahm, war, dass Nesta sie beim Abführen erwischt und damit beschämt hatte. Emily gab sich besonders viel Mühe, ihr Verhalten zu verbergen, aber einige Monate, nachdem ihre Bulimie angefangen hatte, war die Toilette verstopft. Nesta sagte, wenn sie nicht aufhöre, würden sie ihr Zusammenleben noch einmal überdenken müssen.

Emily hielt nichts von Ultimaten, und sie informierte Nesta prompt, dass die Obdachlosen, die sie kannte, liebenswürdiger und klüger seien, als 90 % der Menschen, die in Häusern lebten. Sie würde gehen, wann immer Nesta das wolle.

Diese Berichte ließen mich befürchten, dass bald ein Anruf von Emily kommen könnte, die mir sagte, dass sie wirklich ihre Zelte abgeschlagen habe.

»Diese sexistische Schlampe wird mich nicht widerlich nennen«, sagte Emily. »Ich meine, ich mag sie sehr, und ich liebe ihr Kind fast wie mein eigenes, aber ich lasse mich nicht widerlich nennen …«

Das Konzept der Übertragung betrifft nicht nur die Beziehung zwischen Therapeut und Patient. Emily ließ Nesta stellvertretend für all die Menschen stehen, die sie fallen gelassen hatten – die Pflegeeltern, der Pfarrer und auch Enrique. Viele Menschen hatten von ihr die Nase voll gehabt, und endlich hatte sie die Gelegenheit, Kontra zu geben. Ich wies darauf hin, dass sich Nesta offenbar große Sorgen um Emily machte – dass sie das Verhalten widerlich fand, nicht Emily selbst. Und sie würde nicht in dieser Form auf Nesta reagieren, wenn sie nicht recht hätte. Emily glaubte selbst, widerlich zu sein. Und das sei es, sagte ich, was wir ändern müssten. Sie war ein guter, liebenswürdiger Mensch, eine wunderbare Mutter und jemand, zu dem sich viele Leute hingezogen fühlten. Ich fragte, was sie denke.

»Wenn Sie nette Dinge zu mir sagen, ist mein erster Gedanke: ›Hören Sie auf damit. Sie stoßen mich nur herum.‹«

»Und der zweite?«

»Mein zweiter Gedanke ist: ›Nicht aufhören.‹ Ich liebe Liebenswürdigkeiten. Ich erinnere mich an das erste Mal, als ich hier war, und Sie mich ›eine starke Frau‹ nannten. Herrje, da wollte ich leben und Sie stolz machen.«

Nachdem wir einige Monate daran gearbeitet hatten, hörte Emily auf, ihr Gewicht über das Erbrechen zu kontrollieren. Sie trauerte diesem Teil ihrer Krankheit hinterher, wie man über den Verlust eines hilfreichen Freundes trauert. Er hatte ihr ermöglicht, sich zu beruhigen, ohne mehr Gewicht zuzulegen, als sie ertragen konnte. Trotzdem waren andere Gedanken stärker: Sie wollte nicht, dass ihre Tochter vom Essen so besessen wurde, wie sie es war. Und sie war fest entschlossen, die, die sie missbraucht hatten, nicht gewinnen zu lassen, indem sie eine so widerliche Spur hinterließen.

Es gab Phasen, vielleicht Monate, in denen sich meine Beziehung zu Emily leicht und gemeinschaftlich anfühlte. Ab dem dritten oder vierten Jahr sah ich sie nicht mehr als das Kind, das vor meiner Haustür ausgesetzt worden war. Im zweiten Jahr hob sie sogar von sich aus mein Honorar auf zehn Dollar pro Stunde an, später auf 20 Dollar.

Eine neue Herausforderung in der Gegenübertragung entstand, als ihr früherer Vermieter endlich ihre Kaution von 200 Dollar zurückzahlte. Emily hatte sich darüber beklagt, pleite zu sein und sich nicht einmal die fünf Dollar teuren Einlagen für ihre schmerzenden Füße leisten zu können, von Weihnachtsgeschenken ganz abgesehen. Als der Scheck kam, gab sie direkt 150 Dollar für ein Designerkleid für Inez aus und 40 für Barbiekleider. Das ließ ihr zehn Dollar für nützliche Dinge. Sie schimpfte auf ein Leben, dass es ihr unmöglich machte, ein paar billige Einlagen zu kaufen. Sie würde sich Geld leihen müssen, um für Nesta und Razi Weihnachtsgeschenke kaufen zu können.

Ihr Leichtsinn machte mich wütend. Ich bot ihr eine Therapie fast zum Nulltarif und kaufte meine Kleidung in Secondhand-Läden. Nicht so, Barbie! Anfangs versuchte ich, Emily davon zu überzeugen, dass sie besser dran wäre, wenn sie zuerst die notwendigen Dinge kaufen würde, aber mein ungebetener Rat gab ihr nur das Gefühl, dass sie über solche Angelegenheiten den Mund halten sollte. Ich erkannte schnell, dass es nicht meine Rolle als Therapeutin war, ihr Sparsamkeit beizubringen, sondern ihr dabei zu helfen, die Entscheidungen infrage zu stellen, die sie in die Klemme brachten. Mit der Zeit konnte sie ihren Umgang mit Geld kritisch beurteilen. Sie erkannte, dass ein Teil von ihr das finanzielle Chaos wollte.

»Ich bin so sehr daran gewöhnt«, sagte sie entwaffnend. »Ich würde mich nicht wiedererkennen, wenn meine Rechnungen bezahlt wären. Das wäre nicht *ich*, falls das irgendwie Sinn macht.«

Das machte natürlich viel Sinn. Es war ihr so vertraut, mit zu wenig Geld zu leben, dass sie sich ohne ein Gefühl der Bedrohung von außen in ihrer Haut gar nicht wohlfühlen konnte. Es war leichter, gegen die Elektrizitätswerke anzukämpfen, als gegen die Stimmen in ihrem Kopf, die sagten: »Du bist faul, du bist ein Quälgeist und du verdienst die guten Dinge nicht, die du hast.«

Auf diesen Bereich konzentrierten wir Jahre unserer Arbeit. Was das Geld angeht, so konnte ich nur bei der Herausforderung hinsichtlich ihrer Bezahlung meiner Leistung ansetzen. Sie war oft Monate im Rückstand, zahlte aber immer irgendwann alles zurück.

Sechs Jahre, nachdem Emily die Therapie bei mir begonnen hatte, dachte ich daran, Philadelphia wegen einer neuen beruflichen Herausforderung zu verlassen. Die Vorstellung, nach Boston zu ziehen, war verlockend und gleichzeitig beängstigend, und ich fing an, das Pro und Contra aufzulisten. Emily machte immer Listen.

»Das Pro oder Contra?«, fragte Grace bei einem Cappuccino. Emily ging es besser und mir auch. Grace und ich hatten uns in den ersten zwei Jahren wöchentlich getroffen, dass dann aber allmählich auslaufen lassen. Obwohl seit unserem letzten Treffen Monate vergangen waren, wollte ich ihr von meinem Dilemma mit Boston erzählen. Umzuziehen würde bedeuten, meine Freunde nicht mehr so oft zu sehen, aber es würde bedeuten, meine Patienten für immer zurückzulassen. Jedem würde ein schwieriger Übergang bevorstehen, aber für Emily könnte es verheerend sein, unsere Beziehung zu verlieren. Ich war diejenige Person in ihrem Leben als Erwachsene, die sich kontinuierlich um sie gekümmert hatte.

Grace Standpunkt war rigoros. Es würde schwierig für Emily werden, ja, und sie könnte deswegen eine Krise bekommen. Aber es gebe Wege, Patienten auf solche Ereignisse vorzubereiten. Ich könne Emily auffordern, Gespräche mit zwei oder drei möglichen Nachfolgern zu führen und sogar ein paar Sitzungen mit ihnen zu machen. Wenn ich wegen Emily hierbliebe, würde ich es ihr übel nehmen.

»Niemand ist unersetzlich, Deborah. Nicht einmal du oder ich!«

Ich zog nicht nach Boston, aber nicht wegen Emily. Die Veränderung, die ich brauchte, war ein langer, schöner Urlaub. Ich hatte vor, einen Freund im Ausland zu besuchen, und fing an, meinen Patienten das Datum des Urlaubs mitzuteilen.

Emily war bemerkenswert ruhig. Sie wollte wissen, wo ich hinfahre, und ich sagte es ihr.

Es ging ihr gut. Tagsüber fuhr sie einen Schulbus, und an den Wochenenden reparierte sie Autos. Inez machte sich prächtig. Sie war eine lebhafte Zehnjährige und gute Schülerin, die sehr passables Spanisch sprach.

»Inez telefoniert, verdient Geld damit, der Frau über uns Hausarbeiten zu erledigen, und sitzt abends da und zählt ihre Kohle. Ein paar Mal hat sie mir sogar Geld für die Einkäufe geliehen. Manchmal sehe ich sie an und muss denken: ›Wo ist dieses Kind hergekommen?‹«

Emily sagte, sie freue sich auf drei Wochen ohne Therapie. Sie brauche Zeit, einige Sachen am Haus zu erledigen. Sie schrieb sich die Nummer meiner Vertretung auf und lieh sich eines meiner Bücher aus dem Regal, um »etwas von Ihnen zu haben, das ich festhalten kann«. Das machten wir immer so, wenn ich wegfuhr.

Ich war gerade mit Packen beschäftigt, als Emily am nächsten Morgen anrief. Es tat ihr so leid und sie schämte sich. Sie hatte ein paar Bier getrunken und bemitleidete sich. Ihr Leben kam ihr so jämmerlich vor, dass sie eine ganze Packung Aspirin geschluckt hatte, bevor sie mich anrief.

Ich ließ Emily in die Notaufnahme schaffen und packte fertig. Ich hasste sie mit großer Gelassenheit. Sie war meine Patientin, und ich würde immer das Richtige für sie tun. Aber sie war immer noch Emily: verletzt, fordernd und vielleicht eine Borderlinerin. Emily, die Trennung nicht ertragen konnte. Ich hatte jedoch nicht vor, mir von irgendjemandem meinen Urlaub ruinieren zu lassen. Aus diesem Grund hatte Gott die Notaufnahme erschaffen, hätte Grace gesagt.

Wir hatten Zeit für eine Notfallsitzung, bevor mein Flieger ging. Emily sagte, sie sei wegen meiner Abreise bis zu diesem Morgen ruhig gewesen. Nesta war über das Wochenende weg, und Inez verbrachte den Tag bei ihrer Freundin. Alles, was sie denken konnte, war: Was, wenn das Flugzeug abstürzt? Was, wenn sie mich nie wiedersehen würde? Was, wenn ich mich verliebte und entscheiden würde, dortzubleiben? Wie sollte sie leben?

Emily hatte in den sechs Jahren, seit ich sie kannte, immer wieder Selbstmordgedanken gehabt (sie war jetzt 31 Jahre alt), aber das war ihre erste echte Handlung in dieser Richtung seit ihrer Teenagerzeit. Warum jetzt? Ich würde eine Woche länger wegbleiben, als in den vergangenen Jahren, zugegeben. Aber war das allein eine Erklärung? Oder hatte sie während der vergangenen Monate irgendwie geahnt, dass es im Bereich des Möglichen gewesen war, dass ich sie zurücklasse?

Es gab noch einen anderen, triftigeren Grund. Ich hatte einen wichtigen Jahrestag in ihrem Leben übersehen. Inez war zehn Jahre alt – genauso alt wie Emily, als ihre Mutter starb. Sie sagten eines Tages Auf Wiedersehen und sahen sich nie wieder. Flugzeuge stürzen nicht ständig ab, aber in Emilys Welt verschwanden die Menschen, auf die man sich verlässt, von der Bildfläche. Ihr Vater hatte eine Affäre gehabt und sie verlassen, dann war ihre Mutter gestorben, dann ihre Oma.

In dieser Notfallsitzung rückte sie mit der Wahrheit über den Tod ihrer Mutter heraus. In der Woche, in der Emily weggeschickt worden war, hatte ihre Mutter eine Überdosis Schmerzmittel genommen und einen Abschiedsbrief hinterlassen. Ihre Großmutter konnte es nicht ertragen, der zehnjährigen Emily die Wahrheit zu erzählen, und sagte ihr stattdessen, sie sei an Herzversagen gestorben. Die alte Frau sah das als eine echte Notlüge: Bei jedem Tod bleibt das Herz stehen. Als sie Emily fünf Jahre später die Wahrheit sagte, empfahl sie ihre eigene Tatsachenverdrehung weiter: Die Menschen sehen auf Selbstmorde herab, sagte sie. Erzähl es keinem. Das geht ohnehin niemanden etwas an.

Emily hatte andere schmerzliche und kränkende Tatsachen über ihr Leben enthüllt. Warum hatte sie diese verschwiegen? Offenbar war es die von allen verletzendste Wahrheit. Es bedeutete, dass sie, Emily, die Art Mensch war, die jeder, sogar eine Mutter, wegwerfen konnte. Die Überdosis ihrer Mutter kam nicht nur nach jahrelangen Depressionen, sondern auch nach wiederholten Selbstmorddrohungen.

»Meine Mutter sagte Dinge wie: ›Eines Tages stecke ich einfach den Kopf in den Ofen.‹ Sie redete, als sei ich nicht im Zimmer, aber ich stand neben ihr.«

Ich fragte mich, wie sie als Kind diese Worte verstanden hatte. »Ich glaubte, sie würde etwas Schreckliches tun können. Ich wusste nicht, dass man sich mit Gas ersticken kann. Ich glaubte, sie würde ihren Kopf hineinstecken und wie Fleisch kochen. Es kotzt mich an, wenn ich daran denke, dass sie ein Kind derart in Angst versetzen konnte! Damals hat mich das nicht angekotzt, ich war nur völlig verängstigt. Ich tat alles, wirklich alles, war total brav, versprach, immer für sie da zu sein, nur, damit sie ihren Kopf nicht in den Ofen steckt.«

Ich fragte, wie die Mutter ihrer Mutter gestorben sei. Emily schien minutenlang auf ihrer Lippe zu kauen, bevor sie sagte, dass sie gestorben sei, als ihre Mutter gerade sechs Jahre alt war. »An ›Herzversagen‹.«

Emily setzte diese Tatsachen mit anderen Dingen zusammen, die ihr ihre Großmutter erzählt hatte, und ihr wurde etwas bewusst, was sie nie hatte erkennen können – dass sie auf mütterlicher Seite nicht aus einer, sondern aus zwei Selbstmordgenerationen stammte.

Jetzt, da sie selbst ein kleines Kind hatte, konnte sie sich nicht vorstellen, wie eine Mutter so etwas tun konnte. Sie hatte in Hörweite ihrer Tochter nie damit gedroht, sich zu verletzen oder wegzulaufen. Ihre eigene Überdosis war ihr peinlich, aber sie sagte, es sei ein Trick gewesen. In der Packung waren nur zwölf Tabletten, und noch vor ihrem Anruf bei mir hatte sie sich zum Erbrechen gebracht. Ihr wurde bewusst, dass nichts auf der Welt sie dazu bringen könnte, ihrem Kind anzutun, was ihre Mutter ihr angetan hatte.

Zwölf Aspirin sind weit weniger als die tödliche Mindestdosis, wie wir beide sehr gut wussten. Trotzdem, sagte ich, sollte es nicht auf die leichte Schulter genommen werden. Vielleicht versuchte sie gerade zu begreifen, wie ihre Mutter so etwas hatte tun können. Emily hatte das getan, um die unglaubliche Entscheidung ihrer Mutter zu verstehen. Das war der Sinn, den ich in ihrer Handlung sah, und ich bat sie um ihre Gedanken dazu.

Sie sagte, die Puzzleteile würden sich jetzt langsam zusammenfügen, und sie wolle in ihrem Tagebuch darüber schreiben. In meiner Abwesenheit werde sie mindestens zwei Mal pro Woche meine Vertretung anrufen. Könnte sie vielleicht meine Telefonnummer in Tunesien haben?

Nein, sagte ich, das sei nicht möglich.

Es war Zeit, aufzuhören. Ich versicherte ihr, dass ich fest vorhatte, wiederzukommen. Sie drückte meine Hand und wünschte mir eine gute Reise.

Ich hatte einen wunderbaren Urlaub.

Emily war erleichtert, mich bei meiner Rückkehr zu sehen. Wie versprochen hatte sie meine Vertretung angerufen, »nur um in Verbindung zu bleiben«. In den folgenden sechs Monaten dachte sie viel darüber nach, warum sie den Freitod ihrer Mutter geheim gehalten hatte. Sie erkannte, dass das ein Weg war, ihre Mutter zu schützen.

»Meine Mutter war ein Engel«, war eines der ersten Dinge gewesen, die sie in der Therapie gesagt hatte. Idealisierte Eltern stellen sich häufig als missbrauchend oder ernstlich vernachlässigend heraus. Kinder (und Erwachsene), die sich verzweifelt wünschen, dass sie von jemandem geliebt wurden und nicht aus einer schlechten Familie stammen, vergolden das Bild ihrer Eltern und rahmen es für alle gut sichtbar ein.

Was geht in einem heranwachsenden Mädchen vor sich, das jeden Tag glaubt, ihre Mutter könne sich umbringen? Kinder geben sich für alles Mögliche die Schuld: für Elternstreitigkeiten, für Krankheiten und natürlich für Scheidungen, wenn es soweit kommt. Der Abschiedsbrief war verloren gegangen, und wir konnten nur vermuten, was ihre letzten Gedanken über Emily gewesen waren. Wir wussten, dass die kleine Emily ihre Mutter getröstet hatte, wenn diese durcheinander war, und es tapfer ertragen hatte, wenn sie im Dunkeln weinte. Vielleicht genauso schädlich wie der eigentliche Tod der Mutter war die Belastung, jeden Tag »in voller Alarmbereitschaft« zu leben, wie ein anderer Patient es ausgedrückt hatte. Ihre Mutter durch Selbstmord zu verlieren bedeutete, dass Emily nicht glauben konnte, dass jemand bei ihr bleiben würde. Darüber hinaus zog sich jeder, der dies versprach, ihren Zorn zu, gerade weil er Hoffnung aufkeimen ließ.

Monate später konnte Emily sagen, wie sehr sie mich – die Person, bei der sie darauf vertraut hatte, dass sie sie nicht verlässt – dafür verachtet hatte, dass sie wegging, als sie sie hier brauchte.

Emily erzählte mir, dass die Neigung ihrer Großmutter, niemanden zur Verantwortung zu ziehen, sie »fertig gemacht« habe. Die Oma habe darauf bestanden, dass ihre Mutter eine tragische Figur war, die wegen der Liebe zu ihrem Mann gestorben sei. Genauso habe Oma es vorgezogen zu sagen, dass Emilys Vater ein sensibler Kerl sei, dessen eigener sadistischer Vater ihn und Oma verlassen habe, sagte Emily. Er sei in falsche Kreise geraten, und die Drogen hätten ihm den Rest gegeben. Er wäre bestimmt zurückgekommen, um sich um Emily zu kümmern, hätte er noch gelebt.

Einige Wochen nach meiner Rückkehr fing Emily an, Wut auf die verschiedenen Protagonisten in ihrem frühen Leben zum Ausdruck zu bringen. Ja, ihre Eltern und ihr Onkel und Greg hätten ihre eigenen Probleme gehabt, aber sie schienen auf ihre Weise »ungeschoren« davonzukommen. Ihre Eltern waren wegen ihres Verhaltens nie zur Rechenschaft gezogen worden, und auch nicht ihr Onkel. Und Pfarrer Greg? Ihm wurde eine humanitäre Auszeichnung verliehen, er heiratete eine gut aussehende Frau mit vier Töchtern und zog nach Australien!

»Ungeschoren!«, sagte Emily. Sie hatte das Gefühl, zurückgelassen worden zu sein und in ihrem Leben für deren Vergehen zu bezahlen.

»Es ist wie in dieser Fernsehserie, *Night Gallery*«, sagte sie. »Erinnern Sie sich daran, wie ich Ihnen von dem Sündenschlucker erzählt habe?«[6]

Ich wusste noch, dass sie das erwähnt hatte. Jetzt bat ich sie, mir von dieser Folge zu erzählen.

Das ist die Geschichte aus *Night Gallery*, wie sich Emily daran erinnerte: Vor langer Zeit in einem unbekannten Land hat jedes Dorf seinen Sündenschlucker. Wenn jemand in dem Dorf stirbt, wird die Leiche aufgebahrt mit Brot, Fleisch und Süßigkeiten auf seiner Brust, die seine Sünden aufnehmen, so dass seine Seele in den Himmel kommen kann. Der Sündenschlucker (immer eine arme Person, die am Rand des Dorfes lebt) hat die Aufgabe, die auf der Leiche liegenden Speisen zu essen und die Sünden somit auf sich zu nehmen. In dieser Episode gibt es eine Hungersnot in dem Land. Eine Frau schickt ihren Sohn als Sündenschlucker zu einer Beerdigung, damit er nicht verhungert. Indem er dies tut, wird er zum Ausgestoßenen; er kann nicht heiraten, und ohne einen eigenen Sohn wird er niemanden haben, der seine Sünden auf sich nimmt.

»An ihm blieb alles hängen. Ist das nicht widerwärtig? Stellen Sie sich vor, etwas von einer verwesenden Leiche herunter zu essen. Vielleicht hätten Sie die Sendung sehen müssen.«

»Diese Geschichte spricht Sie wirklich an. Sie haben das Gefühl, dass Sie –«

»– dass ich all den Mist gegessen habe, den sie aufgetischt haben: den Selbstmord meiner Mutter, die Drogensucht meines Vaters und seine Frauengeschichten, die Inzucht-Sünden meines perversen Onkels. Kein Wunder, dass ich mich so verdammt schlecht fühle. Wenn ich Inez wütend mache, sagt sie mir das! Ich bin durch weiß Gott was für eine Hölle gegangen, und keiner von denen muss sich das anhören. Ich muss ihr Elend und ihre Stimmen für immer in meinem Kopf herumtragen. *Ich* bin der Sündenschlucker.«

Sie hatte eine Metapher für sich gefunden, die sie tief berührte. Emily fühlte sich von ihrer Vergangenheit vergiftet. Natürlich hatte sie Gutes von ihrer Familie mitbekommen, aber auch ihre Verrücktheit, ihren Schmerz und einfach unverhohlen Böses. Manchmal wollte sie sich von »allem, was mit Familie zu tun hat«, reinigen. Das sei der Moment, in dem die Bulimie auf den Plan trete, sagte sie. Wenn sie erbrach, habe sie ein wunderbares Gefühl der Erleichterung. Das »Böse« war für eine Weile draußen. Manchmal stellte sie sich »ein einziges großes Erbrechen« vor, das sie endgültig befreien würde.

In späteren Jahren konnte sie ein ausgeglicheneres Bild ihrer Mutter zusammensetzen. Sie war weder Engel noch das personifizierte Böse. Und während ihre eigene Mutter gestorben war, als sie erst sechs war, hatte sie selbst durchgehalten, bis Emily zehn war – fast doppelt so lange. Und während sie mit einem alkoholkranken Vater zurückgeblieben war, stellte sie sicher, dass Emily in die liebevollen Hände der Oma kam. Emily vermutete, dass sich die Depressionen ihrer Mutter nach dem ersten Schuljahr der Tochter verschlimmert hatten, da dies in etwa die Zeit war, in der damals ihre Mutter gestorben war.

Um diese Zeit herum sprach Emily mit mir über ein neues Medikament namens Prozac, von dem sie gehört hatte. Als Teenager hatte sie Tofranil genommen, aber es war wirkungslos gewesen. Sie hatte einen trockenen Mund und andere Nebenwirkungen gehabt, aber ihrer Stimmung hatte es nicht geholfen. Prozac wurde als Wundermittel gehandelt – ein Antidepressivum, das die Stimmung hob und nur geringe Nebenwirkungen hatte.

Ich hatte Peter Kramers *Glück auf Rezept* (1993) gelesen und war beeindruckt. Emily kämpfte jeden Tag gegen die Depression. Ich sah keinen Grund, warum sie es nicht versuchen sollte, also überwies ich sie an einen Psychiater. Fluctin, Prozac und ähnliche Medikamente – die SSRIs – sollen Millionen Amerikanern geholfen haben, aber Emily gehörte nicht zu ihnen. Eine niedrige Dosis hatte keine Wirkung, und eine höhere Dosis erwies sich als so anregend, dass sie nicht schlafen konnte. Der Psychiater gab ihr noch ein Schlafmittel, aber dadurch war sie morgens zu müde, um den Schulbus zu fahren. Ungefähr alle sechs Monate probierte Emily ein zu ihren Werten passendes neues Medikament aus, aber mit gleichbleibend schlechten Ergebnissen. Sie schien zu der Gruppe Menschen zu gehören, die unter Depressionen leiden und denen kein Medikament helfen kann; man schätzt ihre Anzahl in den USA auf 3,6 Millionen (Morrow 1998).

Es gab eine Nebenwirkung, die Emily besonders ärgerlich fand, woran sie mich regelmäßig erinnerte. Sie bemerkte, dass ihre Libido deutlich verringert war, während sie irgendeines der Antidepressiva einnahm. Das Ausmaß ihrer Verärgerung überraschte mich. Nur, weil sie keinen Partner habe, hieße das nicht, dass sie sich »geschlechtslos« fühlen wolle, sagte sie.

»Wer hat Amerika davon überzeugt, dass es eine ›geringe‹ Nebenwirkung ist, keinen Sexualtrieb zu haben? Ich meine, was *stimmt* da nicht mit den Leuten?«

Die Sexualität rückte in den Jahren sieben bis neun unserer Behandlung in den Vordergrund. Emily verbrachte einige Sitzungen damit, sich über Nestas kritische Bemerkungen zu ihren homosexuellen Freunden zu beschweren.

»Homosexualität ist ›ab-SCHEU-lich!‹«, äffte Emily ihre Mitbewohnerin nach. Ich fragte mich, ob Emily begann, ihre eigene Heterosexualität infrage zu stellen.

Emily war in Lehrerinnen verknallt gewesen und hatte in ihrer Jugend mit anderen Mädchen herumexperimentiert. Ihre sexuellen Begegnungen als Erwachsene jedoch beschränkten sich auf Männer. Sie schien Sex sehr zu genießen und konnte noch immer zärtlich von ihren leidenschaftlichen Nächten mit Enrique erzählen. Manchmal hatte er über einen Dreier gewitzelt, und sie hatte sich wegen der Vorstellung über ihn lustig gemacht. Insgeheim aber habe sie sich das ganz gut vorstellen können, sagte sie.

»Macht mich das zur Lesbe?«

Emily war noch immer zu Männern hingezogen, aber viele von ihnen hatten sie so schlecht behandelt, dass sie den Gedanken kaum ertragen konnte, es wieder zu probieren.

Emily liebte Frauen. Sie glaubte, es würde das Leben einfacher machen, mit den Menschen zu schlafen, die sie so selbstverständlich mochte. Sie fing an, mehr Zeit mit einer lesbischen Freundin aus der Müttergruppe zu verbringen, in die sie vor Jahren gegangen war. Sie freundeten sich mit anderen an, die sie in *Giovanni's Room* trafen, Philadelphias bekanntestem Buchladen für Schwule und Lesben. Würde sich Emily zur Homosexualität bekennen?

In einem Wort: Ja.

Ihre unmissverständliche Unterstützung der homosexuellen Beziehungen anderer Leute verhüllte jedoch eine enorme Zwiespältigkeit gegenüber ihren eigenen Wünschen. Sie fühlte sich zu Frauen hingezogen, und fast alle ihrer sexuellen Fantasien handelten von Frauen. In einigen dieser Fantasien sah sie zwei Frauen beim Liebesspiel zu; manchmal war sie selbst Teil des Spiels.

Es gebe nur zwei Dinge, die sie davon abhielten, eine lesbische Romanze auszuprobieren, sagte sie.

»Als erstes kann ich die Vorstellung nicht begreifen, zweierlei zu sein. Wenn ich mich zu Männern hingezogen fühle, wie können mich da auch Frauen anziehen?«

»Was meinen Sie damit, wie können Sie das sein? Sie fühlen sich zu beiden hingezogen.«

»Ja, aber wie ist das *möglich*?«

»Sind nicht manche Menschen bisexuell?«

»Also, ich nicht. Ich will nur eines sein.«

»Okay. Denn ›eines zu sein‹ wäre –«

»– besser. *Leichter*. Es bedeutet, dass man weiß, wer man ist; man weiß, was man den Leuten sagen soll.«

Das war eine komplizierte Angelegenheit, die durch die politischen Argumente von verschiedenen Stellen nicht vereinfacht wurde. Nesta versicherte ihr, dass sie »normal« war, solange sie sich zu Männern hingezogen fühlte. Ihre lesbischen Freundinnen sagten, dass sogenannte Bisexuelle schlicht Homosexuelle seien, die »Angst haben, sich zu bekennen«.

»Sie sagten, es gäbe zwei Probleme dabei, eine Frau als Partner zu haben. Was ist das andere?«

»Das zweite Problem ist, dass es mich anekelt. Die Vorstellung, mit einer echten Frau zusammenzusein. Ich glaube nicht, dass ich das tun kann.«

Emily war bewusst geworden, dass, so sehr sie die Bilder von Frauenkörpern auch erregten, sie es sich nicht vorstellen konnte, körperlichen Kontakt mit einer wirklichen Frau zu haben.

Unter dem Strich kam Folgendes heraus: Es ist in Ordnung, Männer zu lieben, aber das tue ich nicht. Ich liebe Frauen, aber ich begehre sie nicht, außer in meiner Fantasie. Darüber hinaus kann ich Zwiespältigkeit nicht ertragen: Ich will *eins* sein.

Wenn eine freudianische Idee die westliche Psychologie unauslöschlich geprägt hat, dann die, dass die menschliche Sexualität nie eindeutig ist – sie ist nie »natürlich« oder einseitig männlich oder weiblich[7]. Früh in seiner Laufbahn wurde Freud von Wilhelm Fließ' Theorie beeinflusst, dass jeder mit einer Bereitschaft zur Bisexualität geboren wird. Freuds eigene Terminologie wurde mit der Zeit radikaler: Er behauptete, dass die kindliche Sexualität »polymorph-pervers« sei. Im Fall des »kleinen Hans« zum Beispiel wies Freud darauf hin, dass das fünfjährige Kind nicht nur ein erotisches Streben gegenüber seiner Mutter, sondern auch gegenüber seinem Vater hatte und sich sogar vorstellte, vom Vater schwanger zu werden und anal zu gebären (Freud 1909: S. 243–377). Voyeurismus, Exhibitionismus, Sadismus, Masochismus – sexuelle Triebe in all ihren Variationen sind in dem enthalten, was manchmal die »alles pauschalisierende« Sexualität der Kinder genannt wird. Kinder wollen zunächst nicht »eins«, sondern in gewissem Sinne alles und jeden. Durch die Familien fördert die Zivilisation den Ausdruck einiger Triebe und die Unterdrückung oder Sublimierung anderer Triebe. Den Prozess, durch den das polymorph-sexuelle Kind ein »normaler« hetero- oder homosexueller Erwachsener wird, nannte Freud den Ödipus-Komplex. Vielen Laien und auch einigen Therapeuten ist nicht bewusst, dass Freud zwei Aspekte des Ganzen beschrieb: den positiven und den negativen (Freud 1905). Die Worte stehen nicht für gut und schlecht, sondern eher für ein Etwas und sein Gegenstück, wie eine Fotografie und ihr Negativ.

Im positiven Ödipuskomplex wünscht sich ein Kind, das andersgeschlechtliche Elternteil ganz zu besitzen und das andere Elternteil zu ersetzen. Aber jedes Kind wünscht sich auch das gleichgeschlechtliche Elternteil und möchte das andere ersetzen. Freud änderte im Verlauf seiner Karriere seine Meinung über bestimmte Dinge, nicht aber hierüber. In »Drei Abhandlungen zur Sexualtheorie« schrieb er:

> »... dass alle Menschen der gleichgeschlechtlichen Objektwahl fähig sind und dieselbe auch im Unbewussten vollzogen haben. ... Im Sinne der Psychoanalyse ist also auch das ausschließliche sexuelle Interesse des Mannes für das Weib ein der Aufklärung bedürftiges Problem und keine Selbstverständlichkeit ...«. (Freud 1905: S. 44)

Obwohl Freud das nicht explizit zum Ausdruck brachte, können wir Heterosexuelle als diejenigen betrachten, für die der positive Ödipuskomplex dominierend ist, und die Homosexuellen als diejenigen, für die es der negative Ödipuskomplex ist.

In einem Brief von 1935 an eine Mutter, die wegen der Sexualität ihres Sohnes beunruhigt ist, antwortete Freud:

> »Homosexualität ist gewiss kein Vorteil, aber es ist nichts, weswegen man sich schämen müsste, keine Untugend keine Entehrung; man kann sie nicht als Krankheit einordnen. ... Viele zutiefst respektierte Personen der Antike und der Moderne waren homosexuell, unter ihnen einige der bedeutendsten Männer (Plato, Michelangelo, Leonardo da Vinci, etc.). Es ist höchst ungerecht, Homosexualität als ein Verbrechen zu verfolgen – und auch grausam«. (Freud 1935; eigene Übersetzung)

Leider jedoch entschieden sich die Nachfolger Freuds, sein ödipales Modell und dessen Ethik zu demontieren. Die American Psychiatric Association ordnete Homosexualität bis 1973 als pathologischen Zustand ein (vgl. Dean u. a. 2001 als hervorragende Informationsquelle).

Die meisten amerikanischen Analytiker, wenn auch nicht alle, haben sich mit der Zeit geändert und sich den »nicht-üblichen« sexuellen Beziehungsformen geöffnet. Bücher über Sexualität, die von Psychoanalytikern geschrieben wurden, die selbst schwul oder lesbisch sind, haben einen großen Teil dazu beigetragen, Homosexualität zu entpathologisieren (vgl. Lewes 1988 und Magee/Miller 1997). Einige Ärzte wie die Feministin Kim Chernin gehen sogar so weit vorzuschlagen, dass das ultimative Ziel der psychoanalytischen Behandlung die Wiederherstellung der »vollen Bisexualität« des Patienten sein könnte (Chernin 1995).

Emily erkannte, dass Nestas verabscheuende Sichtweise der Homosexualität bei ihr einen Nerv traf. Emily selbst hatte Bedenken, gleichgeschlechtliche Liebe sei »unnatürlich«, und spekulierte einmal, dass ihr Hingezogensein zu Frauen die Bestrafung eines rachsüchtigen Gottes (an den sie nicht glaubte) für irgendein (nicht bekanntes) Verbrechen war.

Wir arbeiteten uns akribisch durch dieses Thema und trennten miteinander verwobene Fragen, Vorstellungen und Überzeugungen. Zunächst gab es die praktischen Überlegungen für das Hier und Jetzt hinsichtlich ihrer eigenen Sicherheit und der von Inez. Wenn sie mit Frauen ausgehen würde, würden sie Opfer von Hassverbrechen werden? Würde Inez an der Schule gehänselt werden? Würde sich Inez gegen die Männer wenden? Das schlichte Aussprechen dieser Fragen brachte bereits Erleichterung, und es half noch mehr, mit homosexuellen Freunden zu sprechen, die Kinder hatten. Emily kam zu dem Schluss: »Inez hat ganz stark ihren eigenen Kopf. Sie kommt mit den Jungs und Männern in unserem Leben prima klar. Und was die Sicherheit angeht – wir haben vermutlich Schlimmeres durchgemacht als Homophobie.«

Auf dem »mittleren Regal« (Emilys Bezeichnung) standen die Erinnerungen an die Oma und ihre Wertvorstellungen.

»Meine Großmutter und ihre Freundinnen hatten 15 Jahre lang alle den gleichen Friseur. Er wusste sie zu nehmen, das konnte Maurice, aber er war schwul, und damit meine ich stockschwul. Ich konnte Oma immer zum Lachen bringen, wenn ich wie Maurice umherstolzierte. Aber in der Highschool rastete Gram aus, als ich anfing, bei dieser einen Lehrerin herumzuhängen, die aussah wie ein Mannweib; ich weiß nicht einmal, ob sie lesbisch war. Sie fing damit an: ›In der Bibel steht, ›Homos‹ sind schmutzig und krank.‹«

Emilys Erinnerungen endeten mit einer kurzen, traurigen Aussage: »Wenn Oma noch leben würde, könnte ich nicht mit Frauen ausgehen.«

Ich fragte mich, ob es die Oma umgekehrt irgendwie am Leben hielt, dass sie nicht mit Frauen ausging? Ich erörterte die Frage mit Emily.

»Ja. Es ist, als ob ich sie am Leben erhalten würde, indem ich mir vorstelle, dass sie mich beobachtet und entscheidet, was ich tun kann und was nicht.«

Emily erkannte, dass es keine Möglichkeit gab zu wissen, was die Großmutter von Homosexualität gehalten hätte, würde sie noch leben. Wir sprachen über die Möglichkeit, ihre Liebe am Leben zu erhalten, ohne in Angst vor ihrem Urteil zu leben.

Es gab ein »drittes Regal« in Emilys Angst davor, Frauen zu lieben, und dieses enthielt Gedanken und Gefühle über ihre Mutter. Manchmal hatte ihre Mutter vergessen, ihr einen Gutenachtkuss zu geben, oder hatte das nur oberflächlich gemacht, weil sie betrunken oder high war. Emily »zahlte es ihr dann heim«, indem sie sich an den Abenden weigerte, sie zu küssen, an denen die Mutter Zuneigung wollte. Nach deren Tod verfolgte Emily die Erinnerung daran, ihr Küsse verweigert zu haben.

»Das war das Schlimmste dabei, dass sie tot war. Wenn ich daran dachte, wie ich sie weggeschickt hatte, ihre Gefühle absichtlich verletzt hatte, wollte ich nur noch kotzen. Nichts in meinem Leben hat mir solche Schuldgefühle gemacht, wie sie wegzuschicken.«

Emily hatte mir oft erzählt, dass sie die Vorstellung »ekelhaft« fand, eine andere Frau zu küssen. Das heißt, sie weckte das gleiche körperliche Gefühl wie das Zurückweisen ihrer Mutter. Vielleicht schien es unmöglich, eine andere Frau zu lieben, weil dies unbewusst ein dauerhaftes Ersetzen bedeutete – eine völlige Zurückweisung ihrer Mutter.

Während wir uns durch diese Gefühle hindurcharbeiteten, spürte Emily, wie sich das Tabu löste, das auf ihrem Verlangen lastete. Eines Tages brachte sie einen Traum an, den sie mir unmöglich würde erzählen können. Es sei das Peinlichste, das man sich vorstellen könne. Sie hatte davon geträumt, mit mir zu schlafen.

»Ich will Sie nicht schockieren. Ich meine, ich bin mir sicher, Sie sind hetero, und Sie sind nie herumgeirrt wie ein Idiot und haben sich gefragt: ›Was bin ich bloß. Was bin ich bloß.‹«

Grace hatte schon früh die erotische Seite von Emilys Übertragung an mich bemerkt. Sich bei mir wie »ein Kerl bei einer Verabredung« vorzukommen, hatte mehr erkennen lassen als ihr schlüpfriger Humor, obwohl das nicht sofort gedeutet werden musste.

Emily war erleichtert, dass ich ihrem Traum so sachlich zuhören konnte.

Ich versicherte ihr, dass sexuelle Gefühle gegenüber Therapeuten nie ausgelebt würden, aber akzeptabel, interessant und für unsere Arbeit hilfreich seien.

Meine Ungezwungenheit hinsichtlich ihrer sexuellen Gefühle für mich schien Emily die Erlaubnis zu geben, ihr Verlangen nach anderen Frauen zu akzeptieren. Sie kehrte erst gegen Ende unserer gemeinsamen Arbeit wieder zu ihren Fantasien über mich zurück.

»Ich habe immer geglaubt, Sie wären der perfekte Partner. Jeder wünscht sich so jemanden wie Sie, der zuhört, der großzügig ist, hübsch und klug. Aber neulich habe ich gedacht – das soll keine Beleidigung sein –, dass mir das so vorkommt, weil ich Sie nicht wirklich kenne. Wenn ich das täte, würde ich vielleicht denken, dass sie genauso ein Arschloch sind, wie jeder andere auch.«

Das hätte ich nicht besser sagen können.

Die höhere Aufmerksamkeit, die wir ihren sexuellen Gefühlen widmeten, brachte sie dazu, ihre Angst davor zu beschreiben, während des Oralsex' gebissen zu werden. Viele ihrer erotischen Fantasien wurden von dieser Vorstellung völlig zunichte gemacht. Sie hatte den Oralsex mit ihren männlichen Partnern genossen, und konnte sich nicht erinnern, gebissen zu werden oder zu beißen. Ihre einzige Assoziation war eine weitere Erinnerung, die mit ihrer Mutter zu tun hatte. Ihre Mutter hatte versucht, Emily zu stillen, sie jedoch abrupt abgestillt, weil sie ein Beißer war – so die Familienüberlieferung. Die Schuld, die Emily darüber empfand, als Kind – sogar als Säugling – ihre Mutter abgewiesen zu haben, störte ihr Sexualleben als Erwachsene. Die Angst davor, gebissen zu werden, war wiederum die Angst vor Vergeltungsmaßnahmen für ihre eigenen »Angriffe« auf den Körper ihrer Mutter.

Nachdem wir viele Monate an diesen Punkten gearbeitet hatten und nachdem sie viele Bücher über das Bekennen zur Homosexualität gelesen hatte, schlief Emily mit einer Frau. Nachdem wir acht Jahre miteinander gearbeitet hatten, begann sie eine ernste Beziehung mit Amy. Amy war sechs Jahre jünger, hatte studiert, war in einem liberalen Elternhaus aufgewachsen und fasziniert von Emily. Sie sah Emily als lebenserfahrene Frau, als von Natur aus politisch. Amy überredete Emily dazu, einige College-Kurse zu belegen. Emily brachte Amy dazu, lockerer zu werden und sich weniger zu entschuldigen.

»Wir tun uns gegenseitig gut, glaube ich. Aber ich muss sagen, die Hauptsache ist der Sex. Das ist das Beste. Enrique, wissen Sie, würde sagen: ›Nicht heute Abend, ich bin zu müde.‹ Amy ist allzeit bereit. Sie ist unglaublich. Neulich kamen wir beide zu spät zur Arbeit. Als hätte mich das interessiert!«

Emily verkündete, dass sie – während sie »theoretisch« bisexuell sein könnte – in der Praxis ab sofort und in jeder Hinsicht lesbisch sei. Und stolz darauf.

Inez war elf, als Amy die Bühne betrat, und wie erwartet hatte sie einige Wutausbrüche. Mit 13 hatte Inez ihrer Mutter ihren Standpunkt klargemacht, und Emily zitierte sie:

»*Mein Gott*, Mutter, sie ist so *weiß*. Hast du gesehen, wie sie Pommes mit der Gabel isst? Ich finde es cool, dass du eine Lesbe bist, und Amy ist eine nette Frau; sie ist nur eine solche *Streberin*, das meine ich.«

»Inez hört sich okay an, wie ein ganz normales Kind, oder, Dr. L?«

»Völlig«, bestätigte ich.

Die Dinge änderten sich schnell zwischen Inez und Amy; nachdem die drei zusammengezogen waren, standen sie sich bald sehr nahe. Eines Abends bat Emily um eine Familiensitzung für sich, Amy und Inez. Sie hatten sich lautstark gestritten, und Emily fühlte sich ausgeschlossen, als sich Amy und Inez – die beiden Intellektuellen, die beiden Sauberfrauen, die beiden Menschen, die das Geld zusammenhielten – im alltäglichen Leben gemeinsam gegen sie stellten.

Amy und Inez bekannten sich schuldig, und es war eine fröhliche Sitzung. Emily erzählte mir in der folgenden Woche, sie habe hauptsächlich gewollt, dass ich ihre Partnerin kennenlerne und die heranwachsende Inez treffe.

Und dann weinte sie wie jemand, der einen Freund zum Bahnhof bringt; wie jemand, der für immer Auf Wiedersehen sagt. Sie sagte: »Manchmal kann ich es nicht ertragen, daran zu denken, wie dankbar ich Ihnen bin. Ich sehe Amy an, die so gut zu mir ist, und Inez, diesen gesunden Menschen, und denke: ›Das hätte mir nicht unbedingt passieren müssen! Genauso gut könnte ich tot sein, ich könnte AIDS haben, mein kleines Mädchen könnte tot sein. Was, wenn wir dieses Obdachlosenheim nicht gefunden hätten? Was, wenn Margie an diesem Tag krank gewesen wäre?‹ Ich weiß sehr gut, dass ich hart gearbeitet habe, aber das haben Sie auch. Ich werde Ihnen immer dankbar sein, Dr. L, und ich werde jeden Tag an Sie denken, solange ich lebe.«

Emily war noch nicht bereit, die Therapie zu beenden, sie legte dies nicht einmal nahe. Aber offensichtlich musste sie unsere Arbeit auf diese Weise unterbrechen. Es war ein Komma, kein Punkt. Bestimmte Fragen waren beantwortet worden. Ja, sie konnte ein Kind großziehen, das fähig war und Selbstachtung hatte. Ja, sie konnte ein emotionales Zuhause in dieser Welt finden.

Emily und Amy lebten fünf Jahre zusammen. Die Kinderfrage war wie erwartet das, was sie auseinander brachte. Emily hatte das Gefühl, mit einem gut geratenen Kind alles ihr zustehende Glück bereits verbraucht zu haben. Sie würde das Schicksal nicht herausfordern. Amy jedoch konnte sich ein Leben ohne eigene Kinder nicht vorstellen. Sie blieben enge Freundinnen, auch nachdem Amy eine neue Partnerin gefunden hatte.

Etwas Interessantes geschah, als Emily über diese wichtige Beziehung trauerte: Sie griff nicht wieder auf Fressorgien zurück, um Abstand zwischen sich und Amy zu bringen. In meinen Augen war das ihr wesentliches Stachelschweinmerkmal gewesen. Emily benutzte ihr Kilos als Stacheln: entfaltete sie, um Menschen auf Distanz zu halten, und zog sie wieder ein, um nahe sein zu können. Vielleicht war sie es mit 36 Jahren leid, ihren Körper auf diese Weise zu benutzen. Sie hatte bessere Bewältigungsstrategien entwickelt, eine, die wir mit einer anderen Art von spitzem Kiel assoziierten: Emily hatte angefangen zu schreiben.

Sie schrieb für ein Magazin, verfasste und redigierte Arbeiten für ihre Kurse und reichte sogar einen Artikel bei einer Lokalzeitung ein.

Ein Exemplar der *Street News* – einer New Yorker Zeitung, die von Obdachlosen gemacht und vertrieben wird – fiel ihr in die Hände. Emily las es begeistert. Sie zeigte mir eine Ratgeber-Kolumne in der Zeitung, die »Frag mich, Kumpel!« hieß. Die Kolumne bot Antworten auf häufig gestellte Fragen zur Obdachlosigkeit.

»So was könnte ich machen! Warum sollte Philadelphia nicht auch so eine Zeitung haben? Hier leben Tausende Menschen auf der Straße.«

Eine solche Zeitung kam nicht zustande, aber Emily baute weiter ihre Fähigkeiten aus.

Sie ging auch weiter mit Frauen aus, ließ sich aber nicht näher mit jemandem ein. Sie konzentrierte sich auf ihr Studium und bewunderte ihre Lehrer. Als Automechanikerin hatte sie ein ausreichendes Einkommen. Emily war eine Frau, die vorwärts ging. Sie entschied, dass eine Romanze kommen würde, wenn sie kommen würde – oder nicht. Sie konnte sich vorstellen, sich wieder zu verlieben, aber wenn nicht, würde sie nicht vor die Hunde gehen. Ein Leben als Single sei keine Tragödie, sagte sie. Die einzige Katastrophe im Leben sei, zu erkennen, dass man sich an jemanden klammere, den man nicht wirklich liebe. Momentan war ihre Zeit ausgefüllt und sie hatte eine Tochter, die noch großgezogen werden musste.

Emily las jedes Jahr mehr und hatte sich angewöhnt, jedes Buch, das sie anfasste, mit ihrem Leben in Verbindung zu bringen. Allerdings berührte sie kein Motiv so sehr wie das des Sündenschluckers. Es fasste ihre Krankheitsmerkmale zusammen (Bulimie und zwanghaftes Essen), die Geschichte ihrer Qualen (die Sünden der Väter und Mütter), sich selbst als Leistungserbringer zu empfinden (das Leid der Anderen in sich zu tragen) und ihre eigene persönliche Ästhetik, denn sie liebte das Makabere. Das Bild war sowohl verachtenswert als auch nobel, abstoßend und unentbehrlich; eine Identität, die »sein soll«, deren Änderung sie aber trotzdem auf sich nehmen konnte.

Sündenschlucken war mehr als das: Es war ein Stück weit eine ursprüngliche Theorie, die sie dazu verwendete, ein weit verbreitetes gesellschaftliches Problem zu verstehen. Nachdem sie etwas über das epidemische Ausmaß der Essstörungen in unserem Land gelesen hatte – einem Trend, der sich auch auf Europa und sogar Indien ausweitete –, wetterte sie:

»Frauen essen, weil es das ist, was wir in unseren Familien getan haben. All ihren Scheiß haben sie uns in den Rachen gestopft. Wie viele fette Mädchen sind Sündenschlucker?«

Die Frage war es wert, gestellt zu werden.

An diesem Punkt ging mir eine andere Geschichte durch den Kopf, ebenfalls eine Geschichte über Begräbnisrituale: die von Antigone.

Antigone, Tochter von Iokaste und Ödipus, bricht das bürgerliche Gesetz, indem sie ein Begräbnisritual für ihren gefallenen Bruder vollführt, einen Verräter. Sie wird von ihrem Onkel, dem König, gefangen genommen und erhängt sich im Gefängnis. Gelehrte von Hegel und Kierkegaard bis Freud und Lacan haben zu Antigone aus philosophischer, psychologischer, ethischer Sicht Stellung genommen. Das Offensichtliche wird immer übersehen: Antigone wiederholt das Handeln ihrer Mutter. Auch Iokaste nimmt sich selbst das Leben, ebenfalls durch Erhängen.

Wie Antigone folgte Emilys Mutter dem Weg ihrer eigenen Mutter in den Freitod. Emilys großartigstes Geschenk an ihr Kind war, dieses Vermächtnis der Verzweiflung abzulehnen und somit – hoffentlich – den tragischen Teufelskreis zu durchbrechen.

Eines Tages in Emilys letztem Therapiejahr verpasste ich wegen einer Zugverspätung unseren Termin. Ich hatte keine Möglichkeit, sie zu kontaktieren, und fühlte mich schrecklich, als ich mir vorstellte, wie sie an meiner

Tür stand, sich Sorgen machte, wütend wurde und nach Hause rannte. Sicher wird das keine Krise auslösen, dachte ich, obwohl es sie für ein oder zwei Wochen aus der Bahn werfen könnte.

Sobald der Zug in den Bahnhof eingelaufen war, rief ich Emily an und war schockiert, sie warmherzig und ausgeglichen vorzufinden. Natürlich habe es die Möglichkeit gegeben, dass mir etwas passiert wäre, sagte sie. Es sei jedoch viel wahrscheinlicher gewesen, dass ich von einem Notfall mit einem anderen Patienten aufgehalten worden wäre und sie anrufen würde, sobald ich konnte.

Ich legte das Telefon auf und musste mich für ein paar Minuten hinsetzen. Augenblicke wie diese gehen Therapeuten durch Mark und Bein. Das geschieht nicht, wenn große Enthüllungen herauspurzeln oder auch nicht dann, wenn Patienten Dankbarkeit verströmen. Die befriedigendsten Momente sind diese scheinbar banalen Augenblicke, die einem das Gefühl geben, die Moleküle eines Menschen seien neu und zum Bessern hin angeordnet worden. Ich hatte das Gefühl, dass die ganze Zeit, Geduld, Ausbildung, das ganze Mitgefühl und Geld, das ich in die Heilung von Emily investiert hatte, sie erreicht hatten; aber nicht nur sie erreicht, sondern sich auch zu einer Art emotionalem Grundstein verfestigt hatten. Während sie mich anfangs täglich kontaktieren musste, nur um zu bekräftigen, dass ich sie kenne, und während sie sich nicht vorstellen konnte, dass ich zurückkomme, als ich für drei Wochen verreiste, konnte sie es jetzt ertragen, dass ich völlig unerwartet und unerklärlich abwesend war. Sie war bereit zu glauben, dass andere sie in ihren Gedanken haben, auch wenn sie nicht anwesend waren, um das zu beweisen, und auch, wenn sie sie versetzten.

Ich saß am Bahnhof gegenüber dem Brezelstand und genoss es, wie sich die Eichenbank unter meinen Händen anfühlte. Die hohen Art-Deco-Lampen hatten nie heller geleuchtet. Es war so gut, zu Hause zu sein.

Emily dachte mehr und mehr darüber nach, in einen Teil des Landes näher zu Inez zu ziehen, die jetzt studierte. Sie hatte angefangen, einen Umzug nach Kalifornien zu planen, wo sie über befreundete Aktivisten Kontakte hatte. Sie boten ihr eine Unterkunft und Hilfe bei der Arbeitssuche an. Während eines Gesprächs über ihre Pläne wollte sie ihre Fortschritte bewerten.

»Wie hat mir die Therapie geholfen? Ich lebe, zuallererst einmal. Nein, mehr als das: Ich komme mir nicht mehr vor wie eine wandelnde Katastrophe. Ich fühle mich wie ein Mensch mit guten und mit schlechten Seiten. Und dass ich weiß, wie ich jemanden lieben kann.«

»Sie haben sich unglaublich verändert!«, sagte ich.

»Na ja, lassen Sie uns auf dem Teppich bleiben. Ich rauche immer noch. Ich habe keine Freundin. Manchmal frage ich mich, ob Sie tief drin von mir enttäuscht sind. Aber wer kann festlegen, ob ein Mensch eine 1- oder eine 3+ in einer Therapie bekommt?«

Ich bemühte mich nicht einmal, darauf hinzuweisen, dass sie nur noch halb so viel rauchte.

»›Enttäuscht‹? Emily, eine Therapie macht den Menschen nicht perfekt. Erinnern Sie sich daran, was wir letztes Jahr über *Veränderung* festgestellt haben – dass jeder das Gefühl haben will, gelernt zu haben, so gut wie seine Eltern zu arbeiten und zu leben, oder besser?«

»Ja. Wir haben gesagt, dass es meine Mutter fast doppelt solange für mich ausgehalten hat, wie ihre Mutter für sie. Und ich denke, es ist ziemlich cool, dass ich Inez die Chance gegeben habe, ein Leben lang eine Mutter zu haben.«

»Und nicht nur einen warmen Körper«, fügte ich hinzu, »sondern eine Mutter, die zuhören und helfen kann, ohne ihr zu sehr im Weg zu stehen. Sie haben ihr ein Beispiel gegeben, wie jemand sein eigenes Leben zum Guten wenden kann, indem er wieder zurück zur Schule geht und Freunde hat. Innerhalb einer Generation haben Sie so viel Heilung erreicht wie andere Familien in fünf!«

Es war leicht und untraumatisch, in diesen letzten Jahren mit Emily zu arbeiten. Auch das Ende unserer Therapie fühlte sich richtig an. Winnicott vergleicht das Verlassen des »ausreichend guten« Therapeuten damit, das Übergangsobjekt oder die Decke zurückzulassen. Früher so wesentlich für die psychische Sicherheit, wird die Decke irrelevant. Sie wird nicht zerstört oder gegessen, sondern einfach beiseite gelegt, wie Winnicott sagt.

Emily verließ Philadelphia an einem regnerischen Tag im März. Sie schickte von verschiedenen Adressen Postkarten und ließ mich wissen, dass es ihr gut ging. Meine Freude daran, wie sie aufblühte, machte es leichter, andere Dinge zu ertragen – besonders den Tod von Grace, die uns doch nicht alle überlebte, wie ich gehofft hatte. Ich vermisse sie immer noch.

Wie soll man das Ergebnis einer Therapie bewerten, die sich über eineinhalb Jahrzehnte erstreckte? Es gibt Therapeuten, die das Ergebnis meiner Arbeit mangelhaft finden würden, da die Patientin am Ende nicht in einer liebevollen Ehe oder Partnerschaft lebte. Trotz der enormen und weitreichenden Beiträge zu den Kulturen der Welt, die unverheiratete Menschen geleistet haben, hält sich das Verheiratet-ist-besser-Vorurteil. Alleinstehende Frauen und Männer werden bemitleidet oder als unreif, lädiert oder egoistisch verhöhnt (vgl. Clements 1998). Zum Glück war niemand mit dieser Einstellung Emilys Therapeut. Ich konnte ihre Wünsche, ihre Entscheidungen respektieren, wie ich die anderer Patienten respektierte, ob sie in Partnerschaft lebten, heirateten oder keins von beidem.

Die Frage des Werts der Ehe oder der ständigen Nähe bringt uns wieder zu Schopenhauers Gleichnis mit den Stachelschweinen zurück, das folgendermaßen endet:

> *»Wer jedoch viel eigene, innere Wärme hat bleibt lieber aus der Gesellschaft weg, um keine Beschwerde zu geben, noch zu empfangen.«*
> (Schopenhauer 1851: S. 691)

Emily war jemand, der diese schwer fassbare »innere Wärme« gefördert hatte, was ihr erlaubte, sowohl zu lieben als auch alleine zu sein.

Das Alleinsein frei zu wählen, voll und ganz zu lieben und sich zu engagieren – beides sind Fähigkeiten, die angestrebt werden sollten.

Hierin liegt die Arbeit der »Redekur«.

Anmerkungen

In der Liebe den Raum für Hass schaffen

1 Der Begriff (altägypt. »Antworter«) bezeichnet kleine Statuen, meist Mumiendarstellungen aus Terrakotta, die ab dem Mittleren Reich einen Verstorbenen verkörperten. Sie waren entweder Grabbeigaben oder dienten den Lebenden als symbolische Vertretung des Toten. (Anm. d. Übers.)

2 Offensichtlich wurde der Ausdruck »sein Stachelschwein finden« in Freuds Kreis zur geläufigen Redensart.

3 Ich bin sicher nicht die erste, die glaubt, dass zwischen Freuds Interesse an Stachelschweinen und Schopenhauers Gleichnis eine Verbindung existiert. Die einzige Erwähnung einer solchen Verbindung, die ich jedoch ausfindig machen konnte, befindet sich in einem Artikel von L. Ginsburg (1985). Die Fabel selbst ist abgedruckt in *Parerga und Paralipomena II* (Schopenhauer 1851: S. 690–691).

4 Fay Weldons Kommentar wird als persönliche Kommunikation mit dem Autoren zitiert.

5 »In der Liebe muss es Raum für Hass geben« stammt aus Molly Peacocks Gedicht »There Must Be« (in: Peacock 1989: S. 71).

6 Freuds Beziehung zu Schopenhauer ist unklar. Als er sein eigenes Konzept des Todestriebs beschreibt, sagt Freud seinen Zuhörern: »Sie werden vielleicht achselzuckend sagen: Das ist nicht Naturwissenschaft, das ist Schopenhauersche Philosophie« (Freud 1933: S. 114). An anderer Stelle behauptete Freud, er habe Schopenhauer bis zu seinen späteren Lebensjahren überhaupt nicht gelesen. Da jedoch jedem gebildeten Europäer seiner Zeit die Arbeit des Philosophen bekannt gewesen sein dürfte, gibt es keinen Grund für den Rückschluss, dass Freud auf seiner Reise nach Amerika 1909 Schopenhauers Stachelschweine *nicht* im Hinterkopf hatte, auch wenn er die Fabel erst 1921 in *Massenpsychologie und Ich-Analyse* (S. 110) zitierte. Mehr zur Beziehung dieser beiden Denker in: Young, Brook 1994.

7 »Anna O.« war das Pseudonym der feministischen Aktivistin Bertha Pappenheim, der ersten psychoanalytischen Patientin in der Geschichte (vgl. Freud 1895: S. 75–312). Pappenheims Werdegang wird beschrieben in: Appignanesi, Forrester 1992.

8 SSRI (selective serotonin reuptake inhibitor) = selektive Serotonin-Wiederaufnahmehemmer; die englische Abkürzung wird üblicherweise auch in Deutschland verwendet (Anm. d. Übers.)

9 Die Psychiaterin Susan Vaughan beruft sich auf Forschungsergebnisse die nahelegen, dass Therapie die Serotoninlevel erhöht (vgl. Vaughan 1997).

10 Um den Lesefluss nicht zu beeinträchtigen, wird darauf verzichtet, bei allgemeinen Beschreibungen sowohl die männliche als auch die weibliche Form aufzuführen. Wenn nicht explizit anders angegeben, schließen alle verwendeten Bezeichnungen Frauen und Männer gleichermaßen ein. (Anm. d. Übers.)

11 Vgl. das Heft *Psychoanalytic Issues* 10, Nr. 2 (2000), das sich mit den ethischen und klinischen Schwierigkeiten dieses Problems beschäftigt.

12 Die Autorin bezieht sich hier auf eines der bekanntesten Bücher in diesem Genre, das sich jedoch ungewöhnlicher Fälle bedient. (Anm. d. Übers.)

13 Für Freuds Sichtweise der Gegenübertragung vgl. seinen Artikel »Die zukünftigen Chancen der psychoanalytischen Therapie« (Freud 1910). Für eine aktuelle Sicht der Gegenübertragung als wichtiges Behandlungsinstrument vgl. Tansey/Burke 1989 sowie Green 2000.

14 Für Winnicotts Ansichten zum Spiel und zum Halten in der Psychoanalyse vgl. seine Werke *Vom Spiel zur Kreativität* (1971) und *Der Anfang ist unsere Heimat* (1990).

15 »›Die gute Mutter‹ und ›die schlechte Mutter‹ des kleinianischen Jargons sind verinnerlichte Objekte und haben mit wirklichen Frauen nichts zu tun. Das Beste, was eine wirkliche Frau mit einem Säugling tun kann, ist … gut *genug* zu sein« (Winnicott 1995: S. 73).

16 Die den drei Generationen zugemessene Bedeutung zeigt sich in Lacans Seminar zur Übertragung (Lacan 1960–1961).

17 Dieses Konzept wird beschrieben in Lacan 1972–1973.

18 In Lacan 1960–1961 diskutiert Lacan das *Symposium* und kritisiert die aristophanische Liebe.

19 Lacanianer sehen die Analyse nicht als »therapeutisch« und könnten sich daher von Freuds Bemerkung unterstützt sehen: »Meine Entdeckungen sind nicht in erster Linie ein Allheilmittel. Meine Entdeckungen sind die Basis für eine sehr gewichtige Philosophie. Es gibt sehr wenige, die das verstehen« (zitiert in Doolittle 1974: S. 49). Für klinische Beispiele lacanianischer Psychoanalyse vgl. Schneiderman 1980.

20 Er betrachtete ihre Ziele durchaus nicht als Gegensatz zu denen der Psychoanalyse (vgl. Freud 1904).

21 Ich umschreibe hier eine bekannte Bemerkung Freuds, »dass viel damit gewonnen ist, wenn es uns gelingt, Ihr hysterisches Elend in gemeines Unglück zu verwandeln« (Freud 1895: S: 312).

1 Geteiltes Bett, getrennte Träume

1 Soweit ich weiß, bezieht sich *tong chuang yi meng* auf ein verheiratetes, zusammenlebendes Paar, das unterschiedliche Tagesabläufe hat.

2 Der Begriff »projektive Identifikation« wurde von Melanie Klein geprägt, um zu beschreiben, wie Säuglinge unerträgliche Gefühle abspalten und sie in die Brust der Mutter »verlagern«. Objektbeziehungstheoretiker haben das Modell auf andere Beziehungen ausgeweitet (vgl. Tansey/Burke 1989). Der Begriff sollte nicht mit der einfachen »Projektion« verwechselt werden, die nicht impliziert, dass eine andere Person die abgespaltenen Gefühle übernommen hat.

3 WASP (White Anglo-Saxon Protestant) = weißer Protestant angelsächsischer Herkunft (Anm. d. Übers.)

4 Lacan verwendet »Kastration« anders als in der konventionellen sexistischen Weise, die impliziert, dass die als schwach angesehenen Frauen versuchen, die als stark angesehenen Männer zu »kastrieren«. Biologische Männlichkeit und Weiblichkeit sind bei Lacans Ver-

wendung nicht mit im Spiel. Er schreibt: »Die Frau muss nicht mehr oder weniger Kastration erleben, als der Mann« (vgl. Lacan 1975: S. 168).

5 Das war eine einfache Projektion. Es wäre nur dann zu einer projektiven Identifikation geworden, wenn es ihnen gelungen wäre, ihre Ängste auf das Kind zu übertragen. Rosie verhielt sich zu diesem Zeitpunkt nicht ängstlich – sie selbst waren es.

2 Weihnachten im Juli

1 Vor 20 Jahren wurde dieser Terminus von Forschern und behandelnden Ärzten an der Philadelphia Child Guidance Clinic routinemäßig auf Diabetiker bezogen, deren Zustand von psychosomatischen Faktoren beherrscht war (vgl. Minuchin 1976: S. 20). Die Diabetesforschung hat seitdem große Fortschritte gemacht.

2 Das ist die Art Fehlleistung, die Freud in *Zur Psychopathologie des Alltagslebens* beschreibt (Freud 1901).

3 Lacans Konzept der drei Register taucht in seinem ersten Seminar auf und wurde im Verlauf seiner Arbeit weiterentwickelt (vgl. Lacan 1953–1954). Samuels (1993) bietet eine gute Einführung in die drei Register.

3 Don Juan in Trenton

1 »Falsches Selbst« ist Winnicotts Begriff, wohingegen die »Als-ob-Persönlichkeit« von Helene Deutsch stammt (vgl. Deutsch 1965) und von M. Masud R. Khan übernommen wurde (vgl. Khan 1974).

2 Der König sagt zu einer Gruppe von Dienern: »Ich hatte einen Traum, und mein Geist ist unruhig, weil ich den Traum verstehen möchte. … Wenn ihr mir den Traum und seine Deutung nicht mitteilen könnt, dann sollt ihr in Stücke gehauen und eure Häuser sollen in Schutthaufen verwandelt werden« (Daniel 2: 3–5). Daniel hat beim König Erfolg mit der Bitte um mehr Zeit.

3 Winnicott stützt sich hier auf Melanie Kleins Arbeit, die die depressive Position des Säuglings als Entwicklungsphase nach der frühen paranoid-schizoiden Position beschreibt (vgl. Winnicott 1986: S. 80–89).

4 Klinikangestellte, die täglich Angriffe durch fanatische Abtreibungsgegnerinnen erdulden müssen, haben mit der Frage gerungen, ob sie eine Abtreibung durchführen sollen, wenn diese Frauen in die Klinik kommen. Das Allentown Women's Center in Pennsylvania hat sich diesem Problem gestellt und es zur Bedingung für die Abtreibung gemacht, dass solche Frauen eine Erklärung unterzeichnen müssen, dass Abtreibung rechtlich zulässig bleiben soll. Die Präsidentin der feministischen National Organisation for Women (NOW), Molly Yard, kritisierte dies und forderte, die Klinik solle ihre Dienste bedingungslos allen Frauen zur Verfügung stellen (vgl. »›Testing patients‹ politics: Clinic puts conditions on abortion foes«. In: *Philadelphia Inquirer*, 2. August 1989).

5 Karen Horneys Essay »Die Angst der Frau. Über den spezifischen Unterschied in der männlichen und weiblichen Angst vor dem anderen Geschlecht« (Horney 1967) beschreibt die primitive Verachtung der Männer gegenüber Frauen als eine Reaktionsbildung auf ihre eigenen Minderwertigkeitsgefühle. Der kleine Junge begehrt seine Mutter, befürchtet aber auch, dass sein eigener Körper nicht ausreicht, um sie zufriedenzustellen. Anstatt sich selbst als klein und verwundbar zu fühlen, empfindet er seine Mutter als riesig, verschlingend,

gefährlich. In ähnlicher Weise werden die ungebärdigen Aspekte der Natur häufig mit dem Weiblichen assoziiert (vgl. auch Dinnerstein 1976).

6 Die Autorin bezieht sich hier auf das Märchen *Der Zauberer von Oz* und die Figur des »tin man«, der sich ein Herz wünscht. (Anm. d. Übers.)

7 Gilles Deleuze und Félix Guattari (1977) romantisieren die Verrücktheit und versuchen so, die Psychoanalyse durch »Schizoanalyse« zu ersetzen. Feministische Kritik am ödipalen Denken findet sich u.a. bei Luce Irigarai (1974) und Carol Gilligan (2002). Gilligan schlägt vor, den Ödipusmythos durch den von Eros und Psyche zu ersetzen, nicht nur, weil die Hauptfigur hier eine Frau ist, sondern auch, weil er mit einer Heirat und der Geburt einer Tochter endet statt mit Tod und Verlust. Noreen O'Connor und Joanna Ryan (1993) zielen nicht darauf ab, die Ödipustheorie zu beseitigen; sie wollen vielmehr deren Zwänge und Begrenztheit vermindern. Frantz Fanon (1965) kritisiert Ödipus vom Standpunkt der Kultur und der Hautfarbe aus; vgl. auch Christopher Bollas Artikel »Warum Ödipus?« (1992). Lacan behauptete, der Ödipuskomplex sei der Grundstein der Psychoanalyse, fügte der konventionellen Triade Vater-Mutter-Kind jedoch noch einen vierten Begriff hinzu – den des Todes. Er glaubte, Sophokles' *Ödipus in Kolonos* biete Analytikern mehr als *Ödipus Rex* (vgl. Lacan 1979).

4 Ein Darwinfink

1 Die USA begehen den auf Dr. Carter G. Woodson im Jahr 1926 zurückgehenden *Black History Month* im Februar und feiern damit den Beitrag der Afroamerikaner zur Geschichte. (Anm. d. Übers.)

2 Darwin sagt z.B.: »Das merkwürdigste mir bekannte Beispiel aber von einem Instinct, welcher einen anderen bezwingt, ist der Wanderinstinct, welcher den mütterlichen überwindet. Der erstere ist wunderbar stark … . Nichtsdestoweniger ist der Wanderinstinct so mächtig, dass spät im Herbst Ufer- und Hausschwalben häufig ihre zarten Jungen verlassen und sie elendiglich in ihren Nestern umkommen lassen.« (vgl. Darwin 1871: S. 118).

3 Sarah Louise und Annie Elizabeth Delany erhielten als erste bzw. zweite schwarze Frau im Staat New York die Erlaubnis, als Hauswirtschaftslehrerin bzw. Zahnärztin zu arbeiten. Wenige Jahre vor ihrem Tod im Alter von 104 und 109 Jahren veröffentlichten sie Ende des 20. Jahrhunderts ihre Autobiografie. Das Buch wurde zum Bestseller, zog eine Broadway-Adaption nach sich und wurde verfilmt. Sie werden im Guinness-Buch der Rekorde als älteste Autoren geführt. (Anm. d. Übers.)

4 Kleins Bestreben hier ist es, die Reduzierung depressiver und Verfolgungsangst als Ziel der Analyse zu beschreiben; sie behandelt nicht die Sexualität. Die Tatsache jedoch, dass sie die Heterosexualität so beiläufig als Kriterium hinzufügen konnte, legt den Schluss nahe, dass Freud bereits weitreichend zensiert worden war. Freud hatte nicht nur konstatiert, dass Homosexualität keine Krankheit sei, er widersprach auch vehement Jones und anderen hinsichtlich des Verbots homosexueller Analytiker und Analytikerinnen (vgl. Magee/Miller 1977).

5 Vgl. die herausragende Studie von L. Williams (1994), in der 129 Frauen, die als Kinder sexuell missbraucht worden waren, über ihre Geschichte befragt wurden. Ganze 38% von diesen Frauen erinnerten sich nicht an die 17 Jahre zuvor dokumentierten Ereignisse. Bei denjenigen, die zur Zeit des Missbrauchs noch besonders klein waren, und denjenigen, die von jemandem missbraucht worden waren, den sie kannten, war es am wenigsten wahrscheinlich, das sie sich an die Ereignisse erinnern.

6 Der Begriff bezeichnet eigentlich eine gemeinsame psychotische Störung, bei der eine durchaus geistig gesunde Person durch einen Psychotiker »psychotisch angesteckt« wird. Meist ist diese Person, mit der der Wahn geteilt wird, in einem isolierten oder begrenzten Umfeld zu finden. Die Beteiligten verstärken sich mit der Zeit in ihrer Wahnüberzeugung gegenseitig bis hin zur Unkorrigierbarkeit. (Anm. d. Übers.)

7 Obwohl Darwin nichts von der Existenz der Gene und des genetischen Codes wusste, hat er, so Weiner, deren Entdeckung vorhergesagt. Er stellte sie sich »als ein Gewirr von Buchstaben vor, die im Blut dahinströmen«. Darwin schrieb weiter: »Und diese Schriftzeichen warten, wie jene, die mit unsichtbarer Tinte auf Papier geschrieben wurden, ... nur darauf, hervorzutreten, wenn das Gefüge durch bestimmte bekannte oder unbekannte Bedingungen durcheinandergebracht wird« (Weiner 1994: S. 308–309). Darwin ist hier Proto-Lacanianer, der sich mit der Beziehung zwischen dem Buchstaben und der Realität befasst.

8 Lacans Aufmerksamkeit gegenüber den Auswirkungen von Familiennamen zeigt sich in seinem Seminar zur Übertragung in der Erörterung von Claudels »Coûfontaine family«, vgl. Lacan 1960–1961.

9 Der Begriff »eingefrorene Trauer« begegnete mir erstmals in den Arbeiten der Psychoanalytikerin Marie Langer die während der Revolution in Nicaragua lebte und arbeitete. Ihre Biografin Nancy Hollander schreibt, dass Langer »von dem in Nicaragua weit verbreiteten Phänomen sprach, dass sie als ›eingefrorene Trauer‹ bezeichnete. Sie erklärte, dass eine große Anzahl Personen in den Revolutionskämpfen und dem Contra-Krieg Verluste erlitten hat und nicht die Möglichkeit hatte ... zu trauern. Sie wies darauf hin, dass ein Mensch, der den Verlust geliebter Personen nicht betrauert hat, unter scheinbar davon unabhängigen Symptomen leiden kann, z.B. unter psychosomatischen Krankheiten oder zwischenmenschlichen Konflikten. Der Mensch ... bleibt in der Vergangenheit fixiert« (vgl. Hollander 1989: S. 6). Dieses Kapitel ist in der deutschen Ausgabe nicht enthalten (vgl. Langer 1986; Anm. d. Übers.).

10 Chodorow stimmt Freuds Erklärung zur Art der mütterlichen Bindung an Mädchen und Jungen zu, leitet jedoch andere Folgen ab (vgl. Chodorow 1985).

11 *Race matters* ist der Titel eines wunderbaren Buches von Cornel West (West 1993).

12 In der Zwischenzeit bin ich zu dem Schluss gekommen, dass ein anderer Aspekt meines Widerstands sehr früh entschieden hat, es könne »keinen Vergleich« zwischen unserer Herkunft geben, weil ich weiß sei und bittere Armut nicht kennengelernt habe. Es fühlte sich anmaßend an, meine Situation als Kind mit der ihren zu vergleichen – aber tatsächlich gab es Übereinstimmungen, und ich empfand eine starke Wesensverwandtschaft mit ihr. So, wie man Identifikationen übertreiben und glauben kann, man könne den Schmerz des anderen empfinden, ist es auch möglich, vorschnell vor diesen Gedanken zurückzuschrecken. Philip Cushman behauptete, in dieser Gesellschaft sei »weiß sein« gleichbedeutend damit, Geld und Macht zu haben, und die Weißen, die beides nicht hätten, seien zu einem gewissen Grad nur »im übertragenen Sinne« weiß. Man könnte sagen, ich hätte widerstanden, mich an meine eigene gesellschaftliche Grenzlage und gesellschaftsschichtbezogenen Demütigungen zu erinnern, und hätte daher zugelassen, dass Pearl diese für mich enthält. Sie zur armen schwarzen Frau zu machen bedeutete, dass ich wirklich weiß sein konnte! Diese Überlegungen verdanke ich zwei kürzlich erschienenen Artikeln (vgl. Cushman 2000 und Gump 2000).

5 Der Sündenschlucker

1 Die stationäre Aufnahme unserer Klinik unterhielt zwei Apartments, in denen (meistens, aber nicht immer arme) Familien, die in Krisen steckten, für bis zu zwei Monate lebten, wo sie rund um die Uhr betreut werden konnten. Danach wurden sie einem ambulanten Therapeuten zugeteilt. Dieses bemerkenswerte, weltbekannte Programm wurde im Rahmen der ersten Budgetkürzungen gestrichen.

2 Laut einer Statistik des Project H.O.M.E. Ein Bericht des US-Ministeriums für Wohnen und Städteplanung von 1999 besagt, dass 44% der Obdachlosen zumindest in Teilzeit arbeiten (vgl. Otto 1999).

3 nordamerikanische Baumarktkette, vermutlich die weltweit größte (Anm. d. Übers.)

4 Zu denen, die zur Definition und Behandlung des Borderline-Zustands beigetragen haben, zählen James Masterson (1976) und Otto Kernberg (1976). Arbeiten junger Frauen mit Borderline sind die von Emily Gordon (2000) und Susanna Kaysen (1993; Anm. d. Übers.: Dieses Buch wurde unter dem Titel *Durchgeknallt* mit Winona Ryder und Angelina Jolie verfilmt). M. Layton (1995) kritisiert brillant ihre Borderline-Diagnose und die Politik hierzu. Empfehlenswert ist auch Davies/Frawley 1994.

5 Neben dem Verweis auf das Trauma mit ihrem Onkel, könnte der »widerliche Matt« auf die primitiven, prä-ödipalen Ängste verweisen, die Lacan mit dem Konzept von »das Ding« beschrieb (vgl. Lacan 1959–1960).

6 Das Sündenessen wurde im 19. Jahrhundert in Wales praktiziert und ebenso in den Appalachen, wo sich einige walisische Einwanderer niederließen. Das Essen auf der Leiche war gesalzenes Brot – nicht ein volles Mahl, wie in der Sendung dargestellt. Meine Informationen stammen von Robin Gwyndaf, dem Direktor des Museum of Welsh Life in Cardiff, Wales. Diese Praktik wird in vielen Romanen und Kurzgeschichten erwähnt, u.a. in Mary Webbs *Die Liebe der Prudence Sam* (1924) und Margaret Atwoods »Der Sündenesser« in *Unter Glas* (1977).

7 Zum Beispiel schrieb Freud 1899 an Fließ: »Nur die Bisexualität! Mit der hast Du sicherlich recht. Ich gewöhne mich auch, jeden sexuellen Akt als einen Vorgang zwischen vier Individuen aufzufassen« (vgl. Freud 1986: S. 400).

Bibliografie

Appignanesi, Lisa; Forrester, John (1992). Die Frauen Sigmund Freuds. München: Econ-Taschenbuch-Verlag, 2000.

Atwood, Margaret Eleanor (1977). Unter Glas. Übers. von Helga Pfetsch. Frankfurt: Fischer, 1988.

Auden, Wystan Hugh (1939). »In Memory of Sigmund Freud«. In: Gedichte = Poems. Übers. von Astrid Claes. Ungek. Ausg. München: DTV, 1976.

Bernard, Jesse (1972). The Future of Marriage. New York: Bantam Books.

Bloom, Carol, u. a.; Women's Therapy Center Institute (1994). Eating Problems. A Feminist Psychoanalytic Treatment Model. New York: Basic Books.

Bollas, Christopher (1992). Genese der Persönlichkeit. Psychoanalyse und Selbsterfahrung. Übers. von Brigitte Flickinger. Stuttgart: Klett-Cotta, 2000.

Breggin, Peter R. (2001). Talking Back to Ritalin. What Doctors Aren't Telling You About Stimulants and ADHD. Cambridge, MA: Perseus.

Byron, George Gordon (1824). Byrons Don Juan. Übers. von Otto Gildemeister. Bremen: Carl Schünemann, 1845.

Caesar, S. (1956). »What psycho-analysis did for me«. Interview mit R. Gehman. In: Look (2. Oktober 1956): 48–51.

Chernin, Kim (1981). The Obsession. Reflections on the Tyranny of Slenderness. Nachdr. New York: Harper Perennial, 1997.

Chernin, Kim (1995). A Different Kind of Listening. New York: Harper Collins.

Chodorow, Nancy (1985). Das Erbe der Mütter. Psychoanalyse und Soziologie der Geschlechter. München: Frauenoffensive.

Clements, Marcelle (1998). The Improvised Woman. Single Women Re-inventing Single Life. New York: Norton.

Cummings, E. E. (1904–1962). Complete Poems 1904–1962. Hrsg. von G. Firmage. New York: Liveright Publishing Corporation, 1991.

Cushman, Philip (2000). »White guilt, political activity and the analyst«. In: Psychoanalytic Dialogues 10 (2000): 607–618.

Darwin, Charles (1837). Die Fahrt der Beagle. Tagebuch mit Erforschungen der Naturgeschichte und Geologie der Länder, die auf der Fahrt von HMS Beagle unter dem Kommando von Kapitän Fitz Roy, RN, besucht wurden. Frankfurt u. a.: Büchergilde Gutenberg, 2007.

Darwin, Charles (1857). »Auszug eines Briefs an Prof. Asa Gray«. http://www.textlog.de/23080.html, 11. April 2007. Gedruckte Originalfassung: The Correspondence of Charles

Darwin. 8 Bde. Hrsg. von Frederick Burkhardt u. a. Cambridge, UK: Cambridge University Press, 1985.
Darwin, Charles (1859). Von der Entstehung der Arten durch natürliche Zuchtwahl. Nachdr. Stuttgart: Reclam, 2005.
Darwin, Charles (1871). Die Abstammung des Menschen. 3. Aufl. Wiesbaden: Fourier-Verlag, 1966.
Davies, Jody Messler; Frawley, Mary Gail (1994). Treating the Adult Survivor of Childhood Sexual Abuse. A Psychoanalytic Perspective. New York: Basic Books.
de Molina, Tirso (1976). Don Juan. Der Verführer von Sevilla und der steinerne Gast. Nachdruck. Stuttgart: Reclam, 2005.
Dean, Tim, u. a. (Hrsg.) (2001). Homosexuality and Psychoanalysis. Chicago: University of Chicago Press.
Delany, Sarah Louise; Delany, Anna Elizabeth (1995). Unsere ersten hundert Jahre. Die Delany-Schwestern erzählen. München: Droemer Knaur.
Deleuze, Gilles; Guattari, Félix (1977). Kapitalismus und Schizophrenie, Bd. 1: Anti-Ödipus. 10. Aufl. Frankfurt: Suhrkamp, 2004.
Deutsch, Helene (1965). Neuroses and Character Types. Clinical Psychoanalytic Studies. New York: International University Press.
Dickinson, Emily (1970). Gedichte. Englisch/Deutsch. Ausgew. und übers. von Gertrud Liepe. Nachdr. Stuttgart: Reclam, 1992.
Dinnerstein, Dorothy (1976). Das Arrangement der Geschlechter. Stuttgart: Deutsche Verlags-Anstalt, 1979.
Doolittle, Hilda (1974). Huldigung an Freud. Rückblick auf eine Analyse. Frankfurt u. a.: Ullstein, 1976.
Eichenbaum, Luise; Orbach, Susie (1983). Understanding Women. A Feminist Psychoanalytic Approach. New York: Basic Books.
Fanon, Frantz (1965). Schwarze Haut, Weiße Masken. Frankfurt: Suhrkamp, 1986.
Freud, Sigmund (1895). Gesammelte Werke, Bd. 1: Studien über Hysterie. Frühe Schriften zur Neurosenlehre. Frankfurt: Fischer, 1999.
Freud, Sigmund (1901). Gesammelte Werke, Bd. 4: Zur Psychopathologie des Alltagslebens. Frankfurt: Fischer, 1999.
Freud, Sigmund (1904). »Über Psychotherapie«. In: Gesammelte Werke, Bd. 5: Werke aus den Jahren 1904–1905. Frankfurt: Fischer, 1999.
Freud, Sigmund (1905). »Drei Abhandlungen zur Sexualtheorie«. In: Gesammelte Werke, Bd. 5: Werke aus den Jahren 1904–1905. Frankfurt: Fischer, 1999.
Freud, Sigmund (1909). »Analyse der Phobie eines fünfjährigen Knaben«/»Bemerkungen über einen Fall von Zwangsneurose«. In: Gesammelte Werke, Bd. 7: Werke aus den Jahren 1906–1909. Frankfurt: Fischer, 1999.
Freud, Sigmund (1910). »Die zukünftigen Chancen der psychoanalytischen Therapie«. In: Gesammelte Werke, Bd. 8: Werke aus den Jahren 1909–1913. Frankfurt: Fischer, 1999.
Freud, Sigmund (1914). »Schriften zur Geschichte der Psychoanalyse«. In: Gesammelte Werke, Bd. 10: Werke aus den Jahren 1913–1917. Frankfurt: Fischer, 1999.
Freud, Sigmund (1916). »Einige Charaktertypen aus der psychoanalytischen Arbeit«. In: Gesammelte Werke, Bd. 10: Werke aus den Jahren 1913–1917. Frankfurt: Fischer, 1999.
Freud, Sigmund (1917). »Trauer und Melancholie«. In: Gesammelte Werke, Bd. 10: Werke aus den Jahren 1913–1917. Frankfurt: Fischer, 1999.
Freud, Sigmund (1919). »Das Unheimliche«. In: Gesammelte Werke, Bd. 12: Werke aus den Jahren 1917–1920. Frankfurt: Fischer, 1999.

Freud, Sigmund (1920). »Jenseits des Lustprinzips«. In: Gesammelte Werke, Bd. 13: Jenseits des Lustprinzips. Massenpsychologie und Ich-Analyse. Das Ich und das Es. Frankfurt: Fischer, 1999.

Freud, Sigmund (1921). »Massenpsychologie und Ich-Analyse«. In: Gesammelte Werke, Bd. 13: Jenseits des Lustprinzips. Massenpsychologie und Ich-Analyse. Das Ich und das Es. Frankfurt: Fischer, 1999.

Freud, Sigmund (1931). »Über die weibliche Sexualität«. In: Gesammelte Werke, Bd. 14: Werke aus den Jahren 1925–1931. Frankfurt: Fischer, 1999.

Freud, Sigmund (1933). Gesammelte Werke, Bd. 15: Neue Folgen der Vorlesungen zur Einführung in die Psychoanalyse. Frankfurt: Fischer, 1999.

Freud, Sigmund (1935). Briefe 1873–1939. 3. korr. Aufl. Frankfurt: Fischer, 1980.

Freud, Sigmund (1986). Briefe an Wilhelm Fließ 1887–1904. Ungek. Ausg. Hrsg. von Jeffrey Moussaieff Masson, dt. Fassung von Michael Schröter. 2. Aufl. Frankfurt: Fischer, 1999.

Gilligan, Carol (1982). Die andere Stimme. Lebenskonflikte und Moral der Frau. 5. Aufl. München: Piper, 1999.

Gilligan, Carol (2002). Die Wiederentdeckung der Lust. Zürich: Pendo-Verlag, 2003.

Ginsburg, L. (1985). »The imprint of Sigmund Freud's interest in porcupines upon the study of group constructs«. In: Psychoanalysis and Contemporary Thought 8 (1985): 515–528.

Glenmullen, Joseph (2000). Prozac Backlash. New York: Simon & Schuster.

Gordon, Emily Fox (2000). Mockingbird Years. A Life In and Out of Therapy. New York: Basic Books.

Grant, P.; Grant, R. (1992). »Hybridization of bird species«. In: Science 256 (1992): 193–197.

Green, André (1972). Geheime Verrücktheit. Gießen: Psychosozial-Verlag, 2000.

Gump, J. (2000). »A white therapist, an African-American patient – Shame in the therapeutic dyad«. In: Psychoanalytic Dialogues 10 (2000): 619–632.

Herman, Judith (1981). Father-Daughter Incest. Cambridge: Harvard University Press.

Hollander, Nancy (1989). From Vienna to Managua. Journey of a Psychoanalyst. London: Free Association Books. [Deutsch: Von Wien nach Managua]

Hooks, Bell (2000). All About Love. New York: William Morrow.

Horney, Karen (1967). Die Psychologie der Frau. 3. Aufl. Eschborn: Klotz, 2007.

Irigaray, Luce (1974). Speculum. Spiegel des anderen Geschlechts. 6. Aufl. Frankfurt: Suhrkamp, 1996.

Janaway, Christopher (1994). Schopenhauer. Oxford: Oxford University Press.

Jones, Ernest (1962). Das Leben und Werk von Sigmund Freud. Jahre der Reife: 1901–1919. München: DTV, 1984.

Kaysen, Susanna (1993). Seelensprung. Ein Leben in zwei Welten. München: Goldmann, 2000.

Kernberg, Otto F. (1976). Objektbeziehungen und Praxis der Psychoanalyse. 6. Aufl. Stuttgart: Klett-Cotta, 1997.

Khan, Mohammed Masud R. (1974). Selbsterfahrung in der Therapie. Theorie und Praxis. 4. Aufl. Eschborn: Klotz, 2004.

Kincaid, Jamaica (1989). Annie John. Übers. von Barbara Henninges. Frankfurt: Fischer, 2001.

Klein, Melanie (1948). »Beitrag zur Theorie von Angst und Schuldgefühl«. In: Gesammelte Schriften, Bd. 3. Schriften 1946–1953. Hrsg. von Ruth Cycon. Übers. von Elisabeth Vorspohl. Stuttgart: Frommann-Holzboog, 2000. S. 43–70.

Klein, Melanie (1950). »Zu den Kriterien für die Beendigung einer Psychoanalyse«. In: Gesammelte Schriften, Bd. 3. Schriften 1946–1953. Hrsg. von Ruth Cycon. Übers. von Elisabeth Vorspohl. Stuttgart: Frommann-Holzboog, 2000, S. 71–79.

Kohut, Heinz (1971). Narzissmus. Eine Theorie der psychoanalytischen Behandlung narzisstischer Persönlichkeitsstörungen. 13. Aufl. Frankfurt: Suhrkamp, 2004.

Kramer, Peter D. (1993). Glück auf Rezept. Der unheimliche Erfolg der Glückspille Fluctin. München: Kösel, 1995.

Lacan, Jacques (1949). »Das Spiegelstadium als Bildner der Ichfunktion wie sie uns in der psychoanalytischen Erfahrung erscheint«. In: Schriften, Bd. I. Ausgew. und hrsg. von Norbert Haas. Olten, Freiburg: Walter Verlag, 1973. S. 61–70.

Lacan, Jacques (1953–1954). Das Seminar, Buch 1. Freuds technische Schriften. 2., korr. Aufl. Quadriga: Berlin, 1990.

Lacan, Jacques (1954–1955). Das Seminar, Buch 2. Das Ich in der Theorie Freuds und in der Technik der Psychoanalyse. 2., korr. Aufl. Quadriga: Berlin, 1991.

Lacan, Jacques (1959–1960). Das Seminar, Buch 7. Die Ethik der Psychoanalyse. Quadriga: Berlin, 1996.

Lacan, Jacques (1960–1961). Das Seminar, Buch 8. Die Übertragung. Wien: Passagen-Verlag, 2007.

Lacan, Jacques (1972–1973). Das Seminar, Buch 20, Encore. 2., korr. Aufl. Quadriga: Berlin, 1991.

Lacan, Jacques (1973). »Funktion und Feld des Sprechens und der Sprache in der Psychoanalyse«. In: Schriften, Bd. I. Ausgew. und hrsg. von Norbert Haas. Olten, Freiburg: Walter Verlag, 1973, S. 71–169.

Lacan, Jacques (1975). »Seminar of 21 January 1975«. In: Feminine Sexuality. Hrsg. von Juliet Mitchell und Jacqueline Rose. New York: Norton, 1982.

Lacan, Jacques (1979). »The neurotic's individual myth«. In: Psychoanalytic Quarterly 48 (1979): 405–425.

Lack, David (1983). Darwin's Finches. Hrsg. von L. Ratcliffe und P. Boag. Nachdr. Cambridge: Cambridge University Press.

Langer, Marie (1986). Von Wien bis Managua. Wege einer Psychoanalytikerin. Übers. von Claudia von Monbart. Freiburg: Kore, 1991.

Layton, M. (1995). »Emerging from the shadows«. In: Networker Mai–Juni 1995: 35–41.

Leary, Kimberly (2000). »Racial enactments in dynamic treatment«. In: Psychoanalytic Dialogues 10 (2000): 639–654.

Lessing, Doris (1974). Die Memoiren einer Überlebenden. Übers. von Rudolf Hermstein. Frankfurt: Fischer, 1997.

Lewes, Kenneth A. (1988). The Psychoanalytic Theory of Male Homosexuality. New York: Simon & Schuster.

Lindner, Robert (1954). The Fifty-Minute Hour. New York: Rinehart & Co.

Luepnitz, Deborah Anna (1988). The Family Interpreted. Psychoanalysis, Feminism, and Family Therapy. New York: Basic Books.

Luepnitz, Deborah Anna (1996). »›I want you to be a woman‹. Reading desire in Stoller's case of ›Mrs. G.‹«. In: Clinical Studies: International Journal of Psychoanalysis 2: 49–58.

Luepnitz, Deborah Anna (2002). »The phallus and beyond: Lacan, feminism, and analysis«. In: The Cambridge Companion to Lacan. Hrsg. von Jean-Michel Rabaté. Cambridge, UK: Cambridge University Press.

Magee, Maggie; Miller, Diane C. (1997). Lesbian Lives. Psychoanalytic Narratives Old and New. Hillsdale, NJ: Analytic Press.

Masterson, James F. (1976). Psychotherapie bei Borderline-Patienten. 2., veränd. Aufl. Stuttgart: Klett-Cotta, 1992.

Minuchin, Salvador (1976). Familie und Familientherapie. Theorie und Praxis struktureller Familientherapie. Übers. von Ulrike Stopfel. 8., verb. Aufl. Freiburg: Lambertus, 1990.

Minuchin, Salvador; Rosman, Bernice L.; Baker, Lester (1978). Psychosomatische Krankheiten in der Familie. 6. Aufl. Stuttgart: Klett-Cotta, 1995.

Morrow, D. (1998). »Lusting after Prozac«. In: New York Times, 11. Oktober 1998: Teil 3, S. 1.

O'Connor, Noreen; Ryan, Joanna (1993). Wild Desires and Mistaken Identities. Lesbianism and Psychoanalysis. New York: Columbia University Press.

Orbach, Susie (2000). *Intime Beziehungen, schwierige Gefühle. Was passiert wirklich in der Therapie?* München: Frauenoffensive, 2001.

Otto, M. (1999). »44 % of homeless people have jobs, HUD reports«. In: Philadelphia Enquirer. 21. Dezember 1999: S. A21.

Parker, Rozsika (1995). Mother Love, Mother Hate. The Power of Maternal Ambivalence. New York: Basic Books.

Peacock, Molly (1989). Take Heart. New York: Vintage Books.

Platon (380 v. Chr.). Symposion. Das Gastmahl. Übers. von Franz Susemihl, 1854. http://www.opera-platonis.de/Symposion.html, 14. Juni 2007.

Platon (380 v. Chr.). Das Gastmahl. Übers. von Friedrich Schleiermacher, 1807. http://www.textlog.de/platon-symposion.html, 14. Juni 2007. Gedruckte Fassung: Platons Gastmahl oder Gespräche über die Liebe. Hrsg. von Max Oberbreyer. Leipzig: Reclam, 1877.

Rank, Otto (1924). Die Don Juan-Gestalt. Leipzig, Wien, Zürich: Internationaler Psychoanalytischer Verlag.

Roth, Philip (1990). Mein Leben als Mann. Übers. von Günter Panske. Reinbek: Rowohlt, 1998.

Sacks, Oliver (1985). Der Mann, der seine Frau mit einem Hut verwechselte. 26. Aufl. Reinbek: Rowohlt Taschenbuch Verlag, 2006.

Samuels, Andrew (1993). The Political Psyche. London: Routledge.

Samuels, Andrew (2001). Politics on the Couch. New York: Other Press.

Samuels, Robert (1993). Between Philosophy and Psychoanalysis. Lacan's Reconstruction of Freud. New York: Routledge.

Schneiderman, Stuart (Hrsg.) (1980). Returning to Freud. Clinical Psychoanalysis in the School of Lacan. New Haven: Yale University Press.

Schopenhauer, Arthur (1819). Die Welt als Wille und Vorstellung. München: DTV, 1998.

Schopenhauer, Arthur (1851). Sämtliche Werke, Bd. 6: Parerga und Paralipomena II. 2. Aufl. Wiesbaden: Brockhaus, 1947.

Schopenhauer, Arthur (1966–1975). Der handschriftliche Nachlass. 5 Bde. Hrsg. von Arthur Hübscher. Frankfurt: Kramer.

Sennett, Richard, und Jonathan Cobb (1972). The Hidden Injuries of Class. New York: Knopf.

Sophokles (401 v. Chr.). Ödipus in Kolonos. Übers. von Peter Handke. Frankfurt: Suhrkamp, 2003.

Spock, Benjamin (1946). Säuglings- und Kinderpflege. Pflege und Behandlung des Säuglings, Probleme der Kindheit und Jugend, Krankheiten und Erste Hilfe. Aktualis. Aufl. Frankfurt u. a.: Ullstein, 1993.

Steinem, Gloria (1992). Revolution From Within. A Book of Self-Esteem. Boston: Little, Brown & Co.

Stoltenberg, John (1989). Refusing to Be a Man. Essays on Sex and Justice. Überarb. Aufl. London: UCL Press, 2000.

Sulloway, Frank (1982). »Darwin and his finches: The evolution of a legend«. In: Journal of the History of Biology 15 (1982): 1–53.

Tansey, Michael J.; Burke, Walter F. (1989). Understanding Countertransference. From Projective Identification to Empathy. Hillsdale, NJ: Analytic Press.

Vaughan, Susan (1997). The Talking Cure. New York: Henry Holt.
Walker, Alice (1992). Possessing the Secret of Joy. New York: Pocket Books. [Deutsch: Sie hüten das Geheimnis des Glücks]
Webb, Mary Gladys Meredith (1924). Die Liebe der Prudence Sam. Zürich: Sansoussi, 1970.
Weiner, Jonathan (1994). Der Schnabel des Finken oder Der kurze Atem der Evolution. Was Darwin noch nicht wusste. Übers. von Matthias Reiss. München: Droemer Knaur, 1994
West, Cornel (1993). Race Matters. Boston: Beacon Press.
Williams, L. (1994). »Recall of childhood trauma: A prospective study of women's memories of child sexual abuse«. In: Journal of Consulting and Clinical Psychology 62 (1994): 1167–1176.
Winnicott, Donald Woods (1971). Vom Spiel zur Kreativität. 2. Aufl. Stuttgart: Klett-Cotta, 1979.
Winnicott, Donald Woods (1975). Von der Kinderheilkunde zur Psychoanalyse. Gießen: Psychosozial-Verlag, 2007.
Winnicott, Donald Woods (1986). Der Anfang ist unsere Heimat. Essays zur gesellschaftlichen Entwicklung des Individuums. Übers. von Irmela Köstlin. Stuttgart: Klett-Cotta, 1990.
Winnicott, Donald Woods (1987). Die spontane Geste. Hrsg. von F. Robert Rodman. Übers. von Oskar Halbsattel. Stuttgart: Klett-Cotta, 1995.
Winnicott, Donald Woods (1989). Psychoanalytic Explorations. Hrsg. von C. Winnicott u.a. Cambridge, MA: Harvard University Press.
Woolf, Virginia (1929). Ein Zimmer für sich allein. Übers. von Renate Gerhart. Ungek. Ausg. Frankfurt: Fischer, 1988.
Young, C.; Brook, A. (1994). »Schopenhauer and Freud«. In: International Journal of Psycho-Analysis 75 (Februar 1994): 101–118.

Danksagung

Ich danke meiner Lektorin Jo Ann Miller und meiner Agentin Leslie Daniels dafür, dass sie mich ermutigt haben, für eine allgemeine Leserschaft ein Buch über Psychoanalyse zu schreiben.

Danke an Molly Peacock für ihre freundliche Genehmigung, aus ihrem Gedicht »There Must Be« zu zitieren, dass in ihrer Anthologie *Take Heart* erschienen ist.

Dafür, dass sie diesem Buch und seiner Autorin in New York und London eine so angenehme Zuflucht gewährt haben, danke ich dem Women's Therapy Centre und besonders: Kathlyn Conway, Wendy Miller, Audrey Wolf, Laura Kogel, Lela Zaphiropoulos, Luise Eichenbaum, Anne Leiner, Carol Bloom und Susie Orbach. Sie haben in dieser Welt eine intellektuelle Heimat für psychoanalytisch und feministisch arbeitende Frauen geschaffen. Und in London: Ich möchte der Direktorin des Freud-Museums Erica Davies für ihre Zeit und Fachkenntnis danken, die sie mir während meiner alljährlichen Besuche großzügig zur Verfügung gestellt hat.

Richard Hardack hat jedes Kapitel gelesen und bewertet, während er gleichzeitig einen Roman schrieb und das Jurastudium abschloss – und das alles so einfach erscheinen ließ. Ich bin ihm und anderen sehr verbunden, die erste Entwürfe lasen und in unterschiedlicher Weise halfen: Jack Hartke, Annie Steinberg, Nancy Hollander, Sheila Sharpe, Rebecca Barry, Jacqueline Falkenheim, Enid Balint, Dennis Debiak, Jacques Hassoun, Edwin Harari, Chadli Sehili, June Avereyt, Maya Sharma, Gail Kalin, Joe Walsh, Chris Lane, Dale Satorsky, Linda Hopkins, Fred Sander, Carolyn Wulff und Stewart Moody.

Ich danke den Mitgliedern der Lacan-Forschungsgemeinschaft Philadelphia, die sich fünf Jahre lang in meiner Wohnung traf, und unter ihnen besonders: Vicky Mahaffey, Patricia Gherovici und Jean-Michel Rabaté.

Auch bin ich der Direktorin des Après Coup in New York, Dr. Paola Mieli, für ihre ausgezeichneten Seminare über Lacan und klinischen Supervisionsgruppen dankbar.

Ich danke Bea Kreloff, Edith Isaac-Rose und Lynne Sharon Schwartz vom Art Workshop International in Assisi für einen wunderbaren Kurs über das Schreiben im Sommer 2000.

Zutiefst verbunden bin ich Fanyi Zeng, die noch ein bisschen gewiefter ist als der durchschnittliche Berufsmusiker mit einem Abschluss in Medizin und einem Doktortitel der Universität von Pennsylvania. Als gleichzeitige Computervirtuosin orchestrierte sie eine Rettungsoperation, die mich vor dem Untergang bewahrte. Xie xie, mei-mei!

Elizabeth Gilbert ist genial, ja, und ich habe viele ihrer Vorschläge hier gerne umgesetzt. Aber mein Don-Juan-Kapitel konnte ich einfach nicht »Von einem Tierarzt berührt« nennen.

Die Anwesenheit von Augie Hermann ist wie ein Feld voll blühendem Jasmin in einer computerisierten Welt. Ohne ihren vergilischen Sinn für Richtung wäre es sehr viel schwieriger gewesen, dieses Buch zu schreiben.

Den Menschen, den ich auf diesem Planeten am meisten bewundere, ist Mary Scullion von den Barmherzigen Schwestern, die es sich gemeinsam mit Joan Dawson 1989 zur Aufgabe gemacht hat, das Obdachlosigkeitsproblem unserer Stadt zu lösen. Ich fühle mich in gleichem Maße geehrt, dass ich freiwillige Mitarbeiterin des Project H.O.M.E. bin und dass Schwester Mary eines meiner Kapitel gelesen hat. Einnahmen aus diesem Buch werden auch an das Project H.O.M.E. gehen.

Lob und inniger Dank gebührt Bernard F. Stehle, amicus mirabilis, Literat und sagenhafter Tänzer, wegen seiner feinfühligen literarischen Rettungstaten in der letzten Phase des Buches.

Die tiefste Dankbarkeit empfinde ich gegenüber den Patienten, die mir gestattet haben, über sie zu schreiben. Möge ihre großartige Freizügigkeit die Torheit unserer Kultur erleuchten, zunehmend Gefallen am unentdeckten Leben zu finden.

Sachregister

Stichwortverzeichnis

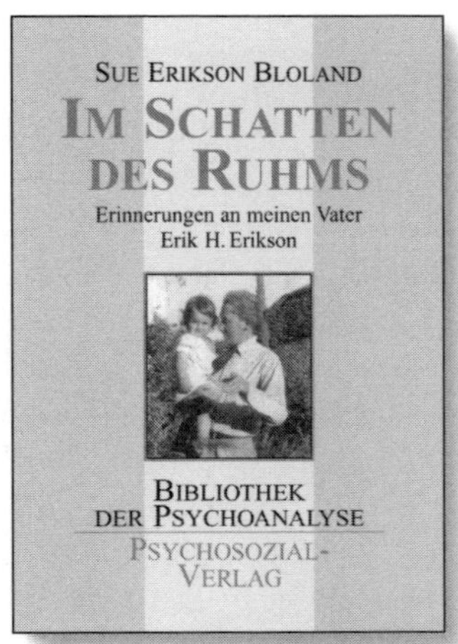

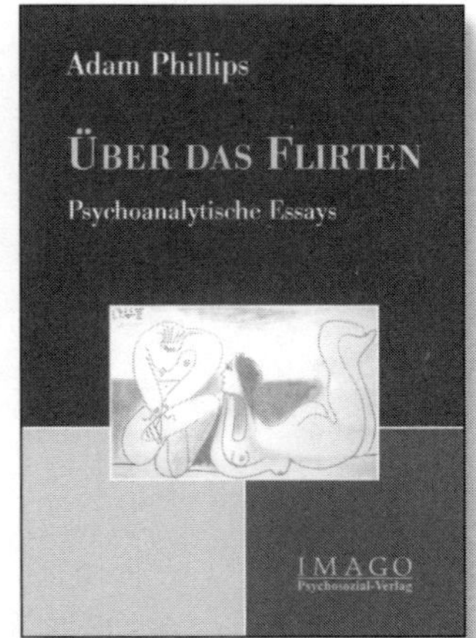

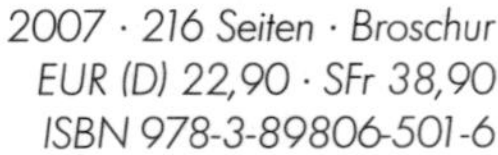
2007 · 216 Seiten · Broschur
EUR (D) 22,90 · SFr 38,90
ISBN 978-3-89806-501-6

In diesen bewegenden Memoiren beschreibt Sue Erikson Bloland ihre Familie und ihren berühmten Vater aus ihrer persönlichen Perspektive und schafft ein durch ihre eigene psychoanalytische Erfahrung bereichertes detailliertes Portrait.

»Sue Bloland fördert die komplexen, vielschichtigen Dynamiken der Familie zu Tage, die ihre berühmten Eltern geformt haben. Sie vermittelt bemerkenswerte Einblicke von nie dagewesener Tiefe.«
Lawrence J. Friedman

2007 · 250 Seiten · Broschur
EUR (D) 28,– · SFr 47,–
ISBN 978-3-89806-718-8

Adam Phillips untersucht anhand der Idee des Flirtens die Vorzüge des Nichtgebundenseins an Menschen, Ideen und Methoden und die Freude der Ungewissheit. Diese heiteren Essays stehen für eine Psychoanalyse der Leichtigkeit, Freude und Neugierde ohne den wissenschaftlichen Anspruch aufzugeben.

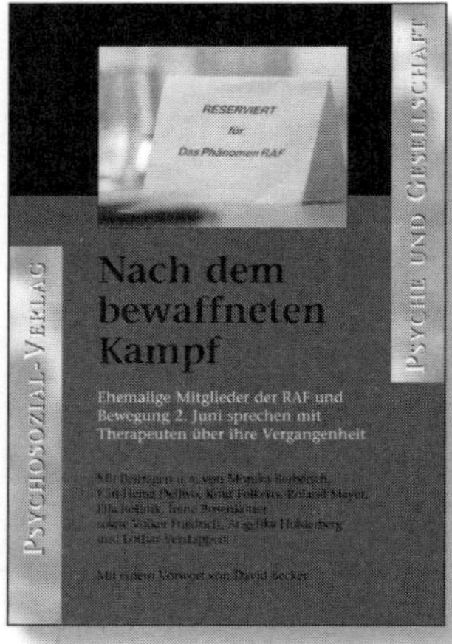

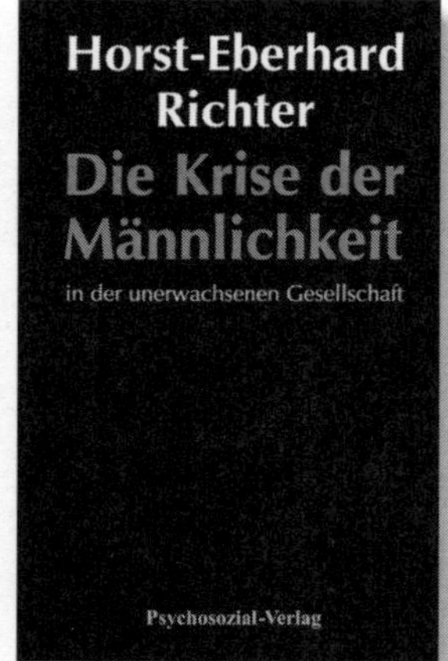

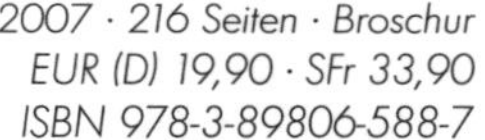

2007 · 216 Seiten · Broschur
EUR (D) 19,90 · SFr 33,90
ISBN 978-3-89806-588-7

Nach einem Seminar mit David Becker im Michael-Balint-Institut Hamburg entstand 1996 eine ungewöhnliche Gruppenarbeit und, soweit bekannt, die einzige ihrer Art in der BRD: Ehemalige Mitglieder der RAF, Bewegung 2. Juni und aus der Unterstützerszene trafen sich 7 Jahre lang mit Psychoanalytikern und Psychotherapeuten, um über sich, ihre Beziehungen untereinander, ihre Haftbedingungen, ihre Politik und ihr Verhältnis zur Gesellschaft zu sprechen.

Daraus sind sehr persönliche, intellektuell differenzierte und politisch reflektierte, hoch spannende Beiträge entstanden, durch die dieses Buch einen guten Einblick in die Denk- und Fühlstrukturen der Einzelnen und des gemeinsamen Prozesses, in Gruppendynamik und Reflexionsprozesse bietet. Ein einzigartiges Dokument 30 Jahre nach dem »Deutschen Herbst«!

2006 · 283 Seiten · gebunden
EUR (D) 19,90 · SFr 34,90
ISBN 978-3-89806-570-2

Horst-Eberhard Richter, einer der bedeutendsten Psychoanalytiker und Sozialphilosophen der Gegenwart, untersucht das Schwinden von Menschlichkeit im Rausch der wissenschaftlich-technischen Revolution. Von den erfolgreich konkurrierenden Frauen eingeholt, müssten die Männer ihrerseits mehr psychologische Weiblichkeit entwickeln, um den Ausfall an sozialen Bindungskräften wettzumachen und um zu verhindern, dass sich die Armutskluft und die Komplizenschaft von fundamentalistischem Terror und kriegerischer Gegengewalt nicht verewigen.

Eine brillante Weiterentwicklung seiner Thesen aus »Der Gotteskomplex« (1979).

PsV
Psychosozial-Verlag

Goethestr. 29 · 35390 Gießen · Tel. 0641/9716903 · Fax 77742
bestellung@psychosozial-verlag.de
www.psychosozial-verlag.de